A dieta da beleza

LISA DRAYER

A dieta da beleza

Tradução
Paula Bara

Revisão técnica
Marta Moeckel

CIP-BRASIL. CATALOGAÇÃO-NA-FONTE
SINDICATO NACIONAL DOS EDITORES DE LIVROS, RJ.

D817d

Drayer, Lisa
 A dieta da beleza / Lisa Drayer; tradução Paula Bara.
— Rio de Janeiro: Best*Seller*, 2010.

Tradução de: The Beauty Diet
ISBN 978-85-7684-351-1

 1. Nutrição. 2. Beleza física (Estética). 3. Mulheres
— Nutrição. I. Título.

10-2630

CDD: 613.2
CDU: 613.2

Texto revisado segundo o novo Acordo Ortográfico da Língua Portuguesa.

Título original norte-americano
THE BEAUTY DIET

Copyright © 2009 by Lisa Drayer
Copyright da tradução © 2009 by Editora Best Seller Ltda.

Capa: Tita Nigrí
Editoração eletrônica: editoríarte

Todos os direitos reservados. Proibida a reprodução,
no todo ou em parte, sem autorização prévia por escrito da editora,
sejam quais forem os meios empregados.

Direitos exclusivos de publicação em língua portuguesa para o Brasil
adquiridos pela
EDITORA BEST SELLER LTDA.
Rua Argentina, 171, parte, São Cristóvão
Rio de Janeiro, RJ – 20921-380
que se reserva a propriedade literária desta tradução.

Impresso no Brasil

ISBN 978-85-7684-351-1

Seja um leitor preferencial Record
Cadastre-se e receba informações sobre nossos lançamentos e nossas promoções.

Atendimento e venda direta ao leitor
mdireto@record.com.br ou (21) 2585-2002

*Para meu maravilhoso marido, David,
com muito amor*

Agradecimentos

Eu gostaria de expressar o meu mais sincero agradecimento àqueles que me ajudaram a tornar realidade *A Dieta da Beleza*.

À minha agente, Stacey Glick: obrigada por me dar apoio para escrever este livro, que não estaria aqui sem seus grandes conselhos e comentários. Ao meu editor, John Aherne: obrigada por toda ajuda que você me deu, até nas horas mais difíceis! Agradeço pelo esforço e entusiasmo de vocês com este livro. Gostaria de agradecer especialmente a Judith McCarthy, Julia Anderson Bauer, Joseph Berkowitz, Tom Lau, Amy Morse, Staci Shands, Heather Cooper e toda a equipe da McGraw-Hill, pela dedicação a este projeto.

Sou muito grata a Melissa Gaman, a chef mais talentosa do mundo! Obrigada pelo árduo esforço, por se entregar tanto e pela criatividade ao desenvolver as deliciosas receitas da Dieta da Beleza, incorporando os 10 Melhores Alimentos da Beleza. É um sonho trabalhar com você. A Nellie Sabin: estou convencida de que você opera milagres! Sou eternamente grata ao seu empenho na realização deste livro. Obrigada pelo seu talento e trabalho em tornar o original o melhor possível. Ao meu fabuloso estagiário de nutrição, Anar Allidina: obrigada pela pesquisa sobre os 10 Melhores Alimentos da Beleza e "Mitos da Beleza".

Merecem um agradecimento especial Julie May, pelas ideias maravilhosas e pelo empenho em ajudar a concretizar *A Dieta da Beleza*, e a grande publicitária da beleza, Madeline Johnson, pelo grande entusiasmo de espalhar pelo mundo inteiro *A Dieta da Beleza*!

Meus mais sinceros agradecimentos vão para a minha família maravilhosa, pelo amor, ajuda e apoio: aos meus pais incríveis, Barbara e Barry Drayer, que, com amor, paciência e orientação, fizeram de mim quem eu sou hoje; ao meu irmão mais que especial, Jeff, que vive dentro do meu coração; aos meus queridos avós, Eddie e Bernie Cooper e Sylvia e Nat Drayer, que são tudo para mim; e aos meus novos e maravilhosos pais, Dolores e Edwin Strumeyer, tenho muita sorte de tê-los em minha vida.

E um grande abraço e um beijo ao meu querido marido, David: obrigada por todo apoio e orientação em cada fase do livro, e por me mostrar, de antemão, o verdadeiro significado da beleza que vem de dentro para fora. Eu me sinto bastante privilegiada por ter você como parceiro de vida e não posso imaginar esse caminho sem você. Eu te amo.

Sumário

	Introdução	11
1	Beleza corporal	15
2	Os 10 Melhores Alimentos da Beleza	31
3	Nutrição para uma pele saudável, limpa, brilhante e lisa	73
4	Nutrição para um cabelo macio, forte, brilhante e esplêndido	121
5	Nutrição para unhas fortes, simétricas e longas	145
6	Nutrição para dentes brancos, saudáveis e reluzentes	159
7	Nutrição para olhos brilhantes, radiantes e luminosos	181
8	O estilo de vida da Dieta da Beleza	201
9	O plano de refeição da Dieta da Beleza	223

Introdução

Ganho a vida como nutricionista da beleza, ajudando as pessoas a estarem bem e a se sentirem melhor. Grande parte da minha clientela é composta de mulheres para quem estar bonita é uma grande prioridade. E bota *prioridade* nisso! Seja a futura noiva que quer ostentar uma pele radiante no grande dia, seja a apresentadora de telejornal que precisa estar impecável diante das câmeras ou a modelo que vive da aparência, as minhas clientes têm de estar lindas. Atendo a todo tipo de pessoas, desde mães nova-iorquinas em tempo integral, que têm um alto padrão de beleza para o estilo de vida ativo que levam, a mulheres do mundo dos negócios ou envolvidas em política, que precisam estar deslumbrantes para ir a eventos e enfrentar a mídia. Entre quatro paredes, ajudo minhas clientes a perder peso, neutralizar anos de exposição ao sol e resistir aos efeitos do envelhecimento, mas sem cirurgias drásticas ou poções caríssimas, e sim com alimentos do nosso dia a dia que encontramos no supermercado.

Toda mulher gostaria de ter o corpo perfeito, a pele radiante, cabelo brilhante, unhas fortes, olhos reluzentes e um sorriso cativante. Felizmente, *A Dieta da Beleza* torna tudo isso possível e, *além disso*, garante muita energia e clareza mental, que surgem quando fornecemos ao nosso corpo e cérebro alimentos ricos em nutrientes.

Sou mulher e já estou na casa dos 30. Por isso, mais do que nunca me preocupo em manter a aparência jovem. Os diversos anúncios de produtos de beleza e procedimentos estéticos mostram que eu não estou sozinha. Sigo na companhia de muitas amigas, clientes e colegas que buscam formas de prevenir os sinais do envelhecimento e de realçar a beleza. Atualmente, as mulheres se mantêm ativas e bonitas por mais tempo. E estou muito animada por compartilhar o meu conhecimento sobre alimentação para beleza com mulheres de todos os estilos de vida.

Como surgiu meu envolvimento com nutrição estética? Adoro ler pesquisas e artigos que revelam fatos inéditos e oferecem orientação de quem entende sobre o efeito do envelhecimento. Na verdade, guardo tudo que encontro sobre esse assunto. Quem abrir meus arquivos vai deparar com dezenas de pastas cor-de-rosa, etiquetadas de acordo com cada tópico. A seção "pele" contém as últimas pesquisas científicas sobre os antioxidantes tópicos, a ligação entre dieta e acne, o efeito de ácidos graxos ômega-3 na pele, quais vitaminas podem ajudar a neutralizar os efeitos do sol, se cremes à base de colágeno realmente funcionam, e por aí vai.

Meu interesse pessoal em obter bem-estar e beleza por meio da dieta se tornou uma carreira empolgante. Meu trabalho com beleza se expandiu e me levou a comparecer a programas de televisão veiculados em rede nacional, a escrever uma coluna na revista *Women's Health* e a me tornar consultora de fabricantes de produtos de beleza e para a saúde.

Mas o que isso significa para você? Pode me considerar uma amiga ou conselheira para todos os assuntos relacionados à nutrição e beleza. Meu objetivo com este livro é oferecer soluções não invasivas a mulheres que compartilham de desejos similares para manter a beleza de forma segura e considerando o custo-benefício. Recorra a este livro sempre que estiver procurando respostas sobre como realçar sua beleza natural usando os nutrientes dos alimentos que ingerimos.

No Capítulo 1, você encontrará informações importantes que a ajudarão a tomar boas decisões em relação aos alimentos quando o assunto é manter a forma e ficar linda o resto da vida. Quando comer, tente fazer com que cada caloria tenha realmente utilidade! Aqui você aprenderá como escolher alimentos ricos em nutrientes que são benéficos à saúde e à aparência de diversas maneiras. Por meio de minha experiência e pesquisas, identifiquei o que são, para mim, os 10 Melhores Alimentos da Beleza, descritos no Capítulo 2, ou seja, as melhores fontes de nutrientes da beleza, como proteínas, carboidratos e gorduras saudáveis, vitaminas, minerais e antioxidantes. Para usá-los das mais diferentes e deliciosas maneiras, veja "O plano de refeição da Dieta da Beleza", no Capítulo 9. Cada café da manhã, almoço, jantar e lanche rápido da beleza do Plano de Refeição de 4 Semanas contêm pelo menos um dos 10 Melhores Alimentos da Beleza. Então, ao seguir o planejamento, é possível maximizar a ingestão de nutrientes da beleza sem precisar pensar muito. O planejamento inclui variedades de receitas deliciosas e, enquanto as papilas gustativas são seduzidas, o corpo não sofre: cada dia oferece uma média de 1.500 calorias para ajudar você a ficar magra e sexy.

Aconselho que leia o livro do início ao fim, para obter todas as informações úteis de cada capítulo. Se precisar de dicas sobre nutrição para uma pele radiante de imediato, vá ao Capítulo 3. Para cabelo encorpado e brilhante, veja o Capítulo 4. Para unhas maiores e mais fortes, consulte o Capítulo 5. Para dentes reluzentes e um sorriso campeão, recorra ao Capítulo 6. Para olhos translúcidos e brilhantes, vá ao Capítulo 7. E certifique-se de ler o Capítulo 8, sobre como potencializar o novo estilo de vida saudável com hábitos e atividades antienvelhecimento que acentuam a beleza.

Este livro revela descrições especiais e meticulosas de vitaminas essenciais e minerais poderosos que nos ajudam a acordar deslumbrante dia após dia. Você também vai encontrar diferentes tipos de segredos: cada "Mito da Beleza" revela uma concepção errônea, cada "Raio X da Dieta da Beleza" oferece aconselhamento prescritivo sobre nutrição e cada "Para Além da Dieta da Beleza" garante as informações mais recentes sobre beleza que podem ser usadas no dia a dia. Também inseri informações úteis de especialistas convidados, que estão distribuídas ao longo do livro.

No último capítulo, estão os planos de refeição da Dieta da Beleza e receitas para quatro semanas de café da manhã, almoço, jantar e lanches rápidos para conquistar uma beleza espetacular, e todos fazem uso de pelo menos um dos 10 Melhores Alimentos da Beleza. Você vai estar um encanto em pouquíssimo tempo!

Parece tentador? Fique comigo, e ensinarei você a fazer com que cada caloria contribua para sua transformação da cabeça aos pés. Você sentirá a glória de sua beleza natural e, claro, experimentará uma sensação fabulosa, que nunca sentiu até então. Quando começar a receber elogios, apenas diga que você segue a Dieta da Beleza!

Beleza corporal ①

Acredito piamente na concepção de que a beleza
começa com um estilo de vida saudável.
— *Bobbi Brown*

É ótimo ser quem somos! Já se foi o tempo em que havia um único padrão de beleza. Basta abrir um catálogo de moda ou revista para ver a beleza de todas as formas, tamanhos, idades e cores. Modelos e estrelas de cinema são magérrimas e cheinhas, altas e baixas, jovens e idosas. A beleza pode significar curvas abundantes ou ângulos elegantes; cabelo longo e exuberante ou chanel curtinho; olhos escurecidos ou um rosto repleto de sardas. O que *não* está na moda é ser supermagra, subnutrida e nada saudável. Hoje o segredo para ser atraente é saúde radiante e energia abundante.

Ao explorar ao máximo sua beleza natural, você atrairá olhares e conquistará corações. Se a natureza lhe deu pele clara, sardas e madeixas vermelhas flamejantes, você pode ser bonita. Se tem pele dourada, olhos cor de amêndoa e cabelo liso escorrido, você pode ser bonita. Se tem pele negra, feições exuberantes e cachos selvagens, você pode ser bonita. Se seu cabelo é preto intenso, branquinho ou algo entre esses dois extremos, você pode estabelecer os próprios padrões de beleza, porque o fascínio virá de *dentro*.

Quando passar realmente a nutrir o belo corpo que lhe foi dado, você se pegará recorrendo cada vez menos ao corretivo que sempre usou para esconder os problemas de pele ou camuflar as olheiras escuras e profundas. Usará menos maquiagem e menos cosméticos preventivos quando sua pele readquirir a tonicidade jovem, seu cabelo começar a crescer mais grosso e com mais brilho, e suas unhas se tornarem mais fortes. As pessoas farão comentários sobre seu visual fabuloso. Ou, se não conseguirem decifrar a nova aparência, simplesmente dirão coisas como: "Você está de óculos novos?" ou "Cortou o cabelo?"

Nas páginas deste livro, defendo com veemência o fato de que o que se coloca para dentro do corpo (incluindo toda a comida e bebida que se ingere no dia a dia) se revela por meio da aparência física. Quem segue uma saudável dieta da beleza, da anti-idade, exala confiança e ostenta melhor aparência!

Como a alimentação garante a beleza

Tenho de admitir que a genética desempenha papel importante na forma como envelhecemos, mas agora ficou óbvio que há muito o que podemos fazer para permanecer com a aparência jovem aos 40, 50 e adiante. É bom saber que a ingestão dos 10 Melhores Alimentos da Beleza — e das minhas duas Bebidas da Beleza! — pode auxiliar na manutenção da pele firme, dos olhos brilhantes, do cabelo sedoso, das unhas fortes e dos dentes reluzentes.

Quando deparo com celebridades e lendas de Hollywood que estão incrivelmente bem para a idade que têm, eu me sinto inspirada. Então, nesse espírito, eis algumas mulheres lindas que desafiam o tempo. Se quando eu chegar à idade delas, estiver a metade de como elas estão, ficarei mais do que feliz! Siga a minha Dieta da Beleza anti-idade e poderá ficar igual a Raquel Welch (nascida em 1940), Helen Mirren e Diane Sawyer (nascidas em 1945), Susan Lucci e Susan Sarandon (nascida em 1946), Meryl Streep (nascida em 1949), Mary Hart (nascida em 1950), Kim Basinger (nascida em 1953), Oprah Winfrey e Christie Brinkley (nascidas em 1954), Iman (nascida em 1955), Sela Ward (nascida em 1956) e Michelle Pfeiffer (nascida em 1958).

MORDIDA DA BELEZA

O que é um Alimento da Beleza?

Para fazer o melhor uso de cada caloria ingerida, escolha alimentos:

- **DENSOS EM NUTRIENTES,** ou seja, ricos em nutrientes — como proteínas de alta qualidade, carboidratos saudáveis e gorduras benéficas — comparados ao teor calórico
- **RICOS EM MICRONUTRIENTES,** como vitaminas que intensificam a beleza, minerais, antioxidantes e fitonutrientes.
- **FRESCOS** e, de preferência, cultivados na região, para preservar as vitaminas naturais
- **ORGÂNICOS** ou, pelo menos, cultivados e preparados sem conservantes, agrotóxicos, antibióticos, corantes artificiais e outros aditivos
- **INTEGRAIS,** que não são processados nem refinados
- **RICOS EM FIBRAS,** para a digestão ser mais lenta e, assim, gerar sensação de saciedade e, consequentemente, contribuir para um corpo esbelto

Primeiramente, vamos tratar do básico da alimentação. Não se preocupe, será divertido. Só quero que entenda os conceitos de comer para a beleza a fim de que, assim, você possa tomar as melhores decisões em nome da saúde e da aparência pelo resto da vida.

Quando nossa alimentação é pobre, não dá para esconder. Mesmo que mantenhamos o peso ideal, a pele tende a se tornar ruim ou enrugada. O cabelo fica com a aparência de seco e danificado. As unhas podem apresentar ondulações ou ter manchas brancas. Os dentes podem ficar manchados ou, até mesmo, ter cáries. E nada disso é a imagem da beleza! Felizmente, mudar os hábitos alimentares é fácil, e a recompensa vem rápido e com todo o vigor.

O que um Alimento da Beleza tem? Proteínas de qualidade, carboidratos benéficos, gorduras saudáveis e inúmeras vitaminas, minerais e antioxidantes que realçam a beleza. Quanto mais nutrientes saudáveis um alimento tiver, mais você deve querer incluí-lo na Dieta da Beleza!

Proteínas para pele jovem, unhas fortes e cabelo sedoso

A proteína é um nutriente importante para a beleza, além de ser o principal componente estrutural do nosso organismo e desempenhar papel-chave no aspecto saudável de nossa aparência. Cabelo, pele, unhas, músculos, ossos, órgãos, tecidos e células precisam de fornecimento constante de proteínas para crescer e se recuperar. Ao nutrir nosso corpo com proteína, é mais provável que tenhamos cabelo e unhas bonitos. A proteína também é um componente essencial do colágeno, tecido conjuntivo que garante a sustentação de uma pele bonita Para manter a elasticidade da pele e reduzir os sinais de envelhecimento, é importante consumir uma quantidade adequada de proteínas diariamente.

Na Dieta da Beleza, recomendo o consumo de cerca de 25 por cento das calorias em proteínas. Com base numa dieta de 1.500 calorias, isso equivale a 94 gramas por dia. Não é necessário extrapolar essa quantidades; o consumo excessivo de proteínas (como as quantidades indicadas nas dietas de baixo nível de carboidrato) pode sobrecarregar o fígado e os rins. Além disso, o organismo converte as proteínas não utilizadas em gordura. Como realmente precisamos de proteínas de alta qualidade diariamente — é essencial para a beleza! —, meu plano de refeições da Dieta da Beleza garante a quantidade necessária e exata, sem exageros.

Carboidratos para uma energia radiante

Os carboidratos garantem os nutrientes da beleza e são essenciais para termos energia e vigor e mantermos o peso a longo prazo.

Proteína da beleza

O organismo não armazena proteína; portanto, é necessário consumi-la diariamente para estar sempre renovando a epiderme e para que cabelos e unhas cresçam com força. A proteína é proveniente de fontes animais e vegetais, incluindo diferentes tipos de carne, peixe, frutos do mar, frango, laticínios, ovos, nozes, sementes, leguminosas e grãos (neste caso, em níveis menores). A seguir, há uma lista de fontes saudáveis de proteínas.

PROTEÍNA	GRAMAS DE PROTEÍNA
Peito de frango, 85g	26g
Carne bovina magra, 85g	23g
Atum, 85g	20g
Salmão, 85g	19g
Bacalhau, 85g	19g
Camarão, 85g	18g
Caranguejo, 85g	18g
Queijo cottage, de baixa gordura, ¾ de xícara	18g
Lagosta, 85g	17g
Fatia de queijo mozarela, 2	12g
Iogurte (natural, desnatado), 1 xícara	10g
Ostra, 85g	10g
Tofu, ½ xícara	10g
Leite (desnatado), 230g	9g
Lentilha, ½ xícara	9g
Manteiga de amendoim, 2 colheres (sopa)	8g
Soja verde/edamame (inteira), ½ xícara	8g
Queijo cheddar (de baixa gordura), 30g	7g
Semente de abóbora, 30g	7g
Ovo, 1	6g
Mingau de aveia, 1 xícara	6g
Amêndoa, 30g	6g
Noz, 30g	4g
Cereal integral, ¾ de xícara	4g
Pão integral, 1 fatia	3,5g
Arroz integral, ¾ de xícara	3g
Vegetais ou hortaliças (congelados), 1 xícara	3g

Carboidratos saudáveis são ricos em nutrientes da beleza

A seguir, estão alguns carboidratos complexos, ricos em nutrientes da beleza, além de uma série de vitaminas, minerais, antioxidantes e fibra.

- **FRUTAS.** Abacate, ameixa, banana, damasco, frutas vermelhas, grapefruit, kiwi, laranja, maçã, melão, pêssego.
- **HORTALIÇAS.** Abóbora, aspargo, batata-doce, brócolis, couve-flor, ervilha, espinafre, milho, repolho, tomate.
- **GRÃOS INTEGRAIS.** Arroz integral, arroz selvagem, aveia, trigo bulgur, centeio, cevada, trigo vermelho ou trigo rústico, pães e biscoitos de grãos integrais, painço, pipoca, quinoa, sorgo, trigo-mouro ou trigo sarraceno.
- **LEGUMINOSAS.** Ervilha, feijão, lentilha, soja verde (edamame)
- **NOZES E SEMENTES.** Amêndoa, *psilium* em pó, semente de linhaça moída, semente de girassol.

São a fonte primária de combustível para o cérebro e os músculos. O objetivo não é eliminá-los, e sim aprender quais são os melhores e em que quantidade.

Carboidratos saudáveis incluem os grãos integrais, as frutas e verduras frescas. Tais alimentos contêm açúcares naturais (e não refinados), além de fibra. Alimentos ricos em fibra ajudam a controlar o apetite e reduzem a taxa de absorção de açúcar na corrente sanguínea. Leite e iogurte de baixa gordura oferecem carboidratos com uma dose saudável de cálcio e de proteínas que realçam a beleza. Ao escolher carboidratos saudáveis, opte por aqueles que oferecem muitos nutrientes da beleza, tais como batata-doce (pelo betacaroteno), iogurte (pelo cálcio) e kiwi (pela vitamina C); esses três figuram na minha lista dos 10 Melhores Alimentos de Beleza. Garantem energia duradoura, além dos nutrientes benéficos e anti-idade necessários para ficar fabulosa.

Carboidratos refinados são altamente processados, contêm poucos nutrientes e possuem pouca fibra (às vezes, nenhuma). Os ácidos graxos, as vitaminas, os minerais e os elementos-traço dos alimentos integrais são amplamente eliminados quando processados. Dentre os carboidratos refinados, estão a farinha branca, o açúcar refinado, os refrigerantes e os sucos de fruta comerciais. Além de encher a dieta de "calorias vazias", também podem causar mudanças de humor e enrijecer a pele (veja o Capítulo 3).

A importância da fibra alimentar para a saúde e a beleza

A fibra alimentar é mais uma razão pela qual devemos preferir alimentos integrais a itens processados, refinados e preparados para serem comercializados. A fibra faz bem à saúde de diversas maneiras, mas eu a adoro principalmente pelo grande benefício que oferece à beleza: fibra garante um corpo esbelto! Aliás, costumo dizer aos clientes que me procuram com o objetivo de ficarem mais bonitos: se existisse uma bala mágica para a perda de peso, seria a fibra. Ela dá a sensação de saciedade sem contribuir com calorias. Então, para quem quer emagrecer e ficar maravilhosa naquele vestido, uma boa ideia seria aumentar a ingestão de fibra.

Ao ingerir, digamos, aipo, a fibra passa direto. Por quê? Porque, diferentemente dos gados e cavalos, os seres humanos não são capazes de digerir celulose, que é a principal substância da parede celular dos vegetais. A celulose e a lignina são dois exemplos de fibra alimentar não solúvel, que se movimenta pela região intestinal e ajuda na prevenção de prisão de ventre. A fibra não solúvel também favorece a absorção de nutrientes e ajuda a eliminar toxinas do organismo de maneira adequada, e essas duas ações auxiliam na manutenção da boa forma.

A fibra solúvel (goma, mucilagem, pectina), além de não ser digerida, se dissolve em meio aquoso e cria uma espécie de gel ao passar pelo intestino. Ajuda a manter os níveis de glicose estáveis ao desacelerar a digestão e também pode reduzir os riscos de doenças cardíacas ao baixar os níveis de colesterol.

Gorduras para células saudáveis

Conheço muitas mulheres que têm fobia a gordura. É verdade que, grama por grama, as gorduras têm mais do que o dobro de calorias das proteínas e dos carboidratos. No entanto, é necessário um suprimento adequado de gorduras saudáveis por inúmeras razões, inclusive pela manutenção da beleza. As gorduras fornecem certos ácidos graxos essenciais que não são produzidos pelo organismo, mas que são indispensáveis para ter uma pele macia e com tonicidade. Tais gorduras ajudam a manter a barreira oleosa da pele, deixando-a hidratada e livre dos germes. O corpo também necessita de gorduras para produzir hormônios; e elas são usadas como componentes estruturais das células. A ingestão de gorduras permite que o organismo absorva vitaminas lipossolúveis que são fundamentais para a beleza, como as vitaminas A, D, E e K. Além disso, as gorduras "boas" (como as monossaturadas e as poli-insaturadas) protegem contra doenças cardíacas, garantem a sensação de saciedade e estabilizam a glicose.

> ## Boas fontes de ácido graxo ômega-3, que realça a beleza
>
> - **SALMÃO** figura entre os 10 Melhores Alimentos da Beleza e é uma fonte excelente de ácido graxo ômega-3. Uma porção de 85g contém 1.800mg (1,8g). Para mim, a melhor opção é o salmão selvagem (veja o Capítulo 2 para mais informação sobre salmão).
> - **ÓLEO DE LINHAÇA** tem o maior teor de ácido alfalinolênico, um ácido graxo ômega-3, para qualquer alimento. Uma colher (chá) de óleo de linhaça (ou uma colher [sopa] de semente de linhaça moída) contém aproximadamente 2.000mg (2g) de ácido graxo ômega-3.
> - **OUTRAS FONTES:** peixes de água fria, como cavala, arenque, sardinha, anchova e truta, ostra, semente de cânhamo e óleo de semente de cânhamo, nozes e óleo de nozes, germe de trigo e óleo de germe de trigo, óleo de canola (obtido por pressão a frio e não refinado), soja e óleo de soja, castanha do pará, noz de macadâmia, noz-pecã, amêndoa, castanha-de-caju, pistache, pinhão e amendoim, abacate e algumas verduras de folhas escuras.

Ácidos graxos essenciais: consuma ômega-3!

Os itens essenciais para a vida são: hidratante, pinça, aquele sapato baixo superconfortável, a cadernetinha preta, o medalhão presenteado pela mãe e ácidos graxos essenciais. Aliás, os ácidos graxos essenciais são tão importantes para o regime quanto o hidratante e a pinça.

A importância da vitamina C para a beleza

Ingestão recomendada

MULHERES	HOMENS
75mg	90mg

Além do papel que desempenha na síntese do colágeno — proteína estrutural encontrada na pele, nos dentes e nos ossos —, os benefícios da vitamina C para a beleza estão associados a suas propriedades antioxidantes. Por ajudar a combater os radicais livres, a vitamina C previne a irritação de tecido e o dano celular, o que, entre outras coisas, ajuda a deixar a pele com aparência jovem e sem manchas.

Dez alimentos que são ótimas fontes naturais de vitamina C

1.	Goiaba, ½ xícara	188mg
2.	Kiwi, 2 médios	141mg
3.	Laranja, 1 média	78mg
4.	Pimentão vermelho doce, picado, ½ xícara	59mg
5.	Brócolis, cozido, ½ xícara	50mg
6.	Morango, picado, ½ xícara	49mg
7.	Melão, ¼ médio	48mg
8.	Mamão-papaia, ¼ médio	47mg
9.	Abacaxi, fresco, ½ xícara	37mg
10.	Espinafre, cozido, 1 xícara	18mg

Enquanto os ácidos graxos essenciais incluem gorduras ômega-3 e ômega-6 específicas, é preciso conhecer o ômega-3, que tem um papel fundamental para deixar a pele macia e com tonicidade. Além dos benefícios para a pele, muitas pesquisas indicam que incluir ômega-3 na dieta, especialmente o ômega-3 de cadeia longa proveniente de peixes gordurosos como o salmão, ajuda a baixar a pressão arterial, reduzir o risco de doença cardiovascular, estabilizar a glicose, ativar o sistema nervoso e melhorar o humor. Os ácidos graxos ômega-3 também podem ajudar a aliviar os sintomas de artrite e proteger contra a perda de memória.

Como as vitaminas e os minerais deixam você bonita

O que vale são as pequenas coisas. As vitaminas e os minerais — micronutrientes alimentares — garantem o brilho dos olhos, o cabelo sedoso, as unhas fortes, a pele macia e os dentes reluzentes, mas isso não é tudo! Neste livro, descrevo a grande influência que as vitaminas e os minerais exercem na beleza do nosso corpo. Não deixe de olhar as tabelas de vitaminas e minerais, que listam as melhores fontes alimentares desses importantes nutrientes da beleza.

Radicais livres: como eles prejudicam a beleza e a saúde

A dieta da beleza ideal contém vitaminas vitais, minerais essenciais e quantidades generosas de antioxidantes. São essas as substâncias que combatem os radicais livres — compostos formados pelas atividades normais, como a respiração e a digestão, mas também pela exposição ao sol, poluição, radiação, toxinas, aditivos alimentares, agrotóxicos, cigarro, estresse, exercício em excesso, drogas, álcool, entre outros. Os radicais livres causam danos; e não somente à pele, onde os resultados são visíveis, mas também dentro do nosso organismo, onde o dano permanece oculto e pode ser igualmente perigoso.

Os radicais livres não são piada. A "teoria de radicais livres do envelhecimento" prevê que eles causam destruição no nível molecular e, com o tempo, os danos se acumulam até o ponto em que desenvolvemos problemas como rugas, catarata, câncer e diversas outras doenças e distúrbios provenientes do envelhecimento. A boa notícia é que existe uma maneira de exterminar os radicais livres e minimizar os efeitos nocivos que causam.

Os antioxidantes vão à luta

Os antioxidantes são substâncias que abatem os radicais livres famintos, fornecendo-lhes os elétrons que buscam, mas sem causar dano algum ao corpo. Normalmente, o antioxidante é oxidado e perde a capacidade de funcionar como deveria, a menos que seja regenerado por outro antioxidante. Por essa razão, é necessário um fornecimento constante de antioxidantes fresquinhos!

É impossível levar uma vida completamente livre de influências negativas, por isso precisamos manter a ingestão de antioxidantes antienvelhecimento. O consumo desses poderosos nutrientes da beleza é uma das coisas mais simples e naturais que podemos fazer em nome da saúde e do bem-estar Quando comemos muitos legumes e frutas frescos, ingerimos antioxidantes naturais como betacaroteno e vitamina E — ambos são lipossolúveis e, portanto, ajudam a proteger a membrana de gordura das células — e vitamina C — que é solúvel em água e ajuda a proteger as células por dentro (consulte vitamina A no Capítulo 7, vitamina E no Capítulo 3, além do que foi previamente discutido sobre vitamina C). Quanto mais consumirmos esses antioxidantes naturais, maior será a proteção contra os efeitos do envelhecimento, tanto em relação à saúde quanto à estética.

Fitonutrientes fenomenais

Há milhares de anos, os povos da Antiguidade já conheciam as propriedades medicinais das plantas. Elas contêm diversas substâncias que são biologicamente ativas. Algumas têm efeito direto no corpo, enquanto outras são chamadas de *modificadores da resposta biológica*, porque, de certa forma, estimulam o corpo a se satisfazer.

Os fitonutrientes não são vitaminas nem minerais; são, simplesmente, substâncias produzidas pelas plantas. Algumas delas são muito benéficas, principalmente pelo fato de possuírem propriedades antioxidantes. Além de combaterem os radicais livres, podem aumentar o poder do sistema imunológico, corrigir danos no DNA, acelerar o metabolismo e melhorar a comunicação entre as células. Entre os fitonutrientes temos os polifenóis, os carotenoides, as ligninas e muito mais. Eis alguns alimentos ricos em fitonutrientes: cebola, brócolis, maçã, uva vermelha, suco de uva, morango, framboesa, mirtilo (blueberry), amora, oxicoco, cereja, ameixa, azeite de oliva, chocolate, vinho tinto e chá.

Beleza de dentro para fora

Neste ponto, espero que você já tenha adquirido um conhecimento sólido sobre os aspectos nutricionais básicos dos alimentos e sobre como os nutrientes contribuem para nossa saúde e beleza. No próximo capítulo, você encontrará diversas informações fascinantes sobre as propriedades rejuvenescedoras dos meus 10 Melhores Alimentos da Beleza. Realizei toda a pesquisa para que você só precise ler e se deleitar com as deliciosas receitas da Dieta da Beleza! Prepare-se para aprender como a beleza vem de dentro para fora com os segredos antienvelhecimento que revelo por meio dos 10 Melhores Alimentos da Beleza. Ficar bonita nunca foi tão gostoso!

Os 10 Melhores Alimentos da Beleza ②

A natureza nos dá o rosto que ostentamos aos 20 anos, mas cabe a nós merecer o rosto que ostentamos aos 50!
— *Coco Chanel*

Por que as coisas dão mais certo quando você sabe que está bonita? Será que o mundo é mais legal com quem é bonito de se olhar? Ou será que existe algo aí dentro que faz o mundo reparar em você?

Quando o cabelo está sedoso e tem movimento, os olhos brilham e você cumprimenta a todos estampando um sorriso, é claro que o dia flui muito melhor. Enquanto um rímel alongador que também garante volume extra e um blush que dá um bronze natural podem ajudar você a arrasar, na verdade há muito mais do que beleza superficial, literalmente. Você está no auge da beleza quando se sente bem. Estar bonita pode ajudá-la a se *sentir* bem, mas se sentir bem *sempre* deixa você bonita!

Durante o dia, o corpo se ocupa de converter o alimento em energia. Enquanto o cérebro funciona a todo vapor usando a glicose, os músculos se movem, o corpo faz a digestão e os danos causados pelos radicais livres se acumulam nas células. À noite, felizmente, o organismo entra no modo de reparo. A digestão desacelera, o nível dos hormônios de estresse cai, e o fluxo sanguíneo é desviado do cérebro, que está adormecido, para o restante do corpo. A corrente sanguínea envia nutrientes para as células, para seu crescimento e estado de conservação. Gorduras saudáveis são utilizadas para reconstruir as membranas celulares flexíveis. Proteínas são usadas no crescimento do cabelo, na recuperação muscular e no rejuvenescimento do colágeno da pele. A função do cálcio é reconstruir os ossos. Os antioxidantes exterminam os radicais livres que destroem as células durante o dia e fazem mágica com sua ação antienvelhecimento. Minerais poderosos e vitaminas essenciais estão ocupados revigorando, reabastecendo e revitalizando.

Os 10 Melhores Alimentos da Beleza são repletos de micronutrientes e nutrientes poderosos de que o organismo precisa para manter a boa renovação celular. Este capítulo trata de como fornecer ao organismo os materiais de que necessita para deixar você saudável, radiante, vibrante e jovem. Para ter uma pele macia e delicada, o cabelo sedoso e brilhante, as unhas compridas e fortes, os olhos translúcidos e reluzentes, e um sorriso esplêndido e radiante, temos de nutrir o corpo de dentro para fora. Quanto maior for a ingestão de alimentos nutritivos, melhor você se sentirá e mais bonita ficará!

Alimentos que figurarão em seu banco de beleza

A seguir, estão alimentos que nutrem as feições e melhoram a aparência de dentro para fora. Desvendarei os segredos

dos 10 alimentos mais poderosos que só fazem bem à nossa beleza natural.

1. Salmão selvagem
2. Iogurte (de baixa gordura)
3. Ostra
4. Mirtilo
5. Kiwi
6. Batata-doce
7. Espinafre
8. Tomate
9. Noz
10. Chocolate amargo

1. Salmão Selvagem

O salmão (especialmente o selvagem) é um dos alimentos mais saudáveis que existem. O melhor de tudo é que o consumo desse peixe cor-de-rosa pode intensificar a beleza. Escolhi o salmão para figurar entre os 10 Melhores Alimentos porque é uma das melhores fontes de ácido graxo ômega-3 — gordura benéfica que faz bem à saúde e à aparência, por combater inflamação, manter a flexibilidade celular, melhorar a circulação e ajudar no bom funcionamento do cérebro. O salmão é um alimento da beleza porque seus nutrientes têm um papel importantíssimo para a camada exterior da pele (a epiderme), fazendo com que ela fique sempre macia e lisa. O ômega-3 do salmão reduz a inflamação celular, que causa vermelhidão, rugas e perda de tonicidade.

O salmão oferece diversos benefícios à beleza:

- **ÁCIDOS GRAXOS ÔMEGA-3.** Reabastecem os lipídios da pele, o que ajuda a manter sua tonicidade, reduzir a perda de umidade, e a melhorar os sintomas da acne. Estudos descobriram que as gorduras de peixe podem nos proteger dos raios ultravioleta do sol, que podem causar danos resultantes da ação dos radicais livres, do envelhecimento da pele e da chance de desenvolver câncer de pele. Uma pesquisa realizada defende que os ácidos graxos ômega-3 podem ajudar na saúde dos olhos por protegê-los da Síndrome do Olho Seco. Existe a possibilidade de adquirir essa gordura em forma de cápsulas, mas estudos revelam que a absorção de ácidos graxos é melhor quando são provenientes de alimentos frescos. Os ácidos graxos benéficos presentes no salmão (assim como em outros peixes gordurosos, como arenque e truta) são ácido eicosapentaenoico (EPA) e ácido docosahexaenoico (DHA). Tecnicamente, tais ácidos graxos não são essenciais porque o corpo humano é capaz de sintetizá-los, mas o processo depende de muitos fatores diferentes. A maneira mais simples e prazerosa de obter ácidos graxos na quantidade ideal é comendo!
- **PROTEÍNA.** O salmão é uma das melhores fontes de proteína de alta qualidade e fácil digestão que possui baixa quantidade de gorduras saturadas. Para manter a pele e o cabelo saudáveis, e as unhas compridas e fortes, é preciso ingerir proteína todo dia. A proteína também tem papel essencial na produção de colágeno (que dá estrutura à pele) e elastina (que garante a elasticidade da pele). Nosso organismo precisa de proteína para produzir tudo: os neurotransmissores, os anticorpos, as enzimas, que executam as reações químicas, e a hemoglobina, que transporta o oxigênio pelo sangue. Proteína é excelente para conter o apetite porque é digerida lentamente e não causa aumento da glicose no sangue.

- **ASTAXANTINA.** O salmão é o alimento mais rico no poderoso pigmento laranja chamado *astaxantina* (a mesma substância que faz com que a lagosta, após cozida, fique avermelhada). A astaxantina é um antioxidante poderoso, dez vezes mais eficaz que o betacaroteno e cem vezes (ou mais) mais poderosa que a vitamina E. Antioxidantes potentes têm efeitos antienvelhecimento dinâmicos. Portanto, o salmão é um alimento que ajuda a ficar jovem.

- **DMAE.** O salmão é uma rara fonte alimentar de dimetilaminoetanol (DMAE). Trata-se de um precursor do neurotransmissor acetilcolina, substância química cerebral responsável pela comunicação entre as células nervosas e os músculos. O DMAE ajuda na função cognitiva e tem como benefício extra a melhora da tonicidade muscular e da firmeza da face, reduzindo, assim, as rugas. O DMAE está sendo usado em muitos cosméticos tópicos, uma vez que parece ser bom para a tonicidade da pele sem causar efeitos colaterais aparentes ou desconfortáveis.

- **VITAMINAS ESSENCIAIS.** O salmão contém vitamina D, vitaminas B (das quais tratarei posteriormente neste capítulo) e outros micronutrientes. O salmão, dentre os alimentos naturais, é a melhor fonte de vitamina D, que é difícil de ser obtida de modo natural. A vitamina D desempenha papel fundamental na absorção de cálcio, o qual, por sua vez, garante dentes e ossos fortes.

- **MINERAIS PODEROSOS.** O salmão é uma fonte excelente de potássio, selênio (ambos serão abordados posteriormente neste capítulo) e outros minerais. O selênio ajuda a pele a se manter jovem, protegendo-a da exposição solar e auxiliando na conservação de sua elasticidade.

O salmão é uma ótima escolha porque, além de ser delicioso, traz todos esses benefícios à saúde e à beleza. O salmão é fácil de ser encontrado, seu preço é acessível e pode ser preparado de diversas maneiras. Basta escolher: filé de salmão, posta de salmão, salmão fresco ou salmão enlatado. Você pode optar por salmão cru no sushi, sanduíche de salmão defumado, hambúrguer de salmão, salmão assado no forno ou salmão grelhado. Há receitas desse alimento da beleza para cada ocasião. Se precisar de ideias, consulte minhas receitas da Dieta da Beleza no Capítulo 9: salmão picante com ervilha.

Por que o salmão selvagem é melhor que o de cativeiro?

Tanto o salmão selvagem quanto o de cativeiro têm uma gama de benefícios à saúde, mas, para mim, a melhor opção desse peixe versátil é o selvagem. A principal diferença entre ambos é o ambiente no qual se desenvolvem. O salmão selvagem vive no oceano exatamente da forma como os peixes devem viver. O de cativeiro é criado junto a um grande número de peixes em viveiros. Sua alimentação é composta de ração de peixe e gorduras que estimulam o desenvolvimento mais rápido. O salmão de cativeiro tende a ter mais gordura que o selvagem. Além disso, recebe antibióticos para combater doenças e corante para garantir o tom rosado da carne. Segundo algumas pesquisas, o salmão de cativeiro apresenta altas concentrações de organoclorado, como PCB, dioxina e pesticidas clorados (em quantidades até dez vezes maiores de contaminantes do que a espécie selvagem). Descobriu-se que o salmão de cativeiro da Europa tem mais contaminantes que os do Chile e da América do Norte.

A importância da vitamina D para a beleza

Ingestão recomendada

MULHERES	HOMENS
200 UI (até os 50 anos)	200 UI (até os 50 anos)
400 UI (entre 51 e 70 anos)	400 UI (entre 51 e 70 anos)

A vitamina D, solúvel em gordura, pode ser obtida por meio da nossa dieta ou da síntese na pele quando nos expomos diretamente ao sol. Depois que a vitamina D é consumida (ou sintetizada), o fígado deve convertê-la numa forma fisiologicamente ativa. Os benefícios da vitamina D para a beleza são, geralmente, provenientes de sua capacidade de nos ajudar na absorção e no armazenamento do cálcio proveniente dos alimentos que ingerimos. Isso significa que nossa capacidade de possuir ossos fortes e dentes bonitos depende, em parte, da vitamina D.

Por meio da exposição direta ao sol, entre vinte e quarenta minutos, sem filtro solar, é possível adquirir o nível recomendado de vitamina D. No entanto, não recomendo essa abordagem, pois a exposição aos raios solares ultravioleta é prejudicial à pele. Mesmo usando filtro solar, a quantidade de raios UV absorvidos é suficiente para a síntese adequada da vitamina D. Portanto, não existe necessidade de correr os riscos de uma exposição direta ao sol sem o uso de filtro solar.

> ### Cinco alimentos que são ótimas fontes naturais de vitamina D
>
> | | |
> |---|---|
> | Óleo de fígado de bacalhau, 1 colher (chá) | 453 UI |
> | Salmão, cozido, 100g | 360 UI |
> | Cavala, cozida, 100g | 345 UI |
> | Sardinha, enlatada em óleo, drenada, 50g | 250 UI |
> | Atum, enlatado em óleo, 85g | 200 UI |
>
> *Observação: leite, cereais e pães, geralmente, são fortificados com vitamina D.*

O salmão selvagem se alimenta da natureza e não recebe corantes. É mais caro, mas contém quantidades menores de poluentes artificiais, como PCB e pesticidas. Se você não consegue encontrar salmão selvagem fresco, opte pelo enlatado. É mais barato que o fresco e, geralmente, é feito com o peixe do Alasca. É aconselhável que grávidas e lactantes reduzam a ingestão de contaminantes e optem por salmão selvagem, e não pelo de cativeiro.

2. Iogurte de baixa gordura

Incluí o iogurte de baixa gordura na lista dos 10 Melhores Alimentos da Beleza porque é uma ótima fonte de cálcio, muito útil para se obterem ossos fortes, unhas bonitas, boa postura e um sorriso lindo. Uma xícara de iogurte natural de baixa gordura oferece em torno de 450mg de cálcio. Essa quantidade é maior do que a encontrada numa xícara de leite desnatado e compreende quase a metade do total diário recomendado (veja o Capítulo 6 para mais informação sobre cálcio). Contudo, as vantagens para a beleza proporcionadas pelo iogurte não se limitam ao cálcio. Duzentos e trinta gramas de iogurte possuem 2g de zinco, que faz bem à pele. Consuma iogurte pelo que ele oferece:

- **PROTEÍNAS.** Agora você já sabe como é importante o consumo diário de proteína para ter cabelo e unhas bonitos, não deixar a fome falar mais alto e manter cada parte do organismo funcionando perfeitamente. Duzentos e trinta gramas de iogurte contêm 12g de proteína.
- **BACTÉRIAS BENÉFICAS.** Iogurte contém micro-organismos vivos, como *L. acidophilus*, que promovem o crescimento de bactérias saudáveis no trato intestinal. As bactérias lácticas produzem algumas vitaminas do complexo B, ajudam na digestão de laticínios e inibem o crescimento de bactérias nocivas no intestino. As culturas vivas presentes no iogurte produzem lactase, que decompõe a lactose, sendo muito útil para indivíduos com intolerância à lactose.
- **VITAMINAS ESSENCIAIS.** O iogurte contém vitaminas do complexo B, necessárias para as várias funções do organismo, como o crescimento e a divisão celular. (As vitaminas do complexo B são tratadas mais detalhadamente no próximo capítulo.)
- **MINERAIS PODEROSOS.** O iogurte contém outros minerais benéficos à beleza além do cálcio, com aproximadamente a mesma quantidade de potássio que tem a banana. O iogurte pode ser classificado como anticariogênico, ou seja, combate as cáries. O cálcio e o fósforo presentes no iogurte fazem bem para a remineralização do esmalte dentário, deixando os dentes com mais brilho e livres das cáries.

Você deve estar se perguntando o que há nos *frozen yogurts* da moda. Pode acreditar, há culturas vivas e ativas, apesar de ser um alimento não padronizado, isto é, que não está sujeito aos padrões federais de composição nos Estados Unidos. Nem todas as marcas de *frozen yogurt* contêm culturas vivas, mas a boa notícia é que as culturas vivas dos *frozen yogurt* autênticos não são mortas no processo de congelamento; elas entram num estado inativo. Quando são aquecidas dentro do organismo, voltam ao trabalho!

Contendo em torno de 150 calorias por porção, um iogurte natural de baixa gordura consiste em um alimento para emagrecimento. Mas fique longe de marcas comerciais cheias de fruta e açúcar. Duzentos e trinta gramas de iogurte com sabor de fruta contêm 28g de açúcar (o equivalente a sete colheres [chá]! Açúcar em excesso significa calorias extras que podem fazer mal à tonicidade natural da pele (veja o Capítulo 3).

Eu poderia continuar falando sobre os benefícios que o iogurte pode proporcionar à saúde e à beleza ao longo de várias páginas, mas gostaria apenas de acrescentar que esse alimento pode reduzir as chances de contrair candidíase e é capaz de amenizar os sintomas da TPM. Com tantos benefícios à saúde, você vai querer comer iogurte puro ou acrescentá-lo a receitas para garantir à refeição um aditivo para a beleza. Um dos meus lanches preferidos é a *parfait* de iogurte de morango e framboesa (veja no Capítulo 9).

3. Ostra

A ostra tem um mundo de benefícios dentro de sua concha. Essa pequena preciosidade dos mares figura entre os 10 Melhores Alimentos porque é a melhor fonte de zinco proveniente de alimentos naturais (veja o Capítulo 3 para obter mais informações sobre zinco). Em geral, pensa-se na ostra como um afrodisíaco, mas seu alto teor de zinco é um grande benefício à beleza, pois o mineral atua na renovação e na conservação da pele. Ajuda a criar colágeno, garantindo apoio estrutural da pele. Também tem propriedades antioxidantes e provou ser um nutriente que atua como proteção no nível celular. O zinco ajuda a manter as unhas fortes, a deixar o cabelo e o couro cabeludo saudáveis e a proteger os olhos de problemas oftalmológicos. O zinco se apresenta de maneira concentrada na retina, onde atua como um antioxidante essencial e ajuda a prevenir doenças oftalmológicas.

- **MINERAIS PODEROSOS.** Além dos benefícios para a beleza, o zinco é essencial para um sistema imunológico saudável, ajuda na cicatrização de feridas, atua no olfato e no paladar, favorece o crescimento natural e o desenvolvimento e é essencial para a síntese de DNA. Ostra também é uma ótima fonte de selênio (posteriormente discutido neste capítulo), que ajuda a pele a conservar sua elasticidade natural.
- **PROTEÍNAS.** Ostra é fonte de proteína, e necessitamos consumir proteínas diariamente para ter cabelo saudável, unhas fortes e pele firme. Nosso organismo usa proteína para produzir neurotransmissores, anticorpos, enzimas, hemoglobina e muito mais.
- **VITAMINAS ESSENCIAIS.** Seis ostras cozidas têm 1mcg de vitamina B_{12} (a ingestão recomendada é de 2,4mcg). É importante por várias razões, inclusive pelo papel fundamental que desempenha no metabolismo, no crescimento celular e na síntese de ácidos graxos (veja as informações sobre vitaminas do complexo B a seguir neste capítulo).

A importância do selênio para a beleza

Ingestão recomendada

MULHERES	HOMENS
55mcg	55mcg

O selênio é um mineral-traço e sua obtenção por meio de alimentos naturais não é difícil. Seus benefícios para a beleza estão relacionados ao fato de ajudar os antioxidantes a fazerem seu trabalho. O selênio ajuda a proteger a pele contra os estragos causados pela exposição ao sol, a preservar sua elasticidade e a desacelerar o enrijecimento dos tecidos, causado pela oxidação.

10 alimentos que são ótimas fontes naturais de selênio

1. Castanha-do-pará, seca e com casca, 30g (6 unidades)	839mcg
2. Peru, miúdos, 1 xícara, cozido	322mcg
3. Atum enlatado, light, drenado, 85g	65mcg
4. Ostra, 85g	57mcg
5. Bacalhau, fresco, cozido, 85g	40mcg
6. Peru, carne branca, assado, 85g	27mcg
7. Carne bovina, moída, magra, refogada, 85g	25mcg
8. Peito de frango, assado, 85g	24mcg
9. Queijo cottage, semidesnatado, 1 xícara	23mcg
10. Ovo, uma unidade grande	16mcg

Você conhece a série de tevê *House*? Em certo episódio, o personagem dr. Gregory House depara com um mistério médico: um detetive da CIA revela sinais de ter sido envenenado. No final do programa, o médico conseguiu provar que ele não foi envenenado por espiões do mal, e sim por... castanha-do-pará!

Castanha-do-pará contém uma quantidade surpreendentemente alta de selênio. Normalmente, isso não é um problema, mas, se comer muita castanha-do-pará durante certo período de tempo, você pode apresentar envenenamento por selênio. Eis alguns dos sintomas: perda de cabelo, despigmentação da pele, linhas brancas nas unhas. Castanha-do-pará em excesso não faz bem à beleza! O consumo máximo diário de selênio é de 400mcg, quantidade encontrada em menos de 30g de castanha-do-pará. Opte por porções de 15g e alterne com um dos meus alimentos da beleza favorito: nozes.

A maioria dos americanos não consome a quantidade recomendada diária de zinco. É fácil e gostoso incorporar esse mineral da beleza à dieta: dá-lhe ostra! Podem ser preparadas de diversas maneiras, como ostra primavera, ostra refogada florentine com salada verde, caldo de ostra com salada verde e baguete integral (veja o Capítulo 9). É claro que muitas pessoas gostam de ostra crua na concha. Neste caso, dê uma olhada em ostra na concha com mignonette de tomate fresco, salada verde e baguete integral (consulte o Capítulo 9). Para as grávidas, não recomendo o consumo de ostra crua ou qualquer outro alimento cru.

4. Mirtilo

De sabor forte e de um azul inconfundível, parece que o mirtilo está tentando chamar a nossa atenção. Hoje, o humilde mirtilo está passando por um novo nível de popularidade, e não é porque apresenta uma quantidade significativa de alguma vitamina ou mineral, mas devido ao seu perfil antioxidante. Pesquisadores do laboratório do departamento de Agricultura dos EUA (USDA, do inglês U. S. Department of Agriculture) na Tufts University, em Boston, no estado de Massachusetts, classificaram o mirtilo como o melhor em atividade antioxidante ao compará-lo com quarenta verduras, legumes e frutas frescas. O mirtilo contém muitos compostos vegetais que se combinam e fazem com que essa fruta doce seja o superstar dos antioxidantes. O mirtilo figura na minha lista dos 10 Melhores Alimentos da Beleza porque seus efeitos anti-inflamatórios, antienvelhecimento e antioxidante nos protegem do envelhecimento precoce. O mirtilo contém:

- **ANTOCIANINA.** São os pigmentos azuis e vermelhos também encontrados no vinho tinto e em outros alimentos. Além de garantirem a coloração do mirtilo, intensificam suas propriedades anti-inflamatórias e antioxidantes. O mirtilo apresenta antocianinas diferentes, o que acentua os efeitos da vitamina C, neutraliza os danos causados pelos radicais livres à matriz de colágeno (a base de todos os tecidos, inclusive da pele), protege os neurônios e fortifica os vasos sanguíneos.
- **VITAMINAS ESSENCIAIS.** O mirtilo fornece uma dose saudável de vitaminas C e E. Essas poderosas vitaminas têm propriedades antioxidantes e, portanto, ajudam a combater o envelhecimento ao tirar do organismo as substâncias químicas nocivas que têm efeitos prejudiciais e duradouros sobre a aparência e os órgãos.
- **MINERAIS PODEROSOS.** Mirtilo é fonte de potássio, que, por sua vez, é bom para baixar a pressão e ajuda na circulação

sanguínea (mais adiante neste capítulo, há uma discussão detalhada sobre o potássio).

- **LUTEÍNA E ZEAXANTINA.** Esses carotenoides quimicamente similares são importantes para os olhos. Parece que os protegem por meio de seus efeitos antioxidantes, além de sua habilidade de filtrar os raios UV. Uma xícara de mirtilo tem 118mcg de luteína e zeaxantina combinadas.
- **ÁCIDO ELÁGICO.** Este antioxidante previne dano celular e pode proteger contra o câncer.
- **FIBRA.** Uma xícara de mirtilo tem quase 4g de fibra alimentar. As fibras nos ajudam a ter a sensação de saciedade sem acrescentar calorias, e isso é uma grande vantagem quando manter o peso está em jogo. E tem mais: as fibras ajudam a controlar o colesterol e protegem contra doenças do trato intestinal.

Segundo a American Academy of Anti-Aging Medicine (Academia Americana de Medicina Antienvelhecimento), os compostos do mirtilo conhecidos como proantocianidinas oligoméricas (OPC) auxiliam na produção do colágeno e da elastina. Pesquisas revelaram que o mirtilo também pode ajudar a proteger o cérebro contra estresse oxidativo. Também garante a saúde do trato urinário. A fruta contém os mesmos compostos encontrados no oxicoco, que ajudam a prevenir a infecção urinária.

Portanto, o mirtilo nos ajuda a ficar jovens, fornece fibra alimentar e previne câncer, problemas oftalmológicos e doenças relacionadas ao envelhecimento. Uma xícara de mirtilo tem 80 calorias. É uma fruta "magra" que oferece tantos benefícios à saúde que você não vai deixar de incluí-la em sua dieta. Porém, se você nunca foi fã de mirtilo, experimente as minhas receitas de panqueca integral de Mirtilo, smoothie de gengibre e mirtilo e delícia de mirtilo, gengibre e pêssego (Capítulo 9).

5. Kiwi

Uma pequena mas deliciosa porção de kiwi é rica em nutrientes. Dentro dessa fruta marrom, felpuda e pequena (que tem tamanho e formato de um grande ovo de galinha), há uma polpa verde e semitranslúcida e pequeninas sementes pretas em torno de um núcleo esbranquiçado. O kiwi tem um sabor doce e único, que parece uma combinação de morango, abacaxi e banana. Ele figura entre os 10 Melhores Alimentos da Beleza porque oferece mais do que apenas um toque tropical à salada de frutas: apresenta uma quantidade absurda de vitamina C e outros antioxidantes antienvelhecimento. O kiwi garante benefícios à saúde, como o estímulo da síntese de colágeno (essencial para uma bela pele), a manutenção de ossos e dentes saudáveis, e a prevenção de rugas e envelhecimento precoce. Como o kiwi é uma celebridade dos antioxidantes, pode ajudar a neutralizar os radicais livres, que, por sua vez, costumam causar danos celulares que levam a inflamações, cânceres e doenças cardíacas.

- **VITAMINAS ESSENCIAIS.** Uma xícara de kiwi descascado contém mais vitamina C que a mesma quantidade de laranja. A vitamina C presente no kiwi é excelente para a produção de colágeno e a manutenção de uma pele saudável. Pesquisas indicam que a ingestão de vitamina C em altas quantidades está associada a menos rugas. Além da síntese de colágeno, a vitamina C presente no kiwi é essencial para a formação de ossos, dentes e veias saudáveis. E tem mais! A vitamina pode ajudar na saúde dos olhos, por protegê-los contra catarata (veja as informações detalhadas sobre vitamina C no Capítulo 1). A vitamina C também ajuda a proteger as proteínas, os lipídios (gorduras), os carboidratos e os ácidos nucleicos (DNA e RNA) dos estragos causados pelos radicais livres.

- **ANTIOXIDANTES.** Um kiwi também contém 40mcg do poderoso antioxidante antienvelhecimento betacaroteno (veja as informações completas sobre vitamina A no Capítulo 7), além de apresentar vitamina E, antioxidante solúvel em gordura, geralmente encontrado em nozes e azeites (veja o Capítulo 3). Mas não para por aqui! Kiwi é rico em fitonutrientes que protegem o DNA no núcleo das células humanas da ação dos radicais livres. Os pesquisadores ainda não têm certeza de quais compostos do kiwi garantem à fruta essa capacidade antioxidante extraprotetora, mas sabem que não é a vitamina C nem o betacaroteno.

- **LUTEÍNA E ZEAXANTINA.** Você já leu a respeito na abordagem sobre o mirtilo. Esses fitonutrientes são importantes para a saúde dos olhos. Uma xícara de kiwi descascado contém 216mcg de luteína e zeaxantina combinadas.

- **FIBRA.** Dois kiwis contêm 5g de fibras, que ajudam a manter o peso, por oferecerem sensação de saciedade sem acrescentar calorias. As fibras também ajudam a controlar o colesterol e os níveis de glicose e protegem contra doenças gastrointestinais.

- **MINERAIS PODEROSOS.** O kiwi contém diversos minerais benéficos. Uma xícara de kiwi descascado tem 552mg de potássio, pouco mais que uma xícara de banana picada. O potássio é excelente para a saúde cardiovascular (consulte a informação sobre potássio mais adiante neste capítulo). Kiwi também contém magnésio, que é um dos principais componentes dos ossos e dos dentes (veja o Capítulo 6 para obter informações detalhadas sobre o magnésio)

O kiwi é uma fruta "magra". Dois kiwis médios têm apenas 92 calorias. A fruta também pode auxiliar a circulação: num estudo publicado em *Medical Journal*, indivíduos que consumiram de dois a três kiwis diariamente, durante 28 dias, obtiveram uma inibição maior ao acúmulo de plaquetas — possível formação de coágulos — em 18 por cento, comparados com aqueles que não consumiam kiwi. Se, mesmo entre as substâncias que promovem a saúde e a beleza, o kiwi não consegue atrair você, vá até o Capítulo 9 para duas receitas deliciosas, frescas e doces: sopa de fruta de melão e kiwi e salada de fruta tropical de kiwi com calda de baunilha e limão.

6. Batata-doce

A cor alaranjada da batata-doce já revela seu segredo. A batata-doce está entre os 10 Melhores Alimentos da Beleza por causa da grande quantidade que apresenta de betacaroteno, excelente para a beleza. O betacaroteno é um pigmento encontrado em muitos legumes e frutas de cor alaranjada. É um antioxidante poderoso que protege nossas células ao destruir os radicais livres que podem causar danos (inclusive às células da pele) e desencadear doenças relacionadas ao envelhecimento. O corpo converte o betacaroteno em vitamina A (consulte o Capítulo 7), e isso ajuda a deixar a pele macia. Portanto, acrescentar batata-doce à dieta ajuda a adquirir uma pele livre de rugas. O betacaroteno também pode proteger a pele dos danos causados pela exposição ao sol. Uma xícara de batata-doce em cubos contém a incrível quantidade de 14.260mcg de betacaroteno.

Para ajudar a simplificar o processo de escolha de alimentos nutritivos, cientistas do Center for Science in the Public Interest (Centro de Ciências de Interesse Público) desenvolveram um sistema de pontos. Os alimentos recebem uma pontuação de acordo com a presença de fibras alimentares, açúcares naturais e complexos de carboidrato, proteína, vitaminas A e C, ferro e cálcio. Subtraem-se pontos provenientes da presença de gordura (especialmente gordura saturada), sódio, colesterol, açúcares refinados adicionados e cafeína. Quanto maior for a nota, mais nutritivo é o alimento. De acordo com esse sistema de pontos, a batata-doce é o legume mais nutritivo de todos! Representando um investimento de apenas 115 calorias, ela dá em troca um enorme lucro nutritivo.

- **VITAMINAS ESSENCIAIS.** Uma batata-doce possui mais do que a quantidade diária recomendada de vitamina A. O organismo transforma o betacaroteno presente nesse alimento em vitamina A, o que ajuda a obter uma pele macia e lisa. A vitamina A também é importante para a saúde dos olhos, divisão e diferenciação celulares, para o funcionamento normal do sistema imunológico e para a saúde dos ossos, dentes, pele, cabelo e unhas (veja o Capítulo 7). Além disso, uma xícara de batata-doce em conserva (que pesa mais que uma xícara de batata-doce crua) contém 63mg de vitamina C, um antioxidante maravilhoso solúvel em água (veja o Capítulo 1).
- **MINERAIS PODEROSOS.** A batata-doce ajuda a manter os ossos fortes e os dentes reluzentes com 40mg de cálcio por xícara (para saber mais sobre cálcio, veja o Capítulo 6). Também é uma ótima fonte de magnésio (veja o Capítulo 6), que desempenha papel-chave em centenas de reações químicas no organismo, e de manganês, um mineral-traço que ajuda a manter os ossos fortes e os níveis de glicose normais. Batata-

doce também apresenta uma quantidade significativa de potássio, vital para o equilíbrio entre sódio/potássio no organismo (mais adiante, aprofundarei a abordagem sobre o potássio). Recomendo a ingestão de alimentos ricos em potássio quando há retenção de líquidos, provocada pelo consumo excessivo de alimentos ricos em sódio.

FIBRA. É mais animador do que você imagina. Fibra ajuda a manter o peso, a controlar o nível de colesterol no sangue e a prevenir o desenvolvimento de problemas no trato intestinal. Uma batata-doce cozida possui 4g de fibras alimentares.

Se seu consumo de batata-doce é muito limitado, use a minha Dieta da Beleza para ter presente essa deusa alaranjada em suas refeições toda semana! É possível a batata-doce se tornar um prato simples ou elaborado — ela pode ser assada ou em purê e até ser preparada rapidinho no micro-ondas se você estiver com pressa. Uma alternativa maravilhosa às gordurosas batatas fritas são as "fritas" de batata-doce grelhada (veja o Capítulo 9).

Batata-doce ou inhame?

Apesar de apresentarem nutrientes da beleza similares, inhame e batata-doce não são da mesma família botânica. O inhame é um tubérculo grande cultivado em países tropicais e subtropicais (quase 100 por cento da produção vem da África Ocidental). Nos Estados Unidos, é possível encontrar inhame em mercados que trabalham com importação.

A importância do potássio para a beleza

Ingestão adequada (IA)

MULHERES	HOMENS
4.700mg	4.700mg

Há muitas provas de que uma dieta rica em potássio pode ajudar a regularizar a pressão arterial, a manter a densidade óssea, a evitar pedras nos rins e reduzir o risco de derrame. Como o potássio melhora a circulação, também garante à pele um aumento refrescante de nutrientes e oxigênio.

10 alimentos que são ótimas fontes naturais de potássio

1.	Batata-doce, 1 unidade grande assada	855mg
2.	Extrato de tomate, ¼ de xícara	664mg
3.	Beterraba, cozida, ½ xícara	655mg
4.	Batata, 1 unidade assada	610mg
5.	Iogurte natural desnatado, 230g	579mg
6.	Soja verde (edamame), 1 xícara	568mg
7.	Kiwi, 1 unidade xícara, descascado	552mg
8.	Bacalhau, cozido, 85g	439mg
9.	Banana, 1 unidade média	422mg
10.	Espinafre, cozido, ½ xícara	419mg

A batata-doce tem as extremidades pontiagudas, e é possível encontrá-las com muita facilidade. Nos Estados Unidos, ela é geralmente confundida com o inhame. No entanto, a batata-doce é adocicada e tem mais proteínas. A variedade light tem casca fina e cor quase igual à da casca de uma batata assada. A escura ou avermelhada tem uma casca mais grossa e cor avermelhado-amarronzada por fora e laranja por dentro. "Inhame cristalizado", típico no Dia de Ação de Graças nos Estados Unidos, é, na verdade, batata-doce!

7. Espinafre

Espinafre é versátil, barato, fácil de encontrar e, além de tudo, é uma verdura de folha verde de baixa caloria repleta de excelentes nutrientes para a beleza. O espinafre figura entre os 10 Melhores Alimentos da Beleza em virtude da grande quantidade de luteína que apresenta, substância vital para a saúde e o brilho dos olhos. A verdura também apresenta uma boa quantidade de betacaroteno, vitamina C, diversas vitaminas do complexo B, magnésio, ferro, cálcio, potássio, zinco, fibras alimentares e ácidos graxos ômega-3, o que faz da hortaliça uma maravilha densa em nutrientes. A seguir, estão alguns dos micronutrientes desse superalimento que fazem bem à saúde.

- **LUTEÍNA E ZEAXANTINA.** Uma xícara de espinafre congelado cozido é o campeão das verduras analisadas pela Base de Dados Nacional de Nutrientes para Referência Padrão do Ministério da Agricultura dos EUA em função do teor dos antioxidantes luteína e zeaxantina que oferece. A luteína é especialmente importante para a saúde dos olhos. O organismo humano absorve luteína com facilidade e a deposita na mácula, uma região da retina, e no cristalino (que é a lente dos olhos), onde a luteína é capaz de filtrar a luz e prevenir a oxidação de proteínas e lipídios nas lentes. A luteína atua como "óculos escuros naturais" ao proteger os olhos e também ajuda a prevenir dano celular, mantendo a pele, o cérebro e o coração em ótimo estado. Um estudo da Harvard University, publicado no *Journal of the American Medical Association*, descobriu que o consumo de 6mg de luteína (60g de espinafre fresco) por dia está associado a um risco 43% mais baixo de degeneração macular. Além disso, pesquisas indicam que pessoas que consomem folhas verdes estão se protegendo contra câncer, doenças cardiovasculares e distúrbios relacionados ao envelhecimento.

- **BETACAROTENO.** O espinafre é uma fonte excelente de betacaroteno, um dos principais nutrientes da beleza. Uma xícara de espinafre congelado cozido (fervido e drenado) apresenta 13.750mg de betacaroteno, quase a mesma quantidade de uma batata-doce assada e mais do que uma xícara de cenoura cozida!

- **ÁCIDO ALFA-LIPOICO.** O espinafre tem um presente especial para você: o ácido alfa-lipoico, um composto antioxidante, anti-inflamatório e antienvelhecimento. O ácido alfa-lipoico funciona de forma sinergética com outros antioxidantes na pele para reduzir os efeitos nocivos anti-inflamatórios causados pela exposição ao sol. Nutre outros antioxidantes, como as vitaminas C e E, além de ajudar a regular o metabolismo de glicose e manter estáveis os níveis de glicose no sangue. Protege as membranas celulares e os lipídios das membranas mitocondriais de danos causados pelos radicais livres. Além disso, protege especialmente a mitocôndria das células nervosas e, portanto, é essencial para a prevenção dos efeitos do envelhecimento no cérebro. O ácido alfa-lipoico aumenta os níveis celulares de glutationa, um antioxidante de extrema importância para a saúde em geral e para a longevidade, além de ser essencial ao funcionamento do sistema imunológico.

- **VITAMINAS ESSENCIAIS.** O espinafre é uma fonte muito útil de vitamina C. Uma xícara de espinafre cozido apresenta 18mg de vitamina C. Essa hortaliça também é uma fonte vegetal excepcional de vitamina E, um antioxidante solúvel em gordura que ajuda na proteção de danos causados pelos radicais livres (consulte o Capítulo 3 para mais informação sobre vitamina E). Pesquisas sugerem que as vitaminas C e E e o betacaroteno — também presentes no espinafre — podem proteger contra catarata. O espinafre também é uma ótima fonte de folato (vitamina B_9). Uma xícara de espinafre cru contém 58mcg dessa substância — em torno de 15% da quantidade diária recomendada de 400mcg. Além disso, o folato é necessário para a produção e a manutenção de novas células, inclusive das hemácias, indispensáveis para a replicação do DNA.

- **MINERAIS PODEROSOS.** Entre as hortaliças, o espinafre contém uma quantia excepcionalmente elevada de magnésio, que é vital para centenas de reações químicas do organismo (veja o Capítulo 6). Apresentando 167mg por xícara, o espinafre cru também é uma boa fonte de potássio, que faz bem ao coração. Além disso, espinafre é rico em cálcio, apesar de a maior parte se tornar indisponível, pois o ácido oxálico do espinafre reage com o cálcio, impedindo sua absorção. Também é rico em ferro e, para aumentar sua absorção, beba um copo de suco de laranja ou inclua mais vitamina C às refeições.

Há tantos fitonutrientes nessa verdura que alguns pesquisadores estão buscando produzir extratos de espinafre, mas eu prefiro o consumo do produto em si. Se você gosta de espinafre cru, experimente a receita da salada grega de atum e espinafre com molho de iogurte com endro. Se quiser um prato quente, experimente a sopa de ervilha e espinafre com siri. As duas receitas estão no Capítulo 9.

As vitaminas B: o complexo da beleza

Pensava-se que o complexo vitamínico B era composto por uma única vitamina, mas pesquisas posteriores provaram que, na verdade, era um conjunto de vitaminas distintas, que coexistem nos mesmos alimentos. Geralmente, o termo *vitaminas B* se refere a oito tipos diferentes de vitamina B que, ingeridas em conjunto, são chamadas de *vitaminas do complexo B*.

As vitaminas B funcionam juntas e são interdependentes. Algumas requerem outras vitaminas B para síntese e ativação. Juntos, os componentes do complexo B são indispensáveis para promover o crescimento e a divisão celular, para manter o metabolismo e o tônus muscular e para promover a saúde da pele, do cabelo e dos olhos.

- B_1 **(TIAMINA)**. Desempenha papel muito importante no auxílio do organismo para metabolizar os carboidratos e produzir energia. É essencial para o crescimento e o desenvolvimento normais, e ajuda a manter o funcionamento adequado do coração e dos sistemas nervoso e digestório. Eis alguns alimentos naturalmente ricos em tiamina: espinafre, ervilha, fígado, carne bovina magra, carne suína, leguminosas, banana e grãos integrais. A quantidade diária indicada é de 1,1mg para mulheres e 1,2mg para homens.
- B_2 **(RIBOFLAVINA)**. É usada em diversos processos celulares e ajuda a metabolizar gorduras, carboidratos e proteínas. Eis

alguns alimentos naturalmente ricos em riboflavina: leite, queijo, carne, fígado, peixe, iogurte, ovo, soja e banana. A exposição à luz destrói a riboflavina. A quantidade diária indicada é de 1,1mg para mulheres e 1,3mg para homens.

- **B$_3$ (NIACINA).** É necessária para a produção de energia nas células e auxilia o reparo do DNA. Também ajuda a remover toxinas do organismo. Suplemento de niacina pode causar rubor facial. Eis alguns alimentos naturalmente ricos em niacina: miúdos, frango, salmão, atum, nozes, leguminosas e muitas frutas e verduras. A quantidade diária indicada é de 14mg para mulheres e 16mg para homens.

- **B$_5$ (ÁCIDO PANTOTÊNICO).** É essencial para o metabolismo de carboidratos, gorduras e proteínas. Pode ser encontrada alguma quantidade dessa substância em quase todos os alimentos. Eis alguns alimentos naturalmente ricos em ácido pantotênico: ovo, cereais integrais, leguminosas e carne. A quantidade diária indicada é de 5mg para mulheres e homens.

- **B$_6$ (PIRIDOXINA).** Desempenha papel essencial no funcionamento de mais de cem enzimas, inclusive daquelas que sintetizam os neurotransmissores. Ajuda a metabolizar proteínas e carboidratos, assim como atua na manutenção das hemácias. A piridoxina também é necessária para o importante equilíbrio entre sódio e potássio (há uma discussão aprofundada sobre potássio no início deste capítulo). Eis alguns alimentos naturalmente ricos em piridoxina: salmão, frango, peru, banana, espinafre e batata. A quantidade diária indicada para mulheres e homens de até 50 anos é de 1,3mg; para mulheres acima de 51 anos, é de 1,5mg; para homens acima de 51 anos, é de 1,7mg.

- **B$_7$ (BIOTINA).** É comumente chamada de "vitamina da beleza", pois é importante para a saúde da pele e do cabelo. A biotina ajuda na produção de energia durante a respiração aeróbica e na síntese dos ácidos graxos. Além disso, efetua um papel no metabolismo de proteína. Normalmente, as bactérias "amigas" do trato intestinal produzem biotina suficiente para suprir as necessidades do organismo. A quantidade diária indicada para mulheres e homens é de 30mcg.

- B_9 (FOLATO). Desempenha papel importantíssimo em diversos processos do organismo e é fácil de ser encontrada. Eis algumas fontes ricas em folato: folhosos, leguminosas, frutas, grãos integrais, carne vermelha e de aves. O ácido fólico é a forma sintética da vitamina usada em suplementos alimentares e alimentos enriquecidos. O folato auxilia em muitas tarefas do organismo, tais como a manutenção e o reparo celular, a síntese de DNA e a formação de glóbulos brancos e vermelhos. A quantidade diária indicada é de 400mg para mulheres e homens, mas grávidas ou mulheres que estejam planejando uma gravidez devem consumir 600mg por dia, porque o ácido fólico protege contra malformação do tubo neural no bebê.

- B_{12} (COBALAMINA OU CIANOCOBALAMINA). Tem papel fundamental no crescimento e desenvolvimento, ajuda no funcionamento cerebral e contribui para a formação das hemácias. Está envolvida no metabolismo de cada célula do organismo, afetando a síntese do DNA, assim como a dos ácidos graxos, e a produção de energia. A vitamina B_{12} pode ser encontrada naturalmente apenas em fontes animais, como mariscos, salmão, ostra, carne de boi, frango, peru, leite e queijo. A quantidade diária indicada é de 2,4mg para mulheres.

8. Tomate

Incluí o tomate na minha lista dos 10 Melhores Alimentos da Beleza porque é o alimento que fornece a maior quantia do antioxidante antienvelhecimento licopeno, o carotenoide de pigmentação vermelha forte que garante ao tomate, à melancia e ao grapefruit rosa sua coloração peculiar. Recomendo a ingestão desse alimento processado. O licopeno no tomate é mais facilmente absorvido pelo organismo após transformado em suco, molho, ketchup e extrato de tomate, que é a maior fonte de todas. É um alimento excelente para se ter na despensa e usar em sopas ou ensopados, para garantir uma dosagem antioxidante.

- **LICOPENO.** Este poderoso antioxidante antienvelhecimento é tido como o que tem a maior atividade antioxidante dentre todos os carotenoides. Em função desse efeito, o licopeno pode ajudar a proteger contra doenças cardiovasculares, câncer, degeneração macular e possivelmente contra outras doenças, como diabete e osteoporose. Um estudo envolvendo o consumo de 16mg de extrato de tomate por dia durante diversas semanas provou que a ingestão de licopeno pode proteger contra os raios solares.

- **ANTIOXIDANTES ADICIONAIS.** O tomate contém outros antioxidantes que funcionam a todo vapor para ajudar a proteger contra danos internos, como o betacaroteno (veja as informações sobre vitamina A no Capítulo 7); vitamina C (veja o Capítulo 1) e vitamina E (veja o Capítulo 3). Tais antioxidantes são conhecidos por suas propriedades antienvelhecimento e anti-inflamatória. Além disso, o tomate contém os antioxidantes luteína e zeaxantina, carotenoides quimicamente similares importantes para a saúde dos olhos.

- **MINERAIS PODEROSOS.** O tomate contém cálcio, fundamental para termos dentes e ossos fortes (veja o Capítulo 6); ferro, que faz bem para o cabelo e as hemácias (veja o Capítulo 4); magnésio, que exerce função relevante em mais de trezentas reações químicas no organismo (veja o Capítulo 6), e potássio, que ajuda a regular a pressão arterial e melhora a circulação (consulte a informação presente neste capítulo). Uma boa circulação sanguínea significa uma chegada mais eficiente de oxigênio e nutrientes às células, resultando, portanto, num brilho saudável e radiante.

Parece que a natureza decidiu criar uma combinação poderosa de antioxidantes antienvelhecimento num item bonito e saboroso, ao qual chamamos de tomate. Há inúmeras maneiras de incluir o tomate na dieta — desde colocar uma fatia grossa e madura no hambúrguer vegetariano a incluir tomate enlatado em sua receita favorita de molho chili. Recomendo a sopa de tomate grelhado (Capítulo 9).

9. Noz

Pele macia, cabelo saudável, olhos vibrantes e ossos fortes podem ser atributos dos nutrientes dominantes encontrados na noz. Escolhi a noz para figurar entre os 10 Melhores Alimentos da Beleza porque é o único tipo de fruto seco que contém uma quantidade significativa do ácido graxo ômega-3, que é um *plus* para a beleza, além de ser uma fonte de vitamina E, um antioxidante solúvel em gordura que ajuda a proteger as células dos danos causados pelos radicais livres e está associado a uma pele bonita (veja o Capítulo 3). As nozes contêm:

- **ÁCIDOS GRAXOS ÔMEGA-3.** As nozes contêm ácido alfalinolênico, um ácido graxo ômega-3. Além dos benefícios para a beleza, além de manter a pele macia e firme, o ômega-3 tem provado proteger contra pressão alta e doenças cardíacas, promover uma função cognitiva mais desenvolvida e contribuir para a força dos ossos. Também oferecem benefícios anti-inflamatórios que ajudam a aliviar os sintomas de doenças de pele, como eczema e psoríase, assim como asma e artrite reumatoide. Segundo o Instituto de Medicina (IOM), a ingestão diária recomendada do ácido alfalinolênico é de 1,1g (um pouquinho mais para homens e grávidas). Um quarto de xícara de nozes secas em metades (12 metades, mais ou menos) contém 2,27g de ácido alfalinolênico. Portanto, nozes são um modo fácil de obter ômega-3.
- **VITAMINA E.** Este importante antioxidante ajuda a proteger as células dos radicais livres que causam envelhecimento. A vitamina E também é um nutriente importante para quem deseja ter uma pele lisa e saudável. Ajuda o sistema imunológico e também pode deixar os olhos brilhantes ao reduzir o risco de catarata.
- **L-ARGININA.** As nozes contêm níveis relativamente altos do aminoácido essencial L-arginina, que exerce uma função especial no organismo porque é convertido em ácido nítrico — uma substância química que permite que as veias relaxem, levando, assim, oxigênio e nutrientes para as células e promovendo uma boa circulação da pele. O ácido nítrico também funciona como um neurotransmissor no cérebro e auxilia no funcionamento do sistema imunológico. O L-arginina desperta particular interesse em quem sofre de hipertensão, então as nozes podem ser um grande acréscimo à dieta dessas pessoas.
- **MINERAIS PODEROSOS.** As nozes contêm manganês e cobre. Esses dois minerais ajudam as enzimas, que são importantes

para as defesas antioxidantes. O cobre atua na cor do cabelo, e a deficiência desse elemento pode causar mudanças na pigmentação do fio.

- ÁCIDO ELÁGICO. Esse composto antioxidante antienvelhecimento auxilia o sistema imunológico e revela propriedades que combatem o câncer. O ácido elágico, além de ajudar a proteger as células saudáveis dos danos causados pelo radicais livres, também contribui para a destruição de toxinas e a prevenção da reprodução de células cancerígenas.
- MELATONINA. Este hormônio é mais conhecido por regular o sono — não se esqueça do descanso da beleza! —, mas também é um antioxidante poderoso e, portanto, garante à pele uma arma a mais para sua beleza!

Um estudo abrangente publicado no *American Journal of Clinical Nutrition* classificou a quantidade de antioxidantes de diferentes alimentos, e as nozes figuram entre os primeiros da lista. Quando frutos secos e sementes são classificados de acordo com a quantidade de antioxidantes que oferecem, as nozes vêm em primeiro lugar (seguidas da noz-pecã).

Muitas pessoas são cautelosas em relação ao consumo de nozes, mas há pesquisas que apoiam a ingestão desses frutos secos em pequenas quantidades ao longo do dia. Um estudo revelou que até mesmo o consumo de apenas quatro nozes por dia durante três semanas aumenta significativamente os níveis sanguíneos de ácido alfalinolênico, ácidos graxos essenciais e ácido eicosapentanoico, de cadeia longa. Além disso, diversos estudos demonstraram que as nozes são um alimento saudável para o coração. O U.S. Food and Drug Administration (FDA, agência reguladora dos Estados Unidos) recentemente estabeleceu os efeitos benéficos das nozes ao coração.

As nozes são uma ótima forma de incluir nutrientes, sabor e um toque crocante à dieta. Você pode consumi-las sozinhas, jogar um punhado na tigela de cereal ou na salada e ou fritá-las rapidamente no óleo bem quente. Você também vai ficar feliz em saborear as receitas deliciosas de nozes picantes e tênder de frango com nozes crocantes (veja o Capítulo 9).

10. Chocolate amargo

O chocolate pode ser descrito como uma "delícia pecaminosa", mas, na verdade, é uma comida divina com muitas virtudes. O chocolate amargo figura na minha lista dos 10 Melhores Alimentos da Beleza porque é um presente para a pele e para as papilas gustativas. Artigos científicos publicados no *Journal of the American Medical Association* e em outros periódicos revelam que o chocolate amargo contém tanto polifenóis quanto o vinho tinto e tem potentes propriedades antioxidantes antienvelhecimento. Chocolate amargo contém muitas substâncias naturais, como os flavonoides epicatequina e ácido gálico, que são compostos vegetais com propriedades antioxidantes. Quem está lendo este livro desde o início já sabe que os antioxidantes livram o corpo dos radicais livres, previnem o dano celular causado por eles e ajudam a proteger a evitar sinais do envelhecimento.

Essa delícia é cheia de benefícios para a saúde: um estudo sobre beber chocolate quente (imagina só!) revelou um aumento do fluxo sanguíneo na pele, o que, por sua vez, promoveu hidratação e reduziu a aspereza e a descamação entre as participantes do sexo feminino analisadas na pesquisa. O chocolate amargo também parece oferecer proteção à pele contra os estragos causados pela exposição ao sol, deixando-a hidratada, lisa e com menos descamação (veja o Capítulo 3). Produtos tópicos de chocolate para a pele são fáceis de encontrar, e tratamentos à base de chocolate têm-se tornado cada vez mais populares em spas no mundo todo.

Godiva, Neuhaus, Ghirardelli — esses chocolates amargos antigos devem ser saboreados sempre, e não apenas em datas especiais! Enquanto amantes de chocolate argumentariam que qualquer tipo é delicioso, nem todo chocolate é criado da mesma maneira, e seus efeitos sobre a saúde dependem de como é processado. O cacau de processo holandês apresenta muito menos benefícios à saúde que o cacau puro. Além disso, os benefícios à saúde decorrentes do consumo do chocolate não estão presentes no chocolate ao leite. As proteínas do leite reagem com os antioxidantes e os deixam menos biodisponíveis. Eis outra razão para passarmos longe do chocolate ao leite industrializado: segundo a FDA, ele contém apenas 10 por cento de chocolate de verdade. O restante vai de manteiga de cacau, leite e adoçantes até essências naturais e artificiais e emulsificantes.

Quando entram em jogo os benefícios à saúde de seu tipo preferido de chocolate, o fator mais importante é se os flavonoides naturais permaneceram no produto final. Em geral, quanto mais escuro é o chocolate, mais bem ele faz, pois o chocolate amargo é o que mais tem antioxidantes. A percentagem de cacau num produto — normalmente fornecida na embalagem — nos dá a ideia da riqueza do sabor, mas nem sempre reflete o conteúdo de flavonoides. A embalagem que revela "60 por cento de cacau" ou "70 por cento de cacau" não é garantia de que o produto apresenta altos níveis de flavonoide. E sabe por quê? Os produtores às vezes removem os flavonoides por causa de seu sabor amargo. Um artigo da publicação médica britânica *Lancet* revelou que pedaços de cacau podem ser escurecidos mesmo que os flavonoides naturais tenham sido removidos, o que resulta num chocolate amargo com gordura, açúcar e calorias, mas sem benefícios à saúde.

Alguns produtores fazem de tudo para reter mais flavonoides no chocolate, a fim de atrair vendas. Quanto mais processos o chocolate sofre (como fermentação, alcalinização, torrefação), mais flavonoides ele perde.

Provavelmente, você não precisa de estímulo extra para comer chocolate, mas, se quiser uma guloseima especial, experimente a minha receita de banana congelada com cobertura de chocolate amargo (veja o Capítulo 9).

DICAS PARA ESCOLHER CHOCOLATE

1. Para a maior dosagem nutritiva, escolha o chocolate amargo. Chocolate ao leite e chocolate branco podem ser muito gostosos, mas não apresentam qualquer benefício à beleza nem à saúde. Em geral, o conteúdo de flavonoide em produtos à base de chocolate, do mais alto para o mais baixo, é assim:

- Cacau em pó natural
- Chocolate para uso culinário sem adição de açúcar
- Chocolate amargo
- Chips de chocolate meio-amargo para cookies
- Chocolate ao leite

MITO DA BELEZA

Chocolate causa acne

Há alguns anos, no Dia dos Namorados, uma amiga me contou que estava assistindo ao Jay Leno na televisão e ele soltou piadinhas sobre o costume de dar chocolate de presente neste dia, pois isso resultaria em acne no seu amor. Fiquei com vontade de dizer apontando o dedo na cara dele: "Não, Jay! Deram a você a informação errada! Isso é um mito!" Mas é claro que a informação correta não tem graça alguma.

Contrariamente à crença popular, chocolate não causa acne. Então, o que, exatamente, causa essas marcas? Em primeiro lugar, podemos culpar as mudanças hormonais. Oscilações dos níveis hormonais em mulheres podem resultar em acne entre dois e sete dias antes do início da menstruação. Outros fatores que desafiam a pele são estresse, poluição e alta umidade. O interessante é que alguns estudos recentes sugerem que a ingestão de grande quantidade de carboidratos refinados pode contribuir para o surgimento de acne (para mais informação sobre esse assunto, veja o Capítulo 3). Portanto, faça o máximo possível para minimizar esses produtores de espinha, mas tenha sempre o chocolate amargo à mão! Os flavonoides do cacau mostraram-se potentes para melhorar a estrutura da pele e o fluxo sanguíneo, o que faz de pequenas porções de chocolate amargo uma parte legítima e deliciosa do seu regime de cuidados da pele. Mas não pode abusar das porções!

2. Opte por cacau natural, em vez do que passou pelo "processo holandês" (alcalinizado para ter um sabor mais suave). Tal método elimina os flavonoides naturais do cacau.

3. Compre chocolates que tenham, pelo menos, 60 por cento de cacau. Como já mencionado, não significa necessariamente que o produto possui muitos flavonoides, visto que vários fabricantes os removem para eliminar o sabor amargo. Mas amargura é melhor que chocolate com baixa porcentagem de cacau.

4. Coma porções pequenas para evitar o excesso de calorias. Trinta gramas de chocolate amargo contêm cerca de 150 calorias. Se exagerar, o açúcar e a gordura do chocolate vão neutralizar todos os benefícios dos antioxidantes!

Bebida da beleza: água

Todo sistema do organismo depende de água. Aproximadamente 70 por cento de nosso peso corporal é água. Nosso sangue é constituído por cerca de 85 por cento de água. Nossos músculos têm em torno de 75 por cento de água. E 20 por cento dos ossos são compostos de água. Isso ajuda a explicar por que podemos passar semanas sem comida, mas somente alguns dias sem água.

Beber água mantém nosso corpo hidratado de dentro para fora e ajuda a deixar a pele saudável, macia, lisa e brilhante. A água desempenha papel fundamental na manutenção da elasticidade e da firmeza da pele. É o hidratante mais barato que existe. Para mim, quando a pele está hidratada, as rugas se tornam menos perceptíveis e a pele fica mais firme.

Os rins e o fígado trabalham arduamente para livrar o organismo das toxinas. Além disso, a água regula a temperatura do corpo, mantém as articulações lubrificadas, ajuda a prevenir infecções e leva nutriente às células.

Beber água ajuda a manter o peso. Se você quer emagrecer, ela ajuda a perder uns quilinhos. Água não tem caloria, então sempre opte por ela, em vez de refrigerante ou suco. Beba água antes de cada refeição, pois, assim, ela ajuda a controlar o apetite e a fazer com que você se sinta cheia. O interessante é que pesquisas revelaram que alimentos ricos em água, como saladas, legumes e sopas, também ajudam na perda de peso. A ingestão de tais alimentos antes da refeição ajuda a consumir menos calorias no geral

Água mineral ou filtrada é mais limpa e, portanto, melhor para o organismo. O processo de filtragem elimina contaminantes como poluentes, parasitas causadores de doenças (*Cryptosporidium e Giardia*) e metais tóxicos, como chumbo e mercúrio. Também recomendo beber água filtrada por causa do sabor. Os filtros podem reduzir a quantidade de cloro e remover sabores e odores desagradáveis, e a água fica muito mais refrescante e saborosa.

O Instituto de Medicina (IOM — parte da National Academy of Sciences) recomenda que mulheres tomem 11 copos de 240ml de fluidos, e homens, 15½ copos, mas essa quantidade inclui todos os tipos de bebida e alimentos ricos em água, como frutas, verduras, legumes e sopas. Em geral, é necessária, diariamente, a ingestão de 250ml de água para cada 23kg de peso corporal.

A maioria das pessoas pode usar a sede como um guia, menos os adultos mais velhos e quem se exercita, pois o mecanismo da sede não funciona muito bem nesses dois grupos. À medida que envelhecemos, a sensação de sede diminui. Além disso, quem se exercita bastante perde fluidos tão rapidamente que o cérebro não tem tempo suficiente para dar o alerta para ingerir mais líquido. Nesse caso, beba água mesmo que não esteja com sede. Para ajudar a ingerir a cota diária de água:

- Beba um copo de água assim que se levantar.
- Todo dia de manhã, encha uma garrafa de 1,5L de água ou mais para beber durante o dia. Quando ingerir todo o conteúdo, terá consumido o recomendado.
- Beba água antes e depois de refeições e lanches.
- Adicione fatias de limão, lima ou laranja, na água para um toque de sabor.
- Tome mais sopa;

- Em vez de pausas para o cafezinho ou chá, faça intervalos para beber água.
- Leve uma garrafa de água para o trabalho ou quando sair para resolver pendências. E sempre se lembre de levar água quando viajar de avião, pois o ar na cabine é muito seco.
- Deixe uma caneca de água sobre a mesa para beber quando estiver ao computador.
- Sempre que passar por um bebedouro, pare e beba água.
- Em encontros sociais, opte por água gasosa, em vez de bebidas alcoólicas, alterne as duas ou escolha bebidas que levem água, club soda ou água tônica.

Água é a bebida sem caloria campeã que faz maravilhas para a saúde. Ela purifica o organismo e mantém as células cheias de nutrientes. Além de ajudar os órgãos a funcionarem perfeitamente — protegendo-nos de muitas doenças —, também age externamente e hidrata a pele, garantindo um brilho radiante.

Bebida da beleza: chá verde

O chá verde é uma bebida multifuncional e um ótimo substituto para o café: garante a ingestão de cafeína e oferece uma dose generosa de poderosos agentes da beleza. Essa bebida maravilhosa, sem calorias e rica em antioxidantes, ajuda a proteger a pele dos efeitos nocivos causados pelo sol, garantindo uma tez lisa e sem rugas.

O chá verde é o único que contém uma quantidade significativa do antioxidante epigalocatequina galato (EGCG). (O chá verde e o preto possuem, em média, oitos vezes mais polifenóis do que a quantidade encontrada em frutas, verduras e legumes, mas o chá verde, diferentemente do preto e do oolong, não é fermentado; portanto, os ingredientes ativos se mantêm inalterados.) Esse maravilhoso nutriente sai à caça de radicais livres que causam danos celulares no organismo e acaba com seu poder intoxicante. Os possíveis benefícios à saúde proporcionados pelo EGCG são, entre outros, melhora da saúde cardiovascular, aumento da perda de peso e proteção dos estragos causados pelos raios ultravioleta. O aumento do consumo de chá verde provou reduzir os riscos de câncer de pele, de mama, de pulmão, de cólon, de esôfago e de bexiga.

Recomendo o consumo de chá verde por seus benefícios à saúde e à beleza, mas ele também pode ser usado como tópico. Um estudo recente realizado pela Universidade do Alabama observou que o tratamento tópico feito com os polifenóis e EGCG do chá verde *ou* o consumo via oral dos polifenóis do chá verde atuou na prevenção de reações inflamatórias causadas por raios UVB, imunossupressão e estresse oxidativo, biomarcadores de diversas doenças dermatológicas.

MORDIDA DA BELEZA

A "Dúzia Contaminada"

Todo produto oferece nutrientes bons para a beleza, mas, infelizmente, algumas frutas, legumes e verduras são particularmente suscetíveis à contaminação de agrotóxicos, tornando-os menos desejáveis que outros. A seguir, apresento uma lista formulada pela Environmental Working Group, organização sem fins lucrativos, com sede em Washington, capital dos Estados Unidos, que visa usar o poder da informação em nome da saúde pública e do meio ambiente. A lista foi criada a partir de 43 mil testes realizados para determinar a quantidade de agrotóxico em produtos analisados pelo U.S. Department of Agriculture (Ministério da Agricultura dos Estados Unidos) e pelo U.S. Food and Drug Administration (agência reguladora dos Estados Unidos) entre 2000 e 2004. Essas frutas, verduras e legumes possuem casca fina, o que facilita a penetração de agrotóxicos. Grávidas e crianças com menos de 2 anos devem optar pela versão orgânica desses produtos:

1. Pêssego (campeão da carga agrotóxica)
2. Maçã
3. Pimentão
4. Aipo
5. Nectarina
6. Morango
7. Cereja
8. Alface
9. Uva
10. Pera
11. Espinafre
12. Batata

A boa notícia é que alguns produtos mantêm-se limpos — é a "Dúzia Limpa"! Esse grupo apresenta casca mais grossa, o que torna difícil a penetração de agrotóxicos.

1. Cebola (menor carga agrotóxica)
2. Abacate
3. Milho verde (congelado)
4. Abacaxi
5. Manga
6. Ervilha (congelada)

> 7. Aspargo
> 8. Kiwi
> 9. Banana
> 10. Repolho
> 11. Brócolis
> 12. Berinjela
>
> Tudo indica que o morango e o milho orgânicos têm níveis mais altos de antioxidantes do que o equivalente convencional, segundo um estudo recente. Uma pesquisa revelou que produtos orgânicos possuem níveis mais altos de vitaminas e minerais — especificamente vitamina C, ferro, magnésio e fósforo. No entanto, é necessária a realização de mais estudos antes que se tirem conclusões definitivas sobre o status nutricional dos alimentos orgânicos.

O artigo aponta que os polifenóis naturais do chá verde são fotoprotetores e que podem ajudar a proteger contra doenças de pele causadas pelos raios UVB, como fotoenvelhecimento, melanoma e câncer de pele do tipo não melanoma. Em uma pesquisa recente, realizada por Jennifer Gan-Wong, um creme tópico de chá verde e uma solução de peróxido de benzoíla a 4 por cento foram testados em pessoas que sofrem de acne moderada a grave. Os resultados revelaram que o chá verde se mostrou tão eficiente no tratamento de acne quanto o peróxido de benzoíla.

E, por último, o chá verde pode ajudá-la a se manter magra. Em um estudo sobre emagrecimento publicado no *American Journal of Clinical Nutrition*, pesquisadores analisaram os efeitos da catequina do chá verde sobre a redução de gordura e a perda de peso. Indivíduos que participaram da análise foram divididos em dois grupos. Durante três meses, o primeiro grupo bebeu uma garrafa de chá oolong fortificado com extrato de chá verde contendo 690mg de catequina, e o outro grupo bebeu uma garrafa de chá oolong com 22mg de catequina. Outros elementos da dieta mantiveram-se os mesmos. Após três meses, o estudo revelou que aqueles que ingeriram o extrato (chá) verde perderam mais peso (2,400kg contra 1,300kg) e tiveram redução significativa e maior no índice de massa corporal (IMC), na medida da cintura e na gordura corporal total. Além disso, o colesterol de lipoproteína de baixa densidade (LDL) baixou nos indivíduos que beberam extrato de chá verde. Pesquisadores concluíram que a catequina do chá verde ajuda a queimar calorias e a reduzir os níveis de LDL, além de diminuir a gordura corporal.

Agora se prepare para aprender a nutrir a sua fisionomia e adquirir pele, cabelo, unhas, dentes e olhos mais bonitos.

Nutrição para uma pele saudável, limpa, brilhante e lisa

③

Apesar de percorrermos o mundo para encontrar o belo, devemos trazê-lo conosco, senão nunca o encontraremos.

— *Ralph Waldo Emerson*

Como a beleza é a minha especialidade, estou sempre atrás das últimas notícias do mundo da moda e dos cosméticos. Há trabalhos piores do que ler revistas de moda e reparar nas tendências de Hollywood para saber das novidades! Adoro assistir à cerimônia de entrega do Oscar na companhia de amigos, pois todos têm gostos e opiniões diferentes, e a discussão sempre fica animada. Mas, enquanto todos opinam sobre vestidos, sapatos e joias, eu reparo na pele perfeita das estrelas e na maquiagem profissional. São pessoas que sabem muito bem como ostentar uma bela aparência. O interesse pela beleza não é apenas pessoal; é profissional. Um vestido de arrasar sobre o tapete vermelho pode chamar a atenção, mas uma pele fabulosa atrai um close da câmera.

É preciso ser celebridade para ter uma pele de estrela de cinema? Mas é claro que não! Gwyneth Paltrow pode fazer esfoliação facial com diamante, mas eu posso dizer como melhorar a circulação da pele comendo os alimentos corretos. Surgiram comentários de que *três* pessoas acompanham Scarlett Johansson carregando guarda-sóis para protegê-la do sol, mas eu posso mostrar como proteger sua pele com uma dieta rica em antioxidantes. O melhor segredo da beleza é que não existem segredos: quem se alimenta bem adquire uma pele digna de diva do cinema de dentro para fora.

Você nasceu com uma pele bonita

Era uma vez uma menina com duas bochechinhas gorduchas e uma pele supermacia que se levantavam revelando aquele sorriso irresistível de bebê. Quando você acordava, depois de uma soneca, sua pele estava brilhante e hidratada; era impossível não ter vontade de beijá-la. Poxa vida, isso não foi há tanto tempo assim!

A pele não tem uma vida fácil, por isso, com o passar dos anos, o maior órgão do corpo humano vai perdendo a firmeza, e está sempre ocupado em regular a temperatura corporal e a manter a barreira entre você e o meio ambiente. A pele sofre a vida toda com a ação de sabonetes, raios solares e ventos secos. Ela protege os órgãos da radiação ultravioleta, de substâncias tóxicas e germes. Permite a transpiração, mas evita que a magia vital no organismo se evapore. Garante ao rosto lindas expressões, provoca a ruborização e permite a sensação de carinhos doces. Foi a pele que lhe deu o cabelo que você tem e as unhas para pintá-las da cor que desejasse!

Com o passar dos anos, a pele vai acumulando os danos — e não somente na superfície, mas também onde não vemos.

Os radicais livres rompem as membranas celulares e causam irritação no nível celular. A pele fica mais fina, e as camadas adiposas sob ela se reduzem e se modificam, o que resulta em uma aparência mais flácida e em rugas mais acentuadas. Colágeno e elastina — proteínas que fornecem estrutura e apoio para a pele — passam a romper-se e são renovados em níveis mais baixos, tornando a pele ainda mais flácida e com menos elasticidade. Com o passar dos anos, ela produz menos oleosidade, então fica mais difícil reter a hidratação, e, consequentemente, torna-se mais seca. A pele em torno dos olhos é geralmente a primeira a apresentar sinais de envelhecimento em virtude da presença, nessa região, de glândulas sebáceas que são menores e se apresentam em menor número. Com o tempo, os vasos sanguíneos da pele se tornam mais frágeis, levando consigo parte do brilho da juventude. Algumas expressões faciais, como franzir a testa e olhar de soslaio, começam a marcar linhas de expressão. Fumar, consumir bebidas alcoólicas regularmente e ter uma alimentação pobre são hábitos que estressam ainda mais a pele. A proporção da perda da firmeza e a elasticidade dependem tanto dos fatores que estão fora do nosso controle, como herança genética, quanto de fatores do dia a dia que podemos controlar, como exposição ao sol, cuidados da pele e, é claro, dieta!

A pele é um forte indicador da saúde geral. Se você não tem uma dieta rica em nutrientes, a pele pode ficar oleosa e opaca, seca e áspera, ou tomada de acne. Eczema, psoríase e espinhas não são algo normal nem necessariamente fazem parte da vida. Pense nesses sintomas como se a pele estivesse tentando chamar sua atenção. Podem ser um sinal de que você não está ingerindo a quantidade necessária de nutrientes de que o organismo necessita. Quando colocar a dieta em dia, sua pele vai lhe presentear — mais uma vez —, tornando-se brilhante e hidratada; será impossível não ter vontade de beijá-la.

Leva entre três e quatro semanas para a pele se renovar. Às vezes, queremos dar um jeito rápido para acabar com as espinhas e só visamos ao curto prazo, mas, para readquirir o brilho da juventude, experimente minha Dieta da Beleza e siga por quatro semanas as recomendações que estão neste capítulo para uma superpele. E, então, como prêmio, vá a um evento especial, pois você estará pronta para estar sob os holofotes!

Sinta sua pele

Tenho certeza de que você sabe como sua pele é. A maioria de nós se olha no espelho todo dia pela manhã, e algumas sempre ficam meio chocadas. Agora quero que você *sinta* a sua pele. Verifique a textura do pescoço e do rosto. Você tem a sensação de firmeza e elasticidade? Parece flácida ou fina? É lisa ou áspera? Há áreas que são secas ou oleosas? Há regiões mais duras e rígidas?

Provavelmente você acha que sua pele é uma camada muito fina, mas, na verdade, ela é composta por três camadas. Ao entender o processo que ocorre aqui, você compreenderá melhor por que é tão importante fornecer à pele os nutrientes necessários para que ela se renove.

Seu rosto para encarar o mundo: a epiderme

A epiderme é a camada externa que protege o organismo de vários fatores ambientais. Também apresenta células que contêm melanina — pigmento que garante cor à pele. Não sei se você está ciente disso, mas a primeira coisa que reparamos nos outros provavelmente é a epiderme — e é o primeiro detalhe que reparam em *você*.

A camada exterior da pele é formada por células mortas armazenadas numa matriz lipídica (gorduras). Essas se renovam sempre, enquanto células da camada mais inferior da epiderme se proliferam continuamente, numa média de milhões por dia. As células da camada mais inferior chegam até a superfície por meio de um processo de diferenciação chamado *queratinização*, o que significa que as células secas e achatadas que estão hoje na superfície de sua pele outrora foram saudáveis e encorpadas quando estavam sob a superfície.

As substâncias mais importantes da camada superior da pele são a queratina — uma proteína estrutural — e os lipídios. O estrato córneo (camada mais exterior) utiliza ácidos graxos, por isso o consumo desses ácidos garante uma pele de ótima qualidade. Também há uma família de lipídios chamada *ceramidas*, que se apresentam com os seguintes nomes: *ácidos alfa-hidróxido* e *ômega-hidróxido*. Isso soa familiar? Alguns produtos de beleza contêm ceramidas sintéticas para substituir aquelas que se perderam com o processo de envelhecimento. Esses lipídios naturais são um componente de extrema importância para a estrutura da pele e permitem que ela retenha a hidratação.

ALÉM DA DIETA DA BELEZA

O tabagismo e a pele

Todo mundo sabe que fumar faz mal aos pulmões, mas também causa estragos em nossa beleza natural! Ao acender um cigarro — ou estar próximo a alguém que fuma —, a fumaça vai para os pulmões, daí para a corrente sanguínea e depois para todo o corpo.

- A fumaça do cigarro envia radicais livres para todos os lados, provocando estresse oxidativo em todas as partes do corpo. Além disso, os danos acarretados pelos radicais livres se acumulam sob a superfície da pele, causando rugas.
- A fumaça do cigarro causa a constrição dos vasos sanguíneos, diminuindo o fluxo de sangue até a pele. Além de garantir um tom acinzentado ao indivíduo, impede que o corpo seja capaz de retirar dos tecidos as toxinas e aquilo que não é mais aproveitável. Além disso, impossibilita que os nutrientes cheguem às células da pele, as quais, portanto, não se restauram nem se renovam.
- Fumar faz com que o colágeno e a elastina da pele se rompam, contribuindo para rugas e flacidez.
- A fumaça do cigarro acaba com o estoque de vitamina C do organismo — ingrediente essencial para uma pele hidratada e firme. Fumantes precisam de muito mais antioxidantes antienvelhecimento porque seu organismo sofre muito mais de estresse oxidativo.

Os danos causados pelo cigarro na aparência do indivíduo podem levar dez anos para aparecer, mas são irreversíveis. O cigarro simplesmente não é compatível com uma pele atraente, macia e jovem. O fumante tem duas escolhas: continuar fumando ou ter uma pele linda.

E o Oscar para a melhor atriz coadjuvante vai para... a derme!

A *derme* está logo abaixo da epiderme. É uma camada elástica e grossa de tecido conjuntivo que forma quase noventa por cento da estrutura da pele. Por trás de toda epiderme atraente, há uma derme robusta.

A derme contém colágeno e elastina, duas proteínas estruturais que se interligam, criando uma malha densa. O colágeno garante à pele elasticidade e força, enquanto a elastina promove a habilidade de esticar e voltar ao normal. Juntos, auxiliam as terminações, as células musculares, as glândulas sudoríparas, as glândulas sebáceas, os folículos capilares e os pequenos vasos que existem nessa camada da pele. A derme também contém células especiais chamadas fibroblastos, que sintetizam colágeno e elastina. As glândulas sebáceas produzem sebo, que lubrifica e dá impermeabilidade ao cabelo. Essas gorduras naturais deixam a pele macia e firme, assim como também previnem que o couro cabeludo fique seco e escamoso. Quando as glândulas sebáceas ficam demasiadamente ativas, produzem muita oleosidade, resultando em poros obstruídos, cravos e espinhas. Mais adiante, neste capítulo, explicarei como transformar a pele ruim em uma pele maravilhosa!

Vigorize: a hipoderme

A hipoderme é uma camada subcutânea que consiste, basicamente, em gordura e que garante isolamento e amortecimento. Essa camada é responsável por uma pele lisa e revigorada.

Sete passos para uma pele linda de dentro para fora

Alguns fatores estão fora do nosso controle, mas é possível fazer muito para se obter uma pele com brilho de estrela de cinema. Ao alimentar a pele com meus alimentos da beleza, ela retribuirá com um lindo reflexo por anos e anos. A seguir, apresento sete formas de manter a pele em sua melhor forma nutrindo-a de dentro para fora.

1. Mantenha a pele hidratada

Para ter uma pele firme, são necessários dois elementos: água e gorduras. Pode parecer contraditório, pois ambos não se misturam, mas a pele precisa deles para ter uma textura sempre jovem.

A pele é formada por setenta por cento de água, 25 por cento de proteína e 2 por cento de lipídios. A água dá vigor às células e mantém a pele hidratada. No entanto, manter o frescor e a hidratação da pele é um desafio, porque a tarefa depende de fatores internos e externos. A camada mais exterior da pele está constantemente perdendo água em função da exposição ao ar seco, aos raios solares, a substâncias químicas, entre outros fatores. A reposição da hidratação é lenta, pois a água tem de passar por diversas camadas de células da pele até chegar à superfície. Se o organismo está desidratado, menos água ainda é destinada à pele; o organismo reduz a hidratação da pele para guardar água para funções mais importantes, como manter o fluxo sanguíneo constante. Se desidratação é algo crônico em sua vida, o rosto apresenta marcas mais fortes e qualquer ruga se torna mais evidente.

Uma causa de desidratação pouco conhecida consiste nas dietas com altíssimo teor proteico. A rápida perda de peso nessas dietas ocorre graças à perda de água. Durante a primeira fase de uma dieta rica em proteínas e pobre em carboidratos, o organismo queima o glicogênio armazenado nos músculos e no fígado — processo que libera muita água. Além disso, a decomposição dos aminoácidos provenientes de proteína produz ureia, que exige uma enorme quantidade de água para ser expelida do corpo. E, sem os carboidratos apropriados, as gorduras não podem ser metabolizadas apropriadamente, o que leva à formação de corpos cetônicos, os quais surtem forte efeito diurético nos rins. Resumindo: dietas ricas em proteínas e pobres em carboidratos causam perda de água no organismo, e isso pode definitivamente ter influência sobre a oleosidade natural da pele, deixando-a seca e enrugada.

RAIOS X DA DIETA DA BELEZA

Para uma pele sedenta

- Lembre-se sempre de ingerir diariamente as duas bebidas da beleza: água e chá verde. Ande sempre com uma garrafa de água e aproveite para tomar chá verde, à tarde, no seu lanche da beleza.
- Consuma gorduras de qualidade para formar membranas celulares flexíveis. Não é difícil consumir a quantidade adequada de ácidos graxos ômega-3, por serem relativamente comuns, mas faça um esforço para incluir outras fontes de ômega-3 em sua dieta. Dentre os 10 Melhores Alimentos da Beleza, os que representam boa fonte de ômega-3 são: salmão, nozes e espinafre. Outros peixes gordurosos ricos nesse ácido: cavala, arenque, sardinha e truta.
- Salpique as saladas com nozes e sementes de linhaça, de cânhamo e de abóbora para obter ainda mais ômega-3.
- Evite dietas com alto teor proteico e pobre em carboidratos.
- Se você gosta de bebidas alcoólicas, limite-se a apenas um drinque e beba muita água antes e depois.
- Limite o consumo de cafeína para 300mg por dia (duas xícaras grandes de café).

Então, o que você pode fazer para manter a pele adequadamente hidratada? Em primeiro lugar, beba muita água e chá verde, minhas bebidas da beleza preferidas. Além de ingerir muito líquido, é importante consumir gorduras de qualidade para manter os lipídios na pele flexíveis e em abundância. A gordura que você come é incorporada pelas membranas celulares, ajudando o interior das células a se manter vigorado com água. Quando você não consume uma quantidade suficiente de gorduras saudáveis, as células da pele se tornam mais permeáveis e perdem umidade. Isso pode resultar numa pele seca, sensível e, às vezes, até mesmo vermelha e áspera.

O consumo de ácidos graxos essenciais ajuda a tratar problemas de pele como eczema, psoríase, coceira, vermelhidão e secura. As gorduras de qualidade, como o ômega-3 encontrado nas nozes e nas gorduras de peixe, são um componente-chave na lubrificação da camada que mantém a pele hidratada e firme. Inúmeros estudos provaram que um consumo maior de gordura de peixe ajuda a manter a flexibilidade da pele e reter a hidratação. Num estudo publicado pelo *British Journal of Dermatology*, voluntários com psoríase foram divididos em dois grupos: um deles ingeriu cápsulas de suplemento de óleo de peixe; outro, cápsulas idênticas de azeite de oliva. O grupo que consumiu o óleo de peixe apresentou uma melhora estatisticamente significativa em todos os parâmetros. Outro estudo publicado pela American Academy of Dermatology encontrou resultados similares.

Finalmente, para o máximo de hidratação, pense em diminuir o consumo de cafeína e álcool. Cafeína causa desidratação no organismo, inclusive na pele. Além disso, o álcool tem efeito diurético; portanto, em excesso, pode causar desidratação da pele. Dá para sentir os efeitos do álcool sobre a pele ao acordar após uma noite de bebedeira! A pele pode ficar enrugada e seca. O álcool também pode causar vermelhidão no rosto, em virtude de seu poder de dilatar as veias.

2. Tenha uma pele à prova do tempo com antioxidantes

Como você leu no Capítulo 1, os radicais livres são moléculas com carga elétrica, produzidas pela exposição ao sol, pela poluição do ar e por outras toxinas que atacam as células saudáveis do organismo. Os radicais livres danificam proteínas, DNA, membranas celulares, mitocôndrias e muito mais.

Um radical livre pode desencadear uma série de danos. Muitos radicais livres juntos podem causar grandes problemas. Quando os prejuízos provocados pelos radicais livres se acumulam, ocorre irritação no nível celular. Na pele, isso se manifesta como linhas, rugas, um tom de pele irregular e fraco e perda da firmeza.

Quando o alvo dos radicais livres são estruturas de apoio, a pele se torna um campo de batalha. Quando eles atacam a elastina, a pele perde elasticidade e fica flácida. Quando afetam o colágeno, causa reticulação de proteínas, deixando a pele viscosa. Além disso, o dano provocado pelos radicais livres ativa as enzimas chamadas *melaloproteases*, que destroem o colágeno, resultando em rugas e flacidez.

Parece um poderoso exército inimigo, mas a boa notícia é que você pode combatê-los ao elevar a dose de antioxidantes. O organismo produz os próprios antioxidantes, mas essa produção não condiz com a necessidade — ainda mais nos dias de hoje, em decorrência de exposição a toxinas, poluição, raios X e também graças a outros aspectos da vida moderna que causam estresse oxidativo. Além disso, os níveis de antioxidantes naturais do organismo diminuem com a idade; por isso, é ainda mais importante incluí-los na dieta.

BETACAROTENO. Como antioxidante, o betacaroteno protege as membranas lipídicas da ação dos radicais livres, que podem causar o envelhecimento da pele. Esse importante nutriente da beleza também é convertido em vitamina A no organismo, ajudando a manter a pele lisa. Apesar de benéfico e seguro o consumo de betacaroteno por meio de fontes naturais, não recomendo os suplementos de betacaroteno, pois podem representar um risco à saúde. Entre os 10 Melhores Alimentos da Beleza, são boa fonte de betacaroteno a batata-doce, o espinafre, o kiwi e o tomate. Outra forma de incluí-lo na dieta é consumir alimentos como abóbora, cenoura, pimentas, manga, melão-cantalupo e damasco. (Para mais informações, consulte a seção sobre vitamina A no Capítulo 7.)

VITAMINA C. Antioxidante altamente eficiente e um nutriente que intensifica o colágeno, a vitamina C é multifuncional e, como é solúvel em água e não se fixa no organismo, é necessário consumi-la diariamente na dieta. Um estudo publicado no *American Journal of Clinical Nutrition* é de grande valia, pois verificou o efeito da dieta alimentar (e não suplementos alimentares) sobre a pele de mulheres. Esse estudo constatou que uma dieta rica em vitamina C estava associada a uma pele menos seca e com rugas menos aparentes. Além das propriedades antioxidantes, a vitamina C promove a cicatrização e o reparo celular. Também é muito importante para a pele porque ajuda na produção de colágeno. Entre os 10 Melhores Alimentos da Beleza, os que são boa fonte de vitamina C incluem kiwi, mirtilo, batata-doce, espinafre e tomate. Você também pode obter a dose diária de vitamina C em alimentos como pimentão, laranja, morango, limão e brócolis (consulte a seção sobre vitamina C no Capítulo 1).

VITAMINA E. Como é solúvel em gordura, a vitamina E pode proteger as membranas lipídicas na pele dos danos causados pelos radicais livres. Ela é um grande membro da equipe: une-se a outros antioxidantes para torná-los ainda mais eficientes e intensifica o poder de certas enzimas que são necessárias para uma boa saúde da pele, como a glutationa peroxidose. Em os 10 Melhores Alimentos da Beleza, são boa fonte de vitamina E mirtilo, kiwi, espinafre, tomate e nozes. Outros alimentos ricos em vitamina E são germe de trigo, semente e óleo de girassol, óleo de cártamo, amêndoa, pêssego, ameixa seca, repolho, aspargo e abacate. (Para mais informações, consulte a seção sobre vitamina E mais adiante neste capítulo.)

SELÊNIO. Assim como a vitamina E, o selênio sabe atuar em equipe. Ele ajuda a criar enzimas antioxidantes e intensifica o poder da vitamina E. O selênio é importante para a pele porque é incorporado às proteínas para produzir as selenoproteínas. Ele pode melhorar a qualidade da pele e a elasticidade porque as propriedades antioxidantes das selenoproteínas ajudam a prevenir os danos celulares causados pelos radicais livres. Entre os 10 Melhores Alimentos da Beleza, contamos com aqueles que são boa fonte de selênio: o salmão e a ostra. A castanha-do-pará é uma excelente fonte de selênio. Outros alimentos ricos nesse mineral: atum, siri, pão de trigo integral, germe de trigo, alho, ovo e arroz integral. (Para mais informações, consulte os detalhes sobre selênio no Capítulo 2.)

ZINCO. Esse mineral essencial é encontrado em quase todas as células e desempenha variados papéis no organismo. Vários estudos demonstraram que, como antioxidante, o zinco ajuda a prevenir a criação de radiais livres e os danos que podem causar na pele e em todo o corpo. Apesar de todos os tecidos conterem zinco, esse elemento é especialmente importante para a pele e está presente entre cinco a seis vezes mais na epiderme do que na derme. Assim como a vitamina C, o zinco ajuda a estabilizar as membranas lipídicas na pele e as protege dos danos provocados pelos radicais livres. Entre os 10 Melhores Alimentos da Beleza, as ostras são uma ótima fonte de zinco, e o iogurte também. Outros alimentos ricos em zinco são frutos do mar, a carne bovina, carne de cordeiro, ovo, grãos integrais e nozes. (Para mais informações sobre zinco, veja mais adiante neste capítulo.)

ANTOCIANINA. É esse fitonutriente antioxidante que garante a algumas frutas e legumes a tonalidade roxa, azul ou vermelha. Estudos antigos sugerem que a antocianina pode ser especialmente útil para a pele porque previne a ação danosa dos radicais livres nas células e neutraliza as enzimas que destroem o tecido conjuntivo. Ao proteger o colágeno, a antocianina ajuda a prevenir rugas. Entre os 10 Melhores Alimentos da Beleza, uma ótima fonte de antocianina é o mirtilo, mas ela também pode ser encontrada em cereja, romã, ameixa, repolho roxo, uva e maçã.

ANTIOXIDANTE É ESSENCIAL PARA A BELEZA E COMBATE O ENVELHE-CIMENTO. Minha Dieta da Beleza foi desenvolvida para fornecer, diariamente, diversas porções de frutas, verduras e legumes ricos em antioxidantes que intensificam a beleza. Nenhuma pílula de vitamina é capaz de chegar perto de proporcionar os benefícios à saúde dos alimentos naturais integrais e de todos os nutrientes que possuem. Na natureza, diferentes tipos de antioxidantes — alguns identificados; outros, não — aparecem juntos em um único alimento. Isso faz parte do plano da natureza porque os antioxidantes ajudam uns aos outros no orga-

Nutrição para uma pele saudável, limpa, brilhante e lisa   87

nismo. Mesmo em pesquisas científicas que usam suplementos, os antioxidantes são mais eficientes quando combinados.

Um estudo publicado em Skin Pharmacology and Physiology investigou os efeitos de uma combinação de suplementos de antioxidantes na pele. Trinta e nove voluntários com pele saudável consumiram uma mistura de antioxidantes durante 12 semanas. O grupo 1 recebeu a seguinte combinação: licopeno, luteína, betacaroteno, alfatocoferol (vitamina E) e selênio. O grupo 2 consumiu uma mistura de licopeno, alfatocoferol e selênio. O grupo 3 foi o grupo de controle, que não recebeu antioxidantes. Apesar de todos terem iniciado a pesquisa com pele normal, melhoraram os aspectos de aspereza e escamação nos dois primeiros grupos, enquanto não se observaram mudanças no grupo que recebeu placebo.

Como alguns estudos advertem sobre os riscos do consumo de altos níveis de suplemento de vitamina, recomendo a ingestão de antioxidantes, inicialmente, por meio dos alimentos (e, mais especificamente, com os alimentos da beleza ricos em antioxidantes). Se você achar que está faltando antioxidante em sua dieta, recomendo tomar um suplemento multivitamínico e multimineral, que vai aumentar o consumo de antioxidante, evitando níveis potencialmente tóxicos.

TRÊS FORMAS DE CONSUMIR ANTIOXIDANTES QUE PROTEGEM A PELE. Se a sua aparência está sofrendo porque você não anda consumindo muitos alimentos ricos em antioxidantes, há três maneiras de deixar a pele em forma:

1. CONSUMA DIARIAMENTE ALIMENTOS REPLETOS DE ANTIOXIDANTES NATURAIS. Os antioxidantes agem juntos no combate aos radicais livres, além de serem bons para a saúde de diver-

sas outras formas. Além disso, alimentos integrais e frescos contêm outros micronutrientes, sendo que cada um apresenta benefícios à beleza.

2. **USE PRODUTOS TÓPICOS QUE CONTENHAM ANTIOXIDANTES.** A combinação de alimentos ricos em antioxidantes e a aplicação de antioxidantes tópicos é uma grande arma e garante a melhor proteção antienvelhecimento possível. Procure alimentos e produtos que contenham os antioxidantes tópicos: vitaminas C e E, zinco, chá verde, semente de uva, selênio, resveratrol (da casca da uva vermelha), romã, amora-branca, licopeno, quercetina (presente na maçã, chás e cebola) e coenzima Q10 (ubiquinona).

3. **TOME SUPLEMENTOS MULTIVITAMÍNICO.** Não existe substituto para a alimentação verdadeira com múltiplos micronutrientes frescos. No entanto, se você não aprecia certos alimentos, é melhor optar por suplementos de vitamina do que arriscar a ter deficiência de antioxidante.

RAIOS X DA DIETA DA BELEZA

Para intensificar a proteção antioxidante da pele:

- Inclua muitos alimentos ricos em betacaroteno na dieta.
- Consuma fontes frescas de vitamina C diariamente.
- Opte por alimentos ricos em vitamina E todo dia.
- Inclua alimentos ricos em selênio na dieta.
- Ingira alimentos ricos em zinco.
- Consuma antocianina diariamente.

A DIETA ANTIRRUGAS. Um estudo publicado pelo *Journal of the American College of Nutrition* examinou a dieta de 453 adultos habitantes da Suécia, Grécia e Austrália. Após verificar fatores como idade e identificar os tabagistas descobriu-se que os indivíduos que consumiam mais verduras, leguminosas e azeite de oliva sofriam menos riscos de danos à pele e rugas nas áreas frequentemente expostas ao sol do que aqueles que apresentavam alto consumo de carne, manteiga, margarina, laticínios gordos e alimentos açucarados. Em particular, a carne vermelha processada, os refrigerantes e os doces foram diretamente associados ao enrugamento da pele, enquanto alimentos como iogurte (um dos 10 Melhores Alimentos da Beleza), feijão, verduras de folha verde, aspargo, frutos secos, azeitona, cereja, maçã, pera, melão, frutas secas, chá e água foram associados a uma pele menos envelhecida. Aliás, a dieta foi responsável por 32 por cento das diferenças observadas nas rugas!

Minha Dieta da Beleza maximiza o consumo de alimentos antirrugas, como os que foram mencionados no estudo. Consulte o Capítulo 9 para ver receitas ricas em alimentos amigos da pele.

A IMPORTÂNCIA DA VITAMINA E PARA A BELEZA

Ingestão recomendada

MULHERES	HOMENS
15mg (22,5 UI)	15mg (22,5 UI)

Observação: 1mg de alfatocoferol = 1,49 UI

A vitamina E presente nos alimentos faz bem à pele por causa de seus efeitos antioxidantes, que ajudam na prevenção de rugas ao manter as membranas das células da pele intactas. O termo *vitamina E*, na verdade, se refere a uma família de oito antioxidantes, mas o que parece ter a maior importância nutricional é o alfatocoferol, uma versão solúvel em gordura da vitamina E que é um poderoso antioxidante. A vitamina E tópica é frequentemente usada em cremes dermatológicos e bronzeadores.

10 alimentos que são ótimas fontes naturais de vitamina E

ALIMENTOS	MILIGRAMAS (MG) ALFATOCOFEROL POR PORÇÃO
Óleo de germe de trigo, 1 colher (sopa)	20,3
Amêndoa, seca e tostada, 30g	7,4
Semente de girassol, seca e tostada, 30g	6,0
Óleo de girassol, 60% de ácido linoleico ou mais, 1 colher (sopa)	5,6
Óleo de cártamo, 70% de ácido oleico ou mais, 1 colher (sopa)	4,6
Avelã, seca e tostada, 30g	4,3
Manteiga de amendoim, sem pedaços, fortificada com vitaminas e minerais, 2 colheres (sopa)	4,2
Amendoim, seco e tostado, 30g	2,2
Óleo de milho ou óleo vegetal, 1 colher (sopa)	1,9
Espinafre, congelado, cortado, fervido, ½ xícara	1,6

3. Proteja a pele com filtro solar comestível

Sinto muito decepcionar os adoradores do sol, mas quem quer causar danos à pele basta se expor a ele. Os efeitos nocivos da radiação ultravioleta são bem conhecidos. A exposição ao sol gera tantos radicais livres que o corpo não dá conta, resultando em fotoenvelhecimento, imunossupressão e possibilidade de câncer de pele. O melanoma, uma forma muito séria de câncer de pele, vem aumentando rapidamente. A American Cancer Society (Sociedade Americana do Câncer) estimou o número de 62.480 novos casos de melanoma nos Estados Unidos no ano de 2008.

Até mesmo uma breve exposição da pele desprotegida ao sol pode causar queimadura (termo médico: *eritema*). A pele fica vermelha e pode até inchar (termo médico: *edema*). A exposição ao sol é nociva aos lipídios da pele e cria radicais livres, que causam estresse oxidativo e inflamação no nível celular. Os radicais livres consomem colágeno e elastina — fibras que servem de apoio para a estrutura da pele —, causando rugas e outros sinais de envelhecimento precoce. Além disso, os radicais livres estimulam a síntese de melanina, que resultam em uma pigmentação da pele mais escura. Basta uma queimadura de sol para aumentar a atividade de divisão celular, que pode durar de dias a semanas, deixando a pele mais grossa. A exposição contínua aos raios ultravioleta resulta em mudanças na aparência e na textura da pele, que acaba se tornando seca, escamosa, enrugada e flácida.

Tenho uma ideia que você vai adorar: além de usar filtro solar de boa qualidade, você pode proteger toda a pele *de dentro para fora* ao adotar uma dieta rica em antioxidantes Para proteger a pele, inclua na dieta uma variedade de alimentos fotoprotetores. Estudos demonstram que a ingestão desses alimentos reduz queimaduras e outros danos causados pela exposição ao sol. Eis alguns micronutrientes fotoprotetores para serem incluídos na dieta. Após consumi-los, eles são distribuídos a todos os tecidos, garatindo fotoproteção sistêmica. Com um pequeno empenho na dieta alimentar e com proteção apropriada, os danos causados pelo sol são completamente evitáveis.

CAROTENOIDES. Os carotenoides dietéticos*, encontrados em alimentos como melancia, melão-cantalupo, cenoura, tomate e manga, podem proteger contra queimadura de sol e contribuir para uma proteção para a vida toda contra os raios UV. Estudo recente, publicado no *Journal of Nutrition*, revelou que suplementos diários de carotenoide, incluindo betacaroteno, luteína e licopeno, ajudaram a diminuir a vermelhidão da pele quando exposta à radiação ultravioleta.

- BETACAROTENO é usado para ajudar quem sofre de protoporfíria eritropoiética, um distúrbio que torna a pele sensível à luz visível. Os protetores solares feitos para absorver os raios UV são inúteis para essas pessoas. No entanto, dosagens altas de carotenoides diminuíram significativamente a fotossensibilidade ao exterminar os radicais livres. Entre os 10 Melhores Alimentos da Beleza, incluem-se aqueles que são boa fonte de betacaroteno: batata-doce, espinafre, kiwi e tomate.
- LICOPENO, outro micronutriente fotoprotetor, é um carotenoide que se encontra em maiores quantidades no tomate.

---

*Dietéticos = oriundos da dieta alimentar. (*N. da R.T*)

Nutrição para uma pele saudável, limpa, brilhante e lisa 93

Pesquisa publicada em *Photochemical and Photobiological Sciences* revelou que foram observados efeitos fotoprotetores após voluntários consumirem produtos derivados do tomate ricos em licopeno. Após 12 semanas de ingestão de licopeno, a sensibilidade à queimadura por raios UV diminuiu. O estudo concluiu que carotenoides dietéticos, como o licopeno, podem contribuir para uma proteção por toda vida contra a radiação UV. Entre os 10 Melhores Alimentos da Beleza, a grande fonte de licopeno é o tomate.

FLAVONOIDES DO CACAU. Muitos estudos investigam os efeitos dos flavonoides do cacau. Uma publicação recente do *The Journal of Nutrition* examinou os efeitos de consumo contínuo de cacau rico em flavonoide sobre a sensibilidade cutânea à exposição aos raios UV, a estrutura da pele e a textura. Um grupo de mulheres consumiu uma bebida rica em flavonoide; o outro grupo, uma bebida pobre nessa substância. Vermelhidão e irritação causadas por raios UV reduziram significativamente no grupo que tomou a bebida rica em flavonoide, em 15% e 25%, respectivamente, após seis e 12 semanas de "tratamento". Não foram observadas mudanças no segundo grupo. Os pesquisadores concluíram que os flavonoides dietéticos presentes no cacau contribuíram para a fotoproteção. (Para saber mais sobre os benefícios dos flavonoides do cacau, consulte a seção sobre chocolate amargo no Capítulo 2.)

ALÉM DA DIETA DA BELEZA

Proteja a pele dos raios ultravioleta

A seguir, apresento algumas dicas que ajudam no combate ao envelhecimento prematuro da pele causado pela exposição ao sol. Particularmente, nunca saio de casa sem passar filtro solar. Adoro praia, mas uso protetor religiosamente e me protejo!

- Evite os horários de pico do sol (entre 10 e 14 horas).
- Use roupas fotoprotetoras, como camisa de mangas compridas e calças compridas. Tecidos sintéticos escuros de trama apertada, de náilon ou poliéster são os que garantem máxima proteção contra a radiação UV, segundo a American Academy of Dermatology (Academia Americana de Dermatologia). Os tecidos de algodão de trama apertada ficaram em segundo lugar. Uma camiseta branca de algodão não garante muita proteção, por causa da cor e porque tem trama aberta.
- Aplique filtro solar com FPS 30, ou mais, em todas as áreas expostas — mesmo quando for ficar na sombra ou em dias nublados. Use e abuse! Passe com generosidade. Escolha um filtro solar que proteja contra os raios ultravioleta A (UVA) e ultravioleta B (UVB). Prefiro os produtos que contêm Mexoryl SX, pois esse composto fornece alto nível de proteção contra os raios UVA, inclusive os raios UVA curtos. Outras substâncias benéficas são os bloqueadores físicos, como dióxido de titânio e óxido de zinco.
- Reaplique o filtro solar a cada duas horas ou após nadar ou suar.
- Use chapéu de abas grandes.
- Use protetor labial FPS 15, no mínimo.

Nutrição para uma pele saudável, limpa, brilhante e lisa

- Tenha atenção redobrada no inverno, em barcos ou na praia. Neve, água e sal refletem os raios nocivos do sol, o que pode aumentar as chances de queimadura.
- Fique longe do bronzeamento artificial. Os raios UV das câmaras causam câncer de pele e fotoenvelhecimento da pele da mesma forma que a exposição ao sol.
- Consulte o índice UV. Nos Estados Unidos, a exposição ao sol é de grande relevância e, por isso, o National Weather Service (NWS — Serviço Nacional de Meteorologia) e a U.S. Environmental Protection Agency (EPA — Agência de Proteção ao Meio Ambiente) se uniram para criar o índice de UV. É um serviço diário em cidades selecionadas nos EUA para ajudar a evitar a exposição exagerada ao sol.
- Se você quer ostentar bronzeado, use loção de autobronzeamento que contenha protetor solar. Outra opção é o bronzeamento em spray.

Seja lá o que você faça, não deixe a pele queimar. *Cinco ou mais queimaduras de sol duplicam o risco de desenvolver câncer de pele.*

CHÁ VERDE. Essa bebida da beleza tem muitos benefícios, mas a maioria das pessoas não faz ideia de que se trata de um filtro solar comestível. Estudos sugerem que os polifenóis do chá verde são fotoprotetores e podem prevenir o fotoenvelhecimento. Os polifenóis do chá verde inibem queimaduras provocadas pelo sol, inflamação, imunossupressão e estresse oxidativo causados pela exposição à radiação ultravioleta. Isso vale para o tratamento tópico e o consumo via oral dos polifenóis do chá verde.

96 A Dieta da Beleza

SELÊNIO. Estudos antigos revelaram que o selênio via oral protegeu camundongos contra os danos causados pelos raios UV e diminuiu os níveis de enzimas de antioxidante na pele. O selênio conserva a elasticidade do tecido e protege a pele contra o câncer causado pela exposição ao sol. Suplementos de selênio, contudo, podem representar riscos; portanto, opte pelo consumo de *alimentos* que são fonte desse mineral. Dentre os 10 Melhores Alimentos da Beleza, estão aqueles que são boa fonte de selênio como o salmão e a ostra. Outros alimentos ricos nesse mineral são: atum, siri, pão de trigo integral, germe de trigo, óleo, alho, ovo e arroz integral. (Para mais informações, consulte os detalhes sobre selênio no Capítulo 2.)

ÔMEGA-3. Estudos têm mostrado que óleo de peixe — que é rico em ácidos graxos ômega-3 — tem efeito fotoprotetor sobre a pele. Uma dieta rica nesse ácido aumenta a capacidade da pele de se proteger da radiação ultravioleta, então as queimaduras se tornam mais brandas. Em outro estudo, indivíduos incluíram óleo de peixe na dieta, enquanto o outro grupo recebeu placebo. Após quatro semanas, pesquisadores constataram um pequeno aumento no DEM (dose eritematosa mínima, isto é, a quantidade mínima necessária de radiação UV para causar queimadura solar) entre os indivíduos do grupo que consumiu óleo de peixe. Os pesquisadores concluíram que os resultados correspondem a um Fator de Proteção Solar (FPS) pouco maior do que um. Ou seja, descobriu-se que uma pequena dose de óleo de peixe protege contra os raios solares. Dentre os 10 Melhores Alimentos da Beleza, são boa fonte de ácido graxo ômega-3 o salmão, as nozes e o espinafre. Outros alimentos ricos nesse ácido graxo são: cavala, arenque, sardinha e truta, linhaça, sementes de cânhamo e de abóbora, soja

Nutrição para uma pele saudável, limpa, brilhante e lisa

e produtos integrais. (Para mais informação sobre ácidos graxos essenciais, consulte o Capítulo 1.)

VITAMINAS E PROTETOR SOLAR. Os filtros solares com vitamina oferecem proteção extra contra os danos causados pelos raios solares ultravioleta? Pelo menos um estudo sugere que sim: uma combinação das vitaminas C e E nos filtros solares pode ser benéfica. O estudo, da Duke University, concluiu que, quando a pele suína recebia luz ultravioleta, a combinação das vitaminas A e E garantiu quatro vezes mais proteção contra queimaduras do que o creme placebo. Além disso, as vitaminas forneceram proteção contra danos no DNA das células da pele que podem levar a mutações que causam câncer de pele.

RAIOS X DA DIETA DA BELEZA

Para proteger a pele do sol

- Consuma mais carotenoides, como betacaroteno e licopeno.
- Coma pequenas porções de chocolate amargo, rico em flavonoides de cacau.
- Beba chá verde — a bebida da beleza que fornece inúmeros benefícios.
- Consuma mais alimentos ricos em selênio.
- Inclua peixe e outros alimentos ricos em ômega-3 em sua dieta diariamente.

Como as vitaminas se relacionam com o FPS? Sem nos aprofundar, é possível aumentar o FPS do filtro solar com a adição das vitaminas C e E; o fator pode aumentar de 1 a 4. Em outras palavras, se o filtro solar tem FPS 15, pode chegar a ter 19 se tiver vitaminas.

NO HORIZONTE. Você acredita que o próximo grande lançamento do mercado se trata de uma solução tópica que protege contra os raios solares... feita de broto de brócolis? Apesar do uso tópico, a substância não é um filtro solar e não funciona como filtro da luz UV, nem impede que atinja a pele. Na verdade, funciona de dentro da pele, ao intensificar a produção de enzimas protetoras que defendem as células contra os danos causados pela radiação UV. A solução tópica pode até mesmo ser aplicada três dias antes da exposição ao sol, pois a proteção dura vários dias.

RAIOS X DA DIETA DA BELEZA

Para intensificar a circulação na pele

- Consuma mais ácidos graxos ômega-3. Opte por peixes de água fria, como salmão, cavala, arenque, sardinha e truta. Inclua nozes, espinafre, linhaça, semente de cânhamo e soja na dieta.
- Jogue um punhado de nozes na salada, na tigela de cereal ou frite rapidamente no óleo bem quente. Consulte o Plano de Refeição da Dieta da Beleza, no Capítulo 9, para ter mais ideias! Outras fontes de L-arginina são amendoim, amêndoa, semente de girassol, avelã, castanha-do-pará, castanha-de-caju, pistache, nozpecã, semente de linhaça, atum, camarão, ovo e soja (inclusive soja verde/edamame e tofu).
- É isso mesmo: beba chocolate rico em flavonoides. Comer chocolate amargo rico em flavonoide também funciona (veja o Capítulo 9 para receitas de lanches da beleza com chocolate amargo).

4. Melhore a circulação com alimentos amigos da pele

A prática de exercícios físicos resulta em brilho na face porque melhora a circulação, o que, por sua vez, ajuda a manter a pele hidratada, favorece a cicatrização, leva micronutrientes e oxigênio para a pele e elimina células mortas e toxinas. No entanto, não basta jogar-se no chão e fazer vinte abdominais quando bem entender se você quer adquirir um brilho saudável. Usar blush pode ajudar, mas causa efeitos colaterais que envolvem sua dignidade. A seguir, apresento alimentos amigos da pele que podem ajudá-la a ostentar um rosto lindo.

ÁCIDOS GRAXOS ÔMEGA-3. O ômega-3 encontrado nos peixes oferece benefícios à circulação ao reduzir a pressão arterial, prevenir o acúmulo de plaquetas — possível formação de coágulo — e manter a elasticidade das paredes arteriais. Entre os 10 Melhores Alimentos da Beleza, o salmão garante uma dose saudável de ômega-3. Outros peixes gordurosos ricos nesse ácido são cavala, arenque, sardinha e truta.

NOZES. Felizmente, para nós, as nozes têm efeito benéfico sobre a circulação porque contêm L-arginina, que exerce uma função especial no organismo, porque é convertida em ácido nítrico — uma substância química que permite a vasodilatação. Um artigo publicado no periódico *Circulation* descreve um estudo em que participantes com níveis elevados de colesterol sérico consumiram duas dietas criadas meticulosamente. Uma fazia uso de azeite de oliva; a outra substituía 32 por cento das calorias provenientes do azeite de oliva por nozes. Quatro horas após uma refeição contendo nozes, mediu-se a reatividade da artéria braquial por meio de ultrassom. Observou-se melhora significativa na vasodilatação após a refeição com nozes, quando comparada com aquela com azeite de oliva. Isso significa que as nozes têm efeito direto e quase imediato sobre os vasos sanguíneos, favorecendo que se mantenham mais abertos para manter o sangue circulando sem impedimentos por todo o organismo.

CACAU. Um modo delicioso de promover a circulação na pele é beber chocolate quente ou comer chocolate amargo com altos níveis de flavonoides de cacau. Pesquisadores descobriram que o cacau causa aumento da circulação sanguínea na pele, com elevação correspondente em sua hidratação e densidade. A empresa Mars realizou um estudo usando o produto Cocoapro e descobriu que mulheres que utilizaram esse tipo de bebida de cacau, rico em flavonoides, durante 12 semanas demonstraram melhora significativa na pele, com mais hidratação e diminuição da secura e da escamação. Pesquisadores atribuíram a melhora ao aumento do fluxo sanguíneo na superfície da pele. Um estudo publicado no *European Journal of Nutrition* baseou-se em participantes que bebiam apenas uma porção de cacau. Em uma hora, o fluxo sanguíneo na pele aumentou. O artigo observou que o consumo regular de cacau resulta no aumento significativo do fluxo sanguíneo nos tecidos cutâneos (pele) e subcutâneo (abaixo da pele).

5. Renove a pele com nutrientes de beleza

A pele é igual à Madonna: está sempre se reinventando. As células velhas da superfície da pele são substituídas por novas. Por baixo da superfície, na derme, as células começam a perder força e flexibilidade. Ao mesmo tempo em que as estruturas de apoio da pele começam a ser destruídas, a produção de colágeno diminui, então a pele começa a apresentar rugas e flacidez. O colágeno constitui 75 por cento da pele; portanto, muita gente busca formas de obtê-lo. É possível aplicar colágeno diretamente nas rugas e usar cremes à base de colágeno que prometem reconstruir a pele (mas isso não ocorre, as moléculas de colágeno são grandes demais para ser absorvidas pelo organismo). No Japão, pode-se comprar marshmallow enriquecido com colágeno, embora não haja provas de que a ingestão de colágeno faça alguma diferença na pele.

Para rejuvenescer a pele, é necessário colágeno fresco, que se desenvolve no interior do organismo. A seguir, apresento algumas formas para aumentar a síntese de colágeno pela ingestão de alimentos integrais, naturais e que só fazem bem à pele.

PROTEÍNA. Os aminoácidos são os tijolos do organismo que "constroem" colágeno. Portanto, se você quer suas células da pele novinhas em folha, tem de comer proteínas de boa qualidade diariamente. Entre os 10 Melhores Alimentos da Beleza, os que têm as mais ricas fontes de proteína são: salmão, iogurte, nozes e ostra. Outras excelentes fontes de proteínas são peixe, frutos do mar, peru, frango, carne bovina, cordeiro, soja, ovo, nozes e laticínios. (Consulte a seção sobre proteínas no Capítulo 1.)

VITAMINA C. Como a vitamina C é necessária para a produção de colágeno, é importante consumir muitos alimentos ricos nesta vitamina. Ela provou estimular a produção de colágeno quando usada como tópico; portanto, é normal que faça parte da fórmula de todos os tipos de cosmético anti-idade. Entre os

102 A Dieta da Beleza

10 Melhores Alimentos da Beleza, são considerados boa fonte de vitamina C: kiwi, mirtilo, batata-doce, espinafre e tomate. A vitamina C também está presente em alimentos como pimentão, laranja, morango e brócolis. (Para mais informações sobre vitamina C, veja o Capítulo 1.)

VITAMINA A. Um nutriente vital da beleza e importante para a renovação da pele, porque está relacionado ao crescimento, reparo e manutenção da pele e ajuda a controlar os níveis de oleosidade. Sabemos que a vitamina A tem importância especial para a pele, pois sua deficiência deixa a pele seca e escamosa. Além disso, a vitamina A é tão boa para a pele que é utilizada em remédios — tanto para uso tópico ou via oral — para combater acne e outros problemas. A vitamina A pré-formada, encontrada em suplementos, não é necessariamente melhor. No entanto, se você escolher um multivitamínico, verifique se pelo menos 20 por cento provêm de betacaroteno, precursor da vitamina A. Entre os 10 Melhores Alimentos da Beleza, encontramos as fontes animais de vitamina A, que são: ostra, iogurte e salmão. Há ainda outras fontes, como leite, queijo cheddar e ovo. Entre os 10 Melhores Alimentos da Beleza, incluem-se aqueles que são boa fonte de betacaroteno: batata-doce, espinafre, kiwi e tomate. Outra forma de acrescentar mais betacaroteno na dieta está nos alimentos como abóbora, cenoura, pimentas, manga, melão-cantalupo e damasco. (Para mais informações, consulte a seção sobre vitamina A no Capítulo 7.)

ANTOCIANINA. Além de suas propriedades antioxidantes, a antocianina ajuda a estabilizar a matriz de colágeno pela reticulação. Isso significa que, enquanto a pele se renova, esses fitonutrientes fortalecem o tecido conjuntivo. Entre os 10 Melhores Alimentos da Beleza, o mirtilo está entre aqueles que contêm antocianina, que também é encontrada em alimentos roxos, vermelhos e azuis, inclusive em outros tipos como: cereja, romã, ameixa, repolho roxo, uva e maçã.

A importância do zinco para a beleza

Ingestão recomendada

MULHERES	HOMENS
8mg	11mg

Deficiência de zinco causa problemas de pele, ao passo que em abundância faz bem para a pele de diversas formas. O zinco é necessário para a síntese de colágeno, e suas propriedades antioxidantes ajudam a prevenir rugas. Também pode ajudar a tratar os sintomas de acne.

10 alimentos que são ótimas fontes naturais de zinco

1. Ostra, 6, cozidas	76,3mg
2. Carne bovina, cozida, 85g	4,8mg
3. Lombo suíno, cozido, 85g	2,2mg
4. Iogurte de fruta, 1 xícara	1,8mg
5. Feijão cozido, ½ xícara	1,8mg
6. Leite, 1 xícara	1,8mg
7. Frango, carne vermelha, 85g	1,8mg
8. Caju, 30g	1,6mg
9. Grão-de-bico, ½ xícara	1,3mg
10. Nozes, 30g (4 metades)	0,9mg

VITAMINAS DO COMPLEXO B. Fazem parte do complexo B oito vitaminas importantes para a renovação da pele porque são essenciais para a reprodução celular. A deficiência da riboflavina (vitamina B) pode interferir na síntese de colágeno. A deficiência de outras vitaminas do complexo B pode causar problemas, como pele escamosa e acne. Entre os 10 Melhores Alimentos da Beleza, a melhor fonte de tiamina (B_1) e biotina (B_7) pertence às nozes; a melhor fonte de riboflavina (B_2) e de ácido pantotênico (B_5) está no iogurte; a melhor fonte de niacina (B_3), no salmão selvagem; a melhor fonte de folato (B_9) encontra-se no espinafre; e a melhor fonte de cobalamina (B_{12}) — que provém apenas de fontes animais — vem da ostra. Espinafre, nozes e salmão são ótimas fontes de piridoxina (B_6).

RAIOS X DA DIETA DA BELEZA

Para a renovação da pele

- Consuma bastante proteína para produzir pele nova.
- Coma bastante alimentos frescos e naturais ricos em vitamina C para ajudar a produzir colágeno.
- Ingira mais vitamina A (proveniente de fontes animais) e betacaroteno (proveniente de fontes vegetais) para ajudar a produzir células da pele novas.
- Consuma mais antocianina para fortalecer o tecido conjuntivo.
- Ingira muitas vitaminas do complexo B para ajudar a reprodução celular.
- Consuma bastante zinco para ajudar no crescimento celular.
- Substitua a farinha branca refinada por alimentos feitos com grãos integrais. Com isso, você ganhará uma enorme variedade de nutrientes da beleza, inclusive silicone, para uma pele saudável.

ZINCO. É fundamental para a renovação da pele porque é necessário para a síntese de colágeno e elastina. Ele tem uma relação especial com a pele porque provou acelerar a cicatrização e pode melhorar os sintomas da acne. Entre os 10 Melhores Alimentos da Beleza, o zinco pode ser encontrado em grande quantidade nas ostras, mas iogurte também é uma ótima fonte. É possível incluir mais zinco na dieta com frutos do mar, carne bovina, cordeiro, ovo, grãos integrais e nozes. (Para mais informações, consulte a seção de zinco citada anteriormente.

SILICONE. Trata-se do segundo elemento mais comum sobre a face da Terra (depois do oxigênio) e é encontrado no corpo humano em maiores concentrações na pele e no cabelo. Deficiência de silicone causa pele ruim, cabelo seco, unha quebradiça e doenças arteriais. Como componente do colágeno, o teor de silicone na pele tende a diminuir mais que em outros tecidos. Isso gerou interesse em suplementos alimentares à base de silicone. Também há uma intenção crescente na indústria de cosméticos em produtos tópicos contendo esse elemento. Dietas ricas em fibras fornecem muito silicone — encontrado em grãos integrais, banana, vagem, cereais, frutas e laticínios. Alimentos altamente processados contêm pouco silicone.

MORDIDA DA BELEZA

Açúcar escondido

Os açúcares listados nos rótulos dos alimentos não fazem distinção entre açúcares naturais (como aqueles presentes nas frutas e no leite) e açúcares adicionados. Essa lista de ingredientes ajudará você a encontrar açúcares escondidos nos alimentos. As indústrias usam muitos tipos de adoçantes de vários nomes diferentes, então preste atenção em:

açúcar	açúcar de cana
açúcar invertido	açúcar branco
açúcar mascavo	açúcar de confeiteiro (Glaçúcar)
açúcar bruto	açúcar de beterraba
açúcar turbinado	caldo de cana evaporado
mel	calda de bordo
melaço	xarope de milho
dextrina	maltodextrina
dextrose	adoçante de milho
frutose	xarope de milho
xarope de milho rico em frutose	malte
xarope de arroz	concentrado de suco de fruta
concentrado de suco de maçã	concentrado de purê de pera
galactose	glicose
lactose	polidextrose

"Sem adição de açúcar" indica que não foram adicionados açúcares no processamento.

"Com redução de açúcar" se refere a produtos que contenham pelo menos 25 por cento menos açúcar.

> Produtos "sem açúcar" são definidos como tendo menos de 0,5g de açúcar por porção. Produtos sem açúcar não contêm açúcares naturais e são sem adição de açúcar, mas pode ser que contenham adoçantes conhecidos como álcoois de açúcar, que não somam calorias nem afetam significativamente os níveis de glicose; porém, podem causar sintomas gastrointestinais porque não são completamente absorvidos.
>
> Se limitar o consumo de açúcar a 10 por cento do total de calorias diárias, considerando o consumo total de 1.500 calorias por dia, você tem 150 calorias para brincar (e essa é a quantidade de açúcar numa lata de refrigerante normal).

6. Fique longe do açúcar

Sabemos que devemos evitar açúcar. O sabor é ótimo, mas contribui com calorias vazias para a dieta, elevando os níveis de glicose no sangue e colocando o corpo no modo de armazenamento de gordura. Mas eis outra razão para ficar longe dele. A maioria das minhas clientes fica surpresa quando revelo que o açúcar pode sabotar a pele! É assim que funciona.

Quando os níveis de glicose no sangue estão altos, as moléculas de açúcar podem permanentemente se unir às proteínas, inclusive ao colágeno da pele. Tal processo é conhecido como *glicação* e produz compostos químicos — produtos de glicação avançada (AGEs) que desenvolvem ligação cruzada com fibras de proteínas adjacentes. Quando isso ocorre, as fibras de proteína que servem de apoio para a pele não podem mais se mover livremente, causando rigidez e inflexibilidade do tecido. Isso torna a pele mais rígida, flácida e enrugada. Glicação e ligamento cruzado também podem causar reações inflamatórias.

Você já sabe que biscoito doce, refrigerante, cereal com açúcar e sorvete contêm muito açúcar. Uma lata de 350ml de refrigerante tem em torno de 10 colheres (chá) de açúcar (1 colher (chá) de açúcar tem 15 calorias). Precisamos ter cuidado com os alimentos que parecem ser saudáveis, mas, na verdade, contêm açúcar escondido, como bebidas de fruta, ketchup, barras de cereal e bolos industriais, águas exóticas e energéticos.

7. Cuidado com alergia alimentar

Alergias alimentares geralmente são as culpadas por inflamações da pele, como vermelhidão, urticária, inchaço e eczema. Os sintomas de alergia e sensibilidade alimentares vão desde leves a graves. Você pode ter uma alergia moderada a certos alimentos sem nem saber.

ALÉM DA DIETA DA BELEZA

Proteja o manto ácido cutâneo

A expressão *manto ácido* se refere à cobertura natural que protege a pele, produzida pelas glândulas sudoríparas e sebáceas. A pele saudável é levemente ácida, o que ajuda a protegê-la de infecções e prevenir o crescimento de bactérias nocivas.

Quando o manto ácido é rompido, a pele pode se tornar mais propensa a apresentar danos e infecções. Muitos produtos de limpeza e hidratantes para a pele têm nível de pH nove ou mais alto, o que garante à pele a sensação de firmeza e limpeza. Usar tais produtos por um tempo prolongado acaba com o pH da pele.

> Para ajudar a manter a pele com seu pH natural, opte por tratamentos tópicos que não interferem em sua acidez. Lave o rosto com delicadeza. Evite sabonete antibacteriano, que tende a reduzir a acidez da pele e observe o pH de qualquer produto de limpeza, de maquiagem, hidratantes, enfim, de qualquer produto que você use no rosto. O ideal é que sejam levemente acidíferos, com pH aproximadamente de cinco ou seis. Um pH que esteja fora desse limite pode interferir nas funções da pele normal — reparação e renovação.

Quando a alergia alimentar é extrema, o corpo apresenta uma reação inflamatória generalizada pelo motivo errado. O organismo acredita que as moléculas de trigo, ovo ou soja são uma ameaça e promovem uma reação alérgica sistêmica que pode causar edema de glote e urticárias por toda a pele. Até mesmo uma quantidade mínima de alérgeno pode imediatamente dar início a outra reação inflamatória.

Muitas pessoas apresentam formas brandas de alergia alimentar e nem sequer estão cientes disso. Isso significa que regularmente ingerem alimentos que ativam o sistema imunológico, causando inflamações brandas e constantes.

Se você sabe que tem alergias ou sensibilidades alimentares brandas, não tente sair pela tangente consumindo "só um pouquinho" do alimento ao qual tem alergia, pois isso mantém o sistema imunológico sempre regulado positivamente.

Se você suspeita apresentar alergia alimentar, mas não tem certeza a quê, experimente a dieta da eliminação — funciona! Comece eliminando da dieta alimentos que tendem a causar alergias. Gradualmente, reintroduza alimentos diferentes, esperando para ver se o organismo apresenta sinais de sensibilidade. Se a pele tiver reações quando consumir alimentos específicos, então, ao eliminar aqueles aos quais tenha sensibilidade, você pode reduzir a inflamação e os sintomas que causa. Ao optar por alimentos que não desafiam o sistema imunológico, você readquire uma aparência iluminada e brilhante.

A dieta antiacne

Tem alguma coisa mais terrível que acordar e ver aquela espinha enorme no rosto? Está bem, admito que existem coisas piores na vida, mas, em se tratando de problemas do cotidiano, acne pode ser algo muito desanimador.

A acne é causada por poros obstruídos e pela inflamação de glândulas sebáceas e folículos capilares. Quando as glândulas da pele produzem muito sebo, a oleosidade se mistura às células mortas na pele, e os poros ficam obstruídos. E isso resulta em cravos e espinhas.

Existe certa ligação entre dieta e acne, mas não é o que a maioria das pessoas acredita que seja. Há uma crença segundo a qual chocolate e fritura provocam acne, mas os verdadeiros culpados são o açúcar e os alimentos que causam inflamação. E como exatamente isso funciona? O dr. Loren Cordain, professor de ciência do exercício e saúde da Colorado State University, estuda a ligação entre alimentos e acne, e afirma que, quando se consome muito carboidrato (com muita frequência e na proporção errada), o organismo produz mais insulina, aumentando a produção de hormônios chamados *androgênios*. Níveis elevados de androgênio fazem com que as glândulas sebáceas na pele secretem mais oleosidade, que fica presa no interior dos poros. Daí, a pele fica mais brilhosa e repletas de espinhas. Ou seja, uma dieta rica em carboidratos refinados (como pães brancos, biscoitos doces, bolos e até mesmo algumas guloseimas salgadas) libera enorme quantidade de carga hormonal que leva à produção de oleosidade em excesso na pele, o que, por sua vez, dá origem a poros obstruídos e espinhas.

RAIOS X DA DIETA DA BELEZA

Para acne

- EVITE CARBOIDRATOS E DOCES MUITO PROCESSADOS E REFINADOS. Podem elevar a glicose, de forma que ocorram várias mudanças hormonais que causam inflamação e acne.
- IDENTIFIQUE ALERGIAS ALIMENTARES QUE VOCÊ POSSA APRESENTAR. Se você tem alergias ou sensibilidades, mantenha-se longe dos alimentos problemáticos, que causam inflamação. Lembre-se, ainda, de que você também pode apresentar alergia a produtos tópicos para a pele, como filtro solar e, ironicamente, produtos de beleza.
- TENHA UMA DIETA RICA EM FIBRAS, COM MUITAS FRUTAS, VERDURAS, LEGUMES E PÃES E CEREAIS INTEGRAIS. Os nutrientes dos alimentos integrais e naturais fazem tanto bem à pele! Além disso, esses alimentos não provocam inflamação.
- INCLUA ÁCIDOS GRAXOS ÔMEGA-3 NA DIETA, PARA AJUDAR A COMBATER INFLAMAÇÕES. A acne pode ser causada pela ingestão muito pequena de gordura ômega-3 em relação à de gordura ômega-6. Tal desequilíbrio pode causar inflamação, que, por sua vez, gera poros obstruídos que acarretam uma superprodução de oleosidade, segundo algumas pesquisas realizadas.

- **COMA MUITOS ALIMENTOS QUE CONTENHAM BETACAROTENO.** O organismo transforma betacaroteno em vitamina A, que é especialmente benéfica à pele.
- **CONSUMA BASTANTE ALIMENTOS RICOS EM ZINCO.** Esse mineral tem propriedades anti-inflamatórias e é muito eficiente contra a acne. Eis algumas boas fontes de zinco: ostra, siri, peru, germe de trigo, tofu e semente de girassol e castanha-de-caju.
- **BEBA MUITA ÁGUA** para ajudar o organismo a se livrar das toxinas que podem causar problemas de pele.

Observação: Estes são dois remédios receitados para o tratamento da acne: Roacutan® (isotretinoína) e Ácido Retinoico (tretinoína). São derivados da vitamina A e não podem ser administrados durante a gravidez ou quando se está planejando engravidar, porque altas doses de vitamina A podem causar malformações fetais.

ALÉM DA DIETA DA BELEZA

Dicas de estilo de vida para uma pele deslumbrante

- **BEBA ÁGUA, E NÃO BEBIDAS ALCOÓLICAS.** O consumo de álcool contribui para o envelhecimento da pele porque dilata os pequenos vasos sanguíneos e aumenta o fluxo de sangue em sua superfície. Com o passar do tempo, esses vasos se tornam permanentemente danificados, causando uma aparência pesada e repleta de vasos rompidos na superfície da pele. O consumo de água mantém o organismo adequadamente hidratado e a pele, além de hidratada, firme.

Nutrição para uma pele saudável, limpa, brilhante e lisa   113

- **RELAXE!** Estresse e preocupação causam testa e rosto franzidos. Com o passar do tempo, os músculos da face se adaptam a esse movimento. Tome cuidado com o nível de estresse e tente relaxar os músculos faciais durante o dia. Um bom programa antienvelhecimento de cuidados para a pele deve incluir meditação, ioga, exercícios leves e outras técnicas de relaxamento (consulte o Capítulo 8).
- **NÃO SE ESQUEÇA DO DESCANSO DA BELEZA!** Poucas horas de sono se revelam no rosto na forma de inchaço e olheiras escuras sob os olhos. A maioria dos adultos precisa de oito horas de sono diariamente para se sentirem renovados pela manhã. (Se você enfrenta problemas para dormir, leia as minhas dicas no Capítulo 8.)

Em um recente estudo randomizado controlado, publicado no *The American Journal of Clinical Nutrition*, indivíduos com acne foram divididos em dois grupos: um recebeu uma dieta que consistia em 25 por cento de proteína e 45 por cento de carboidratos de baixo índice glicêmico; o outro grupo consumiu uma dieta bastante ocidental, rica em carboidratos refinados e açúcar. Após 12 semanas, os que seguiam a dieta experimental com baixos níveis de carboidrato refinado sentiram melhora na pele, visto que foi observada uma diminuição na "contagem total e de lesões inflamatórias". A acne desses pacientes apresentou melhora significativa quando comparada ao grupo de controle.

MITO DA BELEZA

A vitamina E ajuda a reduzir cicatrizes

Apesar de a vitamina E ser o principal antioxidante solúvel em lipídios na pele, necessitamos de mais pesquisas para provar sua eficácia na redução de cicatrizes e estrias. Um estudo observou um grupo aleatório de 159 pacientes com queimaduras que receberam tratamento com vitamina E tópica durante quatro meses. Após um ano, registraram-se as seguintes características das cicatrizes: espessura, alteração no tamanho do enxerto, mobilidade e aparência. Não se observou qualquer efeito benéfico da vitamina E nos pacientes. Em outro estudo, pacientes em pós-operatório receberam dois unguentos: A e B. Um dos unguentos continha vitamina E, e o outro não. Os pacientes foram instruídos a aplicar o respectivo unguento em metade da cicatriz duas vezes ao dia, durante duas semanas. Os pesquisadores concluíram que, além de a vitamina E não apresentar melhora alguma na cicatriz, ainda fez mal, pois alguns pacientes tiveram reação alérgica a ela. Resumindo: não espere que cremes à base de vitamina E melhorem a aparência de cicatrizes e estrias.

Minha Dieta da Beleza contém todos os nutrientes necessários para que você tenha uma pele linda e evite alimentos problemáticos cheios de açúcar e gorduras de má qualidade. Ao fazer pequenas alterações, você pode criar a própria dieta antiacne. E, se segui-la à risca, observará melhora na pele em quatro semanas.

Laticínios e acne

Muitas pessoas me perguntam se laticínios causam acne. Eis os fatos: alguns pesquisadores acreditam que o iodo estimula a acne, e os laticínios são fonte de iodo. Além disso, os fazendeiros dão ao gado ração com iodo e usam soluções para fazer a higienização dos úberes e do equipamento de ordenha. Há quem acredite que os hormônios no leite são os responsáveis pela acne. Apesar de pesquisadores terem revelado que o consumo de leite e de laticínios de vacas prenhas nos expõe a hormônios relacionados à gravidez do animal, a quantidade de hormônios no leite é mínima se comparada à quantidade produzida pelo nosso organismo, segundo o dr. Greg Miller, cientista do National Dairy Council (Conselho Nacional de Laticínios).

Não foi confirmada a relação entre laticínios e acne nos estudos clínicos. Se você sofre de acne, é provável que as causas sejam outras.

Tratamentos tópicos

Muitos dos alimentos discutidos neste capítulo também podem ser aplicados diretamente no rosto. Por exemplo, muita gente usa iogurte como máscara facial. Já li que faz bem para a pele aplicar óleo de peixe, mas eu nunca experimentei — não quero que meu marido, David, fique achando que tenho cheiro de sereia!

Muitas substâncias naturais encontradas nos alimentos agora estão sendo usadas em cosméticos comerciais. Por exemplo, dimetilaminoetanol, que é encontrado no salmão, é usado topicamente para promover a circulação Uma versão modificada da vitamina C pode ser aplicada na pele, e é claro que medicamentos contendo vitamina A são usados no tratamento de acne e outros problemas de pele. Pedi a Valerie, minha especialista em pele e proprietária do Face Studio, em Nova York, que me desse recomendações sobre alimentação e pele bonita. Você pode ler o que ela tem a dizer na seção "Conselho de Quem Sabe" logo a seguir. Se você considera a possibilidade de aderir a algum tratamento tópico para a pele, leia o que o dr. Aron Kressel tem a dizer na segunda seção de "Conselho de Quem Sabe".

Conselho de Quem Sabe: Cuidados naturais para a pele. Ingredientes encontrados dentro de casa

Segundo a especialista de pele Valerie Mayo, do Face Studio em Nova York, quando encontramos a combinação exata de ingredientes naturais para a pele, o resultado é surpreendente: puro brilho!

A seguir, eis algumas sugestões de Valerie sobre ingredientes naturais que podem ser encontrados em casa para se obter uma pele radiante, equilibrada e saudável. Lembre-se de, primeiro, testar qualquer ingrediente em uma pequena parte do corpo para garantir que não seja alérgica.

- **MEL.** Umectantes atraem hidratação e ajudam a retê-la, por isso são um grande fator que garante à pele aparência saudável e bonita.
- **MORANGO E CLARA DE OVO.** Morango contém antioxidantes que ajudam a pele a combater os radicais livres produzidos pelo estresse, pelo sol e pela poluição. A clara de ovo tem um grande efeito firmador na pele. Misture esses dois ingredientes para obter uma combinação antienvelhecimento infalível.

- **LIMÃO.** É excelente para clarear sinais escuros na superfície do rosto e do corpo. O ácido cítrico é o ingrediente que clareia a pele.
- **AVEIA, SUCO DE LIMÃO E MEL.** É uma combinação excelente para uma máscara facial hidratante. A aveia e o mel hidratam e fortalecem, enquanto o limão clareia.
- **IOGURTE NATURAL.** É uma máscara excelente para pele mista e oleosa. Iogurte, farinha de aveia e mel são uma ótima combinação para equilibrar a pele.
- **LEITE.** É excelente para aliviar a pele irritada. Leite contém ácidos láticos, que são enzimas que ajudam a esfoliar áreas secas e a tornar a pele macia e linda. Ótimo para aliviar leves queimaduras de sol e irritações causadas por depilação.
- **ÁGUA.** É a melhor fonte natural do mundo! Beber água hidrata a pele e ajuda a eliminar toxinas, que causam todos os tipos de problemas de pele. Desidratação é a maior causa de pele seca, sem brilho e irregular, além de acne com áreas secas. Água é uma das melhores coisas que garantem o equilíbrio.

Conselho de Quem Sabe: Tratamentos de pele

Segundo o dr. Aron Kressel, cirurgião plástico de Nova York, as características da pele mudam à medida que envelhecemos, em decorrência de fatores internos e externos. Em relação aos fatores externos, os raios solares e os poluentes no ar fazem com que a pele fique enrugada e mais áspera, escureça e desenvolva manchas vermelhas. No que diz respeito aos fatores internos, o envelhecimento inevitável da pele faz com que ela fique mais fina e perca a elasticidade. A seguir, eis algumas observações sobre tratamentos de pele populares, segundo o dr. Kressel.

Há inúmeros produtos no mercado que prometem o rejuvenescimento da pele. O que há em comum neles é a capacidade de estimular os componentes do organismo a desenvolver uma pele mais grossa, firme, brilhante e lisa. Os produtos que contêm alfa-hidroxiácido estão disponíveis em concentrações que vão de 5 a 15 por cento. O alfa-hidroxiácido (ácido glicólico) provou melhorar a hiperpigmentação, a cor e, em menor intensidade, as rugas. Quando usado em produtos hidratantes numa concentração entre 4 e 5 por cento, notou-se maciez da pele.

O ácido retinoico ou tretinoína é um produto receitado por médicos que provou melhorar as rugas e a maciez da pele ao estimular a produção de colágeno. Infelizmente, quando o uso do produto é interrompido, a pele volta a ser como antes do tratamento. A maior desvantagem do produto é o fato de a pele ficar hipersensível à exposição ao sol.

O ácido glicólico e o peeling de ácido tricloroacético provaram deixar a pele mais lisa e reduzir a hiperpigmentação. Quanto maior for a concentração do produto, melhor é o resultado, apesar de o trauma químico na pele ser mais alto. Quanto mais peelings, mais vermelhidão e escamação, que podem durar várias semanas ou meses. Outra complicação em potencial é o desenvolvimento de áreas com cicatriz ou clareamento irregular.

Tratamento a laser e luz LED causam queimadura termal controlada nas camadas da pele. A profundidade da lesão depende do tipo de laser e de outros fatores modificados pelo operador. É normal que pequenas variações possam causar trauma significativo na pele. Já nos peelings químicos, as queimaduras podem causar vermelhidão, escamação e áreas de clareamento irregular. Muitos produtos a laser ou de luz requerem tratamentos múltiplos durante vários meses. A esperança é que,

Nutrição para uma pele saudável, limpa, brilhante e lisa 119

ao usar um tratamento menos agressivo com mais frequência, os efeitos colaterais no pós-tratamento sejam mínimos.

Ao avaliar as opções de rejuvenescimento da pele, considere tudo sob uma perspectiva histórica. Com o passar dos anos, surgiram inúmeros produtos que prometiam grandes feitos que não passaram pelo teste do tempo. É óbvio que, se fosse um produto perfeito, não haveria mais pesquisas. Quando estiver considerando usar um novo produto ou fazer um novo tratamento, é necessário analisar a melhora possível, a quantidade e a frequência do tratamento, e os danos à pele em potencial.

Nutrição para um cabelo macio, forte, brilhante e esplêndido ④

O bem-estar é o segredo da beleza. Não existe
beleza atraente sem bem-estar.
— *Christian Dior*

Quando você acorda com o cabelo de bem com a vida,
tudo parece possível! Quando o cabelo está encorpado,
com brilho e movimento, você se sente enérgica, atraente e
sensual. Com a cor exata e um corte lindo, você sabe que se
sairá bem no primeiro encontro, que fará com que cabeças
se voltem no meio da rua em sua direção ou atrairá a atenção,
que é o que você mais precisa.

Cabelo bonito e saudável não é apenas bom de se ver; é um
prazer de se ter — até mesmo para exibir por aí. Nosso cabelo
diz muito sobre quem somos e como nos sentimos. Quando
alguém faz uma mudança drástica no cabelo, perguntamos-nos
se é a mesma pessoa. Talvez por isso tenha sido um choque
quando Britney Spears raspou o cabelo. Ou quando Faith Hill
cortou radicalmente seu cabelo longo e encaracolado, e ado-

tou um corte moderno feito à navalha, bem curto, mas ainda louro. Aliás, quando Keri Russell cortou suas madeixas e exibiu um cabelo curtíssimo, a audiência do *Felicity*, em que era a protagonista, caiu!

Todo mundo quer um cabelo forte, saudável e com aparência brilhante. A melhor forma de se ter um cabelo lindo é cultivá-lo. Este capítulo contém informações sobre como cuidar do cabelo, e espere para ver o cabelo que você ostentará daqui a seis meses. Hoje você começará a cuidar do seu cabelo para ter madeixas lindas e sedosas. E, então, basta tratá-las com cuidado para ter um cabelo fabuloso para sempre.

Como se faz para o cabelo crescer exuberante e saudável

Assim como a pele, o cabelo reflete nossa condição nutricional. Por trás de todo cabelo magnífico, sempre existe uma fabulosa nutrição. Não existem produtos para cabelo que possam compensar uma nutrição pobre, e há um limite para a ajuda de condicionadores em cabelos danificados. Diferentemente da pele, o cabelo não pode se recuperar. Portanto, se seu cabelo está mais fino e quebradiço, chegou a hora de parar de pensar que um produto caro é a solução e arregaçar as mangas: cultive um novo cabelo saudável de dentro para fora.

Após iniciar a minha Dieta da Beleza, são necessários, geralmente, de dois a três meses para começar a reparar as mudanças no cabelo. A média de crescimento do fio é de 1,3 cm por mês ou 15 cm por ano, mas esses números variam de pessoa para pessoa — seu cabelo pode crescer mais rápido ou mais devagar. Além disso, com a idade, o cabelo cresce mais lentamente. Portanto, paciência e persistência são muito importantes enquanto você espera por seu novo cabelo sedoso.

Nutra os folículos capilares

Existem folículos capilares por todo o corpo, mas é na cabeça que se encontram em maior densidade, exatamente onde crescem os fios mais longos. Não se formam novos folículos após o nascimento, e isso significa que é bom cuidar dos que já temos. Também significa que não existe produto algum que faça crescer mais cabelo do que você já tem.

Em média, uma pessoa tem 120 mil fios de cabelo. As louras tendem a ter mais fios que a média das mulheres; as morenas se mantêm na média e as ruivas costumam ter um pouco menos que a média.

Os folículos capilares no couro cabeludo são como pequenos bolsos. Cada fio se desenvolve de células de divisão rápida no bulbo capilar na base do folículo. A raiz de cada fio é nutrida pelo tecido conjuntivo que o envolve. Cada folículo necessita de um fornecimento constante de oxigênio, nutrientes e umidade, para que o fio se desenvolva apropriadamente, e, por isso, a boa circulação no couro cabeludo é muito importante para ter aquele cabelo maravilhoso.

Cada folículo está associado a uma ou várias glândulas sebáceas minúsculas que produzem sebo. Essa oleosidade natural amacia e protege tanto o cabelo quando o couro cabeludo. É mais fácil para o sebo percorrer totalmente o fio de um cabelo liso; isso explica por que os enrolados tendem a ser mais secos. É importante prestar atenção para não acumular sebo e, consequentemente, obstruir os folículos, o que pode causar queda de cabelo.

Cultivando madeixas deslumbrantes, fio por fio

A parte do fio de cabelo visível e que se localiza sobre a superfície do couro cabeludo é chamada de *haste*. Cada haste é formada por três camadas concêntricas: cutícula, córtex e medula.

- A CUTÍCULA é a camada externa resistente que protege as partes internas do fio. Ela é fina e transparente. Danos à cutícula podem deixar o cabelo opaco e mais poroso, o que significa que vai absorver mais umidade.
- O CÓRTEX é a camada do meio. As proteínas interligadas dentro do córtex garantem elasticidade ao cabelo. Também é onde encontramos a melanina que dá cor ao cabelo. A eumelanina cria cabelo marrom ou preto, enquanto a feomelanina resulta em cabelo vermelho. O louro é resultado de quantidades muito baixas de melanina, e a tonalidade de louro depende do tipo de melanina existente. Quando não se produz mais melanina na raiz do cabelo, o fio cresce sem pigmentação, revelando-se grisalho.
- A MEDULA é a camada mais interna do cabelo. Essa parte do fio reflete luz, e, por isso, o cabelo fica tão diferente sob a luz do sol.

Alimente seu cabelo

Um cabelo saudável depende de duas situações.

1. Ter um couro cabeludo saudável com folículos saudáveis
2. Dar ao corpo os blocos construtivos de que você necessita para ter fios sedosos e fortes

Cabelo lindo e couro cabeludo saudável requerem proteínas de qualidade, gorduras saudáveis, água limpa, vitaminas essenciais e minerais poderosos — tudo na quantidade certa. Se você consome algo exageradamente, pode acabar tendo ainda mais problemas. Por exemplo, alguns micronutrientes em excesso podem causar queda de cabelo. Minha Dieta da Beleza garante todos os elementos benéficos necessários sem riscos ou efeitos colaterais.

Para uma cabeleira maravilhosa, consuma bastante proteína

Muita gente acha que cuidar bem do cabelo começa pelo xampu. Contudo, o cabelo bonito começa pela alimentação. O cabelo é composto de cerca de 97 por cento de proteína; portanto, faz sentido começar o debate pela proteína.

O consumo de proteína pode ter um efeito dramático na textura do cabelo. Se não há o bastante, o organismo não pode criar fios novos e bonitos para substituir aqueles que caíram. Muito pouca proteína pode alterar a textura do cabelo e acabar gerando fios opacos, secos, finos, quebradiços e fracos. A falta de proteína também pode afetar a cor do cabelo. Segundo a dra. Martha H. Stipanuk — professora da Cornell University que estuda os efeitos do déficit de proteína —, quem consome menos de 7 por cento das calorias em proteína (ou menos de 26g numa dieta de 1.500 calorias) pode passar por mudanças na pigmentação do cabelo: perder a intensidade da cor ou apresentar uma mecha de tonalidade diferente.

Um dos principais componentes do cabelo é a queratina, que garante ao cabelo força e elasticidade. A queratina é composta de aminoácidos, especialmente cisteína. Não é necessário buscar fontes dietéticas de cisteína, ainda mais porque o organismo pode sintetizá-la, quando se tem um consumo diário adequado de proteína.

O consumo de alimentos provenientes de diversas fontes de proteína ajuda a garantir a ingestão de quantidades adequadas de aminoácidos bons para o cabelo. Entre os 10 Melhores Alimentos da Beleza, aqueles considerados as maiores fontes de proteína são: salmão, iogurte, nozes e ostra. Outras boas fontes de proteína são peixe, mariscos, peru, frango, carne bovina, cordeiro, soja, ovo, sementes oleaginosas e laticínios. (Para mais informações sobre fontes de proteína, consulte o Capítulo 1.)

Obtenha ômega-3

O organismo precisa de gorduras de qualidade para o cabelo crescer, visto que 3 por cento dos fios são compostos de lipídios. Além disso, é preciso gordura para construir as membranas celulares na pele do couro cabeludo e para manter a oleosidade natural que evita que o couro cabeludo e o cabelo sequem.

Como você viu no capítulo anterior, a deficiência de ácidos graxos essenciais pode causar problemas como eczema e dermatite.

MITO DA BELEZA

Maionese deixa o cabelo macio e sedoso

Você pode até pensar que os ingredientes da maionese — por exemplo, ovo, suco de limão e óleo — ajudam a condicionar o cabelo. No entanto, aplicar maionese no cabelo não passa de um processo desordeiro e malcheiroso que não vale a pena pelos benefícios não comprovados. Não existem provas científicas que justifiquem o uso desse elemento tão básico dos sanduíches para obter um cabelo sedoso: apenas o deixa pesado e o torna difícil de enxaguar. Usar

> maionese no cabelo só serve para matar piolho (a maionese sufoca o inseto). Para um cabelo saudável e sedoso, tenha uma dieta balanceada e rica em ácidos graxos ômega-3 e gorduras monossaturadas, que podem ser encontradas em sementes oleaginosas, abacate e azeite de oliva. Gorduras de qualidade ajudam a manter — de dentro para fora — a pele saudável e brilhante, e o cabelo macio e sedoso — e sem resíduos malcheirosos e grudentos!

Essas doenças podem afetar o couro cabeludo e causar caspa. Carência de ácidos graxos essenciais também pode deixar o cabelo seco, quebradiço e com crescimento retardado.

- Acredito que você já deve estar consumindo muitos ácidos graxos ômega-6 na sua dieta, mas talvez tenha deficiência subclínica de ácidos graxos ômega-3. Entre os 10 Melhores Alimentos da Beleza, salmão, nozes e espinafre são tidos como boa fonte de ácido graxo ômega-3. Outras fontes de ômega-3 são cavala, arenque, sardinha, truta, linhaça, semente de cânhamo, semente de abóbora, soja e produtos de grãos integrais.

Água faz maravilhas pelo cabelo

Em torno de 12 a 15 por cento do cabelo é água. Como você já leu no Capítulo 2, é importante beber bastante água limpa, por conta de seus benefícios para a beleza e para o funcionamento apropriado de todos os sistemas do organismo. Cada célula, e cada folículo capilar, necessita de água. Também é preciso haver água para transportar aminoácidos, vitaminas, minerais e outros nutrientes para o couro cabeludo, deixando a superfície da pele saudável.

Fibra para madeixas livres de toxinas

Você leu no Capítulo 1 que fibra ajuda a garantir que o alimento se mova pelo trato intestinal de maneira adequada. Isso previne que o alimento não digerido permaneça por tempo demais no intestino, problema que pode impedir a absorção de nutrientes, resultando em cabelo seco e opaco.

A fibra alimentar também desempenha uma função importante na eliminação de toxinas do organismo. Quando o alimento não deixa o organismo no tempo devido, pode haver acúmulo de toxinas no intestino. Há especialistas em cuidados da pele que acreditam que as toxinas contribuem para problemas de cabelo e do couro cabeludo. As toxinas, assim como os metais pesados, são absorvidos pelo cabelo e depois eliminados; por isso se realiza análise capilar, para encontrar mercúrio, alumínio, ferro, cobre, cádmio, chumbo, arsênio e níquel.

Para não errar, procure consumir entre 20 e 25g de fibra diariamente. A fibra tem outra vantagem: camufla o apetite, o que ajuda a manter o peso.

Vitaminas preciosas para fios fortes e brilhantes

Muitos preparados comerciais de vitaminas e minerais afirmam que aceleram o crescimento do cabelo, deixam os fios mais fortes e longos, ajudam a evitar a queda e assim por diante. Se você consome uma dieta balanceada, produtos desse tipo não são necessários. Em alguns casos, podem até mesmo acabar com o equilíbrio natural entre os nutrientes encontrados nos alimentos que consome. A seguir, estão algumas vitaminas consideradas importantes para um couro cabeludo saudável e madeixas lindas.

Nutrição para um cabelo macio, forte, brilhante e esplêndido **129**

BETACAROTENO / VITAMINA A. A vitamina A é essencial para o crescimento e a saúde das células e dos tecidos de todo o organismo, inclusive para as células do couro cabeludo e do cabelo. A vitamina A, um antioxidante solúvel em gordura, ajuda a produzir e a proteger o sebo (a oleosidade) no couro cabeludo. A carência em vitamina A pode causar caspa. Ironicamente, vitamina A em excesso (proveniente de suplementos) provoca queda de cabelo. A minha forma favorita de obter vitamina A na quantidade adequada é consumindo bastante betacaroteno, visto que, assim, o organismo pode sintetizar toda a vitamina A de que necessita. Entre os 10 Melhores Alimentos da Beleza, os considerados boa fonte de betacaroteno são batata-doce, espinafre, kiwi e tomate. Outra forma de incluir mais betacaroteno na dieta é com alimentos como abóbora, cenoura, pimentas, manga, melão-cantalupo e damasco. Entre os 10 Melhores Alimentos da Beleza, podemos encontrar vitamina A em ostra, iogurte e salmão. (Para mais informações, consulte a seção sobre vitamina A no Capítulo 7.)

VITAMINAS DO COMPLEXO B. Sem vitamina B, o cabelo cresce mais lentamente e os fios produzidos são fracos e quebradiços. Acredita-se que algumas vitaminas do complexo B ajudam a prevenir a queda de cabelo, enquanto outras auxiliam na produção de queratina e outras ainda intensificam a circulação no couro cabeludo. Vitamina B_6 ajuda a criar melanina, que garante cor ao cabelo. Um ingrediente bastante usado em produtos para cabelo é a biotina (B_7), pois a verdadeira carência dessa vitamina pode ocasionar queda de cabelo. Por outro lado, estudos ainda não provaram que pessoas que já apresentam níveis adequados de biotina podem ter vantagem por ingerir ainda mais. Atualmente, alguns xampus contêm biotina, mas não se sabe ao certo se esse ingrediente tem realmente utilidade. As vitaminas B_6, B_{12} e folato

(B_9) ajudam a formar hemácias, que transportam oxigênio ao cabelo e permitem que cresça de maneira saudável. Como você já sabe, as vitaminas do complexo B trabalham juntas; portanto, a carência em alguma delas pode afetar o funcionamento adequado de todo o grupo. Alimentos diferentes contêm diferentes quantidades de vitamina B; então, tenha uma dieta variada para obter todas as vitaminas do complexo B. Entre os 10 Melhores Alimentos da Beleza, a melhor fonte de tiamina (B_1) e biotina (B_7) está nas nozes; a melhor fonte de riboflavina (B_2) e de ácido pantotênico (B_5) encontra-se no iogurte; a melhor fonte de niacina (B_3) vem do salmão selvagem; a melhor fonte de folato (B_9) está no espinafre; e a melhor fonte de cobalamina (B_{12}) — que é proveniente somente de fontes animais — é oferecida pela ostra. Espinafre, nozes e salmão são ótimas fontes de piridoxina (B_6).

MITO DA BELEZA

Suco de limão clareia o cabelo

Verdadeiro ou falso? Esse mito da beleza é parcialmente verdadeiro. Se você aplicar suco de limão no cabelo e ficar dentro de casa, não acontece nada, mesmo que use secador de cabelo. Para conseguir o efeito clareador, aplique uma quantidade abundante de suco de limão no cabelo e fique no sol. Os raios UV vão clarear o cabelo. Ao aplicar suco de limão nas madeixas, o ácido cítrico da fruta abre a cutícula. Ao ser aberta, o cabelo fica mais suscetível a mudanças, ainda mais exposto aos raios solares. A combinação entre o ácido do limão, o oxigênio do ar e os raios UV do sol resulta no processo de descoloração. O suco de limão atua como um catalisador; daí você verá o cabelo clarear com mais rapidez. Tal reação é chamada de oxidação catalisada por ácido.

VITAMINA C. É um super-herói nutritivo. Ela é essencial para um cabelo fabuloso e couro cabeludo saudável. Ajuda a circulação na pele e mantém os vasos capilares que sustentam os folículos. Quem não ingere em abundância alimentos ricos em vitamina C diariamente pode estar falhando no cuidado das madeixas. Aliás, carência em vitamina C pode causar fios mais quebradiços. Entre os 10 Melhores Alimentos da Beleza, os considerados boa fonte de vitamina C são mirtilo, kiwi, batata-doce, espinafre e tomate. Você também pode obter a dose diária de vitamina C em alimentos como pimentão, laranja, morango, limão e brócolis. (Para mais informações sobre vitamina C, consulte o Capítulo 1.)

VITAMINA E. Como é um antioxidante solúvel em gordura, a vitamina E protege a oleosidade natural do couro cabeludo, além de trabalhar junto a outros antioxidantes para proteger as membranas lipídicas e melhorar a circulação no couro cabeludo. Entre os 10 Melhores Alimentos da Beleza, aqueles tidos como boa fonte de vitamina E são mirtilo, kiwi, espinafre, tomate e nozes. Outros alimentos ricos em vitamina E são germe de trigo, semente de girassol, óleo de girassol e de cártamo, amêndoa, pêssego, ameixa seca, repolho, aspargo e abacate. (Para mais informações sobre vitamina C, consulte o Capítulo 3.)

Minerais essenciais para um cabelo lindo e sedoso

Você já deve ter ouvido que é nos menores frascos que se encontram os melhores perfumes. O mesmo se aplica a alguns elementos estritamente necessários para a saúde do cabelo.

Para ostentar um cabelo fabuloso, necessitamos de certos minerais em pequenas quantidades. Esses minerais-traço surtem efeito em tudo, desde o crescimento até a cor e a textura do cabelo —, e a forma ideal de obtê-los é consumindo uma grande variedade de alimentos naturais e integrais, que fazem parte da minha Dieta da Beleza.

FERRO. Ferro é importante para a saúde do cabelo porque ajuda as hemácias a levarem oxigênio aos folículos capilares. Não é incomum que a anemia seja uma causa não diagnosticada de queda de cabelo entre as mulheres, mas, mesmo que você não seja clinicamente anêmica, é possível ter queda de cabelo por não ingerir ferro suficiente. Foi provado que mulheres que sofrem de alopecia (queda de cabelo e calvície) geralmente apresentam baixos níveis de ferro no sangue. Para essas mulheres, suplemento de ferro ajuda o cabelo a crescer. Deficiência de ferro pode resultar no cabelo sem brilho, seco e quebradiço. Entre os 10 Melhores Alimentos da Beleza, os considerados boa fonte de ferro são ostra, espinafre e tomate. Outras fontes animais de ferro são mexilhão, carne bovina magra, peru, pato, cordeiro, frango, carne suína, camarão e ovo. Eis algumas boas fontes vegetais de ferro: soja, lentilha, feijão e farelo de cereais. (Para mais informações sobre ferro, consulte o fim deste capítulo.) Alimentos vegetais contêm ferro não heme, que não tem uma absorção tão boa quanto o ferro heme encontrado em frango, peixe e carne bovina magra. Contudo, você pode melhorar a habilidade do organismo de absorver ferro não heme ao consumir vitamina C na mesma refeição.

Nutrição para um cabelo macio, forte, brilhante e esplêndido 133

ALÉM DA DIETA DA BELEZA

Um estilo de vida para madeixas deslumbrantes

A seguir, apresento alguns conselhos para você ter o cabelo grosso e lindo:

- **FAÇA EXERCÍCIOS.** Reserve um tempo para praticar exercícios diariamente, mesmo que seja por um período curto. A prática de exercícios melhora o fluxo sanguíneo do couro cabeludo, o que acelera a chegada de oxigênio e nutrientes aos folículos capilares, e isso resulta num cabelo mais saudável.
- **EVITE PERDA DE PESO RÁPIDA.** É triste, mas é verdade: fazer dieta pode provocar queda de cabelo! As dietas radicais não são nutritivas como deveriam ser, e a perda de peso acelerada causa estresse no organismo e pode provocar mudanças no metabolismo que afetam o crescimento do cabelo. Quem perde mais de 10 por cento do peso corporal em dois meses (por exemplo, 7kg para quem pesa 70kg) pode apresentar queda de cabelo. Além disso, deficiências nutritivas podem contribuir para maior queda de cabelo, pois enfraquecem as hastes, tornando os fios quebradiços e o crescimento mais lento.
- **EVITE DIETAS COM POUCA PROTEÍNA.** Noventa e sete por cento do cabelo é composto de proteína. Se você é vegetariana, preste atenção para ingerir a quantidade devida de proteína. Dietas cuja base é arroz ou frutas não fornecem a quantidade necessária de proteínas para se ter um cabelo lindo.
- **SE VOCÊ FUMA, PARE AGORA.** O tabagismo cria radicais livres, enche o sangue de toxinas e interfere na habilidade do corpo de levar nutrientes frescos ao couro cabeludo e aos folículos capilares.

- **NÃO SE ESTRESSE!** O estresse está intimamente ligado à queda de cabelo. Estresse crônico interfere na boa circulação sanguínea no couro cabeludo, restringindo, assim, a quantidade de oxigênio e nutrientes que chegam aos folículos capilares. Estresse severo — seja físico ou emocional — faz com que um grande número de fios pare de crescer e entre em fase de repouso. Dois ou três meses depois, todos os fios em repouso começam a cair. A boa notícia é que o cabelo cresce de novo.

COBRE. Além de desempenhar função essencial na estrutura da haste do cabelo, o cobre é importante para a cor. Como ele é necessário para a formação de hemoglobina, esse elemento também está envolvido no transporte de oxigênio para os folículos capilares. Seguindo a minha dieta da beleza, você não vai precisar se preocupar com o consumo de cobre. Sua deficiência é causada por problemas genéticos ou pela ingestão de suplementos de zinco, que pode inibir a absorção de cobre no organismo.

SELÊNIO. Qualquer discussão sobre a saúde do cabelo tem de incluir selênio, pois esse mineral-traço é importante para o couro cabeludo. Selênio ajuda a manter a firmeza e a elasticidade da pele ao prevenir danos celulares causados por radicais livres. Ironicamente, selênio demais (selenose) pode causar queda de cabelo. Entre os 10 Melhores Alimentos da Beleza, os que representam boa fonte de selênio são salmão e ostra. A castanha-do-pará é uma excelente fonte de selênio. Outros alimentos ricos em selênio são atum, siri, pão de trigo integral, germe de trigo, alho, ovo e arroz integral. (Para mais informações sobre selênio, consulte o Capítulo 2.)

Nutrição para um cabelo macio, forte, brilhante e esplêndido **135**

SILICONE. Esse elemento é encontrado em abundância no meio ambiente, mas, apesar de a extração de minerais do solo ainda existir, o consumo de silicone diminuiu. No organismo humano, o silicone é encontrado em altas concentrações na pele e no cabelo. Esse elemento é saudável para a saúde do couro cabeludo, além de ajudar a fortalecer o cabelo. Dietas ricas em fibra contêm muito silicone, que está amplamente presente em grãos integrais. Também é encontrado em banana, raízes, arroz, soja e vários outros alimentos.

ENXOFRE. Esse mineral-traço é importante porque está presente na cisteína — aminoácido crucial para o crescimento do cabelo. Isso significa que enxofre ajuda o organismo a criar fios mais fortes e mais longos. O enxofre é encontrado em vários alimentos, como ovo, carne, peixe, laticínios, cebola e alho.

ZINCO. Sabemos que zinco é importante para ostentar madeixas maravilhosas e ter um couro cabeludo saudável porque baixos níveis desse elemento podem causar queda de cabelo e até mesmo dos cílios. Deficiência de zinco também pode deixar o couro cabeludo seco e escamoso. Como antioxidante, o zinco ajuda a proteger contra danos no couro cabeludo (e em todo o organismo) causados pelos radicais livres. Muitas pessoas apresentam deficiência em zinco, mas suplementos de zinco podem acabar com o equilíbrio natural do organismo entre zinco e cobre. Entre os 10 Melhores Alimentos da Beleza, as ostras são considerados uma ótima fonte de zinco, e o iogurte também. Outros alimentos ricos em zinco: frutos do mar, carne bovina, cordeiro, ovos, grãos integrais e sementes oleaginosas. (Para mais informações sobre zinco, consulte o Capítulo 3.)

Estratégias nutricionais para domar cabelos arrepiados, quebradiços, secos e opacos

Se você tem um cabelo sedoso, liso e saudável como Demi Moore e Heidi Klum, meus parabéns! Você é exceção, e não regra! A maioria das mulheres precisa lançar mão de vários truques e dicas para fazer com que os fios se comportem.

O cabelo que não é saudável é opaco, seco, quebradiço e cheio de pontas duplas. O cabelo que não é hidratado é leve demais, o que significa que é difícil de domar. Fios quebrados e mais curtos são impossíveis de controlar. Quem tem cabelo enrolado e arrepiado pode acabar ostentando uma nuvem de cabelo bagunçado, em vez de cachos lindos. Se você sofre com cabelo arrepiado e seco, consulte os Raios X da Dieta da Beleza para soluções nutricionais, para aqueles dias em que o cabelo acordou de mal com você.

Cabelo branco: amar ou esconder?

Quando a minha amiga Rachel descobriu seu primeiro fio de cabelo branco, soltou um grito agudo e, imediatamente, pegou a pinça e arrancou o fio. Essa abordagem funciona, mas é inevitável: vai chegar a hora em que Rachel — e todas nós! — vai ter de decidir entre ficar grisalha ou não. Talvez ela abrace a causa dos cabelos grisalhos como um sinal de sabedoria e experiência. Ou talvez diga: "Que se dane a sabedoria de muitos anos!"

Nutrição para um cabelo macio, forte, brilhante e esplêndido 137

RAIOS X DA DIETA DA BELEZA

Para fugir do cabelo quebradiço e seco

Se a sua dieta é adequada, você provavelmente ingere a quantidade certa de proteína, além dos minerias-traço, como cobre, enxofre, selênio e silicone. Além de ter um estilo de vida que garante madeixas deslumbrantes e de seguir as dicas de manutenção para ostentar o cabelo saudável (tudo discutido neste capítulo), você vai precisar fazer o seguinte:

- Consuma bastante ferro para desenvolver fios fortes.
- Beba muita água para ajudar a manter o cabelo hidratado de dentro para fora.
- Consuma mais ácidos graxos ômega-3. O couro cabeludo precisa de gorduras de qualidade para produzir o sebo que mantém o cabelo sob controle.
- Inclua alimentos ricos em betacaroteno na dieta. Com ele, o organismo pode sintetizar vitamina A, que mantém a saúde do couro cabeludo.
- Ingira bastante vitamina B, que ajuda a evitar que o cabelo fique fraco e quebradiço. As vitaminas do complexo B trabalham juntas, portanto coma vários alimentos diferentes para garantir a ingestão de todas elas.
- Busque alimentos ricos em vitamina C.
- Procure alimentos ricos em zinco para manter o couro cabeludo saudável e ajudar no crescimento do cabelo.
- Inclua alimentos ricos em vitamina E na dieta para proteger os lipídios do couro cabeludo contra os danos causados pelos radicais livres.

A melhor forma de evitar cabelo grisalho é escolher pais que têm genes para cor de cabelo duradoura. Cada pessoa está programada para desenvolver cabelo branco (não pigmentado) em certa idade. Não existe nenhuma quantidade de intervenção nutricional que possa mudar isso. No entanto, há alguns problemas que tornam o cabelo branco mais cedo ou mais rápido que o normal. Corrigir esses processos pode ajudar a manter a cor natural por mais tempo.

RAIOS X DA DIETA DA BELEZA

Para cabelos brancos

- Cuide de qualquer distúrbio que você possa apresentar, como, por exemplo, de tireoide, o qual pode deixar o cabelo branco. O cabelo volta à cor normal após o tratamento.
- Trate de qualquer problema digestivo que possa estar interferindo na capacidade de absorver nutrientes.
- Tenha uma dieta que inclua a quantidade adequada de proteína para ajudar a manter a cor e a textura do cabelo.
- Consuma uma quantidade adequada de vitamina B_{12} (consulte o Capítulo 2).
- Se você fuma, pare.
- Relaxe! Estresse crônico fará com que você e seu cabelo envelheçam precocemente.

Quando somos jovens, as células chamadas *melanócitos* produzem o pigmento que garante cor ao cabelo. O que causa cabelo branco é uma diminuição na função dos melanócitos. Isso é geralmente associado à idade, mas pode ocorrer por outras razões. Distúrbios de tireoide podem fazer com que o cabelo fique branco mais cedo; fumo e estresse estão associados ao aparecimento precoce de fios brancos.

A ligação existente entre nutrição e cabelo branco é a vitamina B_{12}. A deficiência em vitamina B_{12} pode causar cabelo branco. Não é comum que norte-americanos tenham deficiência de vitaminas do complexo B (apesar de vegetarianos necessitarem complementar a dieta com B_{12}), mas pode acontecer com aqueles que têm problemas de absorção de nutrientes, como adultos mais velhos que apresentam menos ácido gástrico ou quem sofre de distúrbios gastrointestinais.

Nutrição para combater a queda de cabelo

Hoje em dia, as mulheres podem ser belas com ou sem cabelo sobre a cabeça. Quando Robin Roberts, do *Good Morning America* perdeu o cabelo em decorrência da quimioterapia, atuou como modelo num desfile de Isaac Mizrahi completamente careca — e ela estava sensacional na passarela!

RAIOS X DA DIETA DA BELEZA

Para combater queda de cabelo ou cabelo ralo

- Siga os conselhos para cultivar um cabelo saudável, as dicas de estilo de vida para ter madeixas deslumbrantes e as sugestões para manter o cabelo saudável; você encontra tudo neste capítulo.
- Se o nível de ferro no seu organismo é questionável, use e abuse de alimentos ricos nesse mineral (veja as informações sobre ferro no fim deste capítulo). Também considere cozinhar em panelas de ferro.

- Certifique-se de estar ingerindo a quantidade adequada de proteína e zinco em sua dieta diária.
- Tome suplementos multivitamínicos para garantir a ingestão adequada de vitaminas e minerais, mas tenha cuidado. Queda de cabelo pode ser causada por suplementos de uma única vitamina ou mineral. Evite perder muito peso repentinamente.
- Tome a minha bebida da beleza: chá verde. Estudos provaram que o chá verde pode influenciar nos níveis de soro de certos hormônios que estão ligados a pelo menos uma forma de queda de cabelo — alopecia androgênica — comum tanto em homens quanto em mulheres.

Queda de cabelo pode ser: severa e permanente (ficar careca) e branda e temporária (cabelo ralo). A genética tem muito a ver com a queda de cabelo, assim como as mudanças hormonais. Por exemplo, quando a mulher está grávida, a porcentagem de cabelo que se encontra em fase de crescimento aumenta drasticamente. Após o nascimento do bebê, mais folículos do que o normal entram na fase de repouso de uma única vez. Quando os ciclos ocorrem de uma só vez, os fios de cabelo caem ao mesmo tempo. Pode parecer alarmante, mas é completamente normal. Felizmente, a mulher mantém o mesmo número de folículos capilares em atividade, e o cabelo reequilibra suas fases em poucos meses, no máximo. Quando o cabelo estiver crescendo, estará mais fino que o normal, mas é temporário. Uma síndrome similar pode ocorrer depois que a mulher para de tomar pílula anticoncepcional ou muda o tipo de pílula

A importância do ferro para a beleza

Ingestão recomendada

MULHERES	HOMENS
18mg (entre 19 e 50 anos)	8mg (acima de 19 anos)
8mg (acima de 51 anos)	

Como você já deve saber, o ferro é um nutriente essencial para a beleza. Esse mineral desempenha função importantíssima na saúde do cabelo e das unhas. Há dois tipos de ferro alimentar: heme (derivado de fontes animais) e não heme (proveniente de alimentos vegetais). O tipo heme é de fácil absorção; o organismo obtém em torno de 35 por cento de ferro de fontes animais. A variedade não heme é mais difícil de ser absorvida; o organismo obtém apenas entre 2 e 20 por cento de ferro proveniente de fontes vegetais. A vitamina C aumenta a absorção de ferro não heme, enquanto o cálcio diminui tal absorção.

Cinco alimentos que são ótimas fontes naturais de ferro heme (de melhor absorção)

1. Fígado de frango, 100g	12,8mg
2. Ostra, 6, cozidas	4,5mg
3. Carne bovina magra, refogada	3,2mg
4. Mexilhão, cozido, ¾ de xícara	3,0mg
5. Peru, carne branca, assado, 100g	1,6mg

Cinco alimentos que são ótimas fontes naturais de ferro não heme (de absorção mais difícil)

1. Soja, cozida, 1 xícara	8,8mg
2. Lentilha, fervida, 1 xícara	6,6mg
3. Melaço negro, 1 colher (sopa)	3,5mg
4. Espinafre, fresco, fervido, drenado, ½ xícara	3,2mg
5. Uva-passa, ½ xícara	1,5mg

Além da idade e das mudanças hormonais, eis outras causas que contribuem para que o cabelo fique ralo:

- Excesso de produtos, alisamento, *baby liss*, tintura ou uso de secador. A queda de cabelo devido a muitos penteados é chamada de *alopecia por tração*.
- Dano físico aos folículos, como queimadura e cicatriz.
- Doenças (como anemia e distúrbios de tireoide) ou infecções (incluindo as causadas por fungos).
- Distúrbios que interferem na capacidade do organismo de digerir comida e absorver nutrientes vitais.
- Perder peso rapidamente ou estar subnutrida.
- Algumas medicações (inclusive quimioterapia).
- Uma reação autoimune — *alopecia areata* — em que o organismo ataca os folículos capilares e cabelos/pelos caem. A queda de cabelo total é chamada de *alopecia areata totalis*, enquanto a perda de todo o pelo do corpo é denominada de *alopecia universalis*.
- Estresse, seja físico ou emocional.

A maioria das causas de queda de cabelo é temporária; portanto, com o tratamento adequado, o cabelo volta a crescer. Massagear o couro cabeludo pode ajudar a estimular o fluxo sanguíneo e a fazer o cabelo crescer mais rapidamente.

Conselho de Quem Sabe: Nutrientes tópicos para o cabelo

Segundo o dr. David Kingsley, autor de *The Hair-Loss Cure: A Self-Help Guide* e especialista em cabelo, de Nova York, certos nutrientes podem ajudar na aparência do cabelo quando usados no xampu ou no condicionador. Alguns produtos, contudo, somente adicionam ingredientes "naturais" que fazem muito pouco, se há algo a fazer, pelo cabelo (exceto aumentar o preço do produto!). Eis uma lista de alguns ingredientes benéficos para o cabelo, segundo o dr. Kingsley:

- COLÁGENO, usado como agente condicionante.
- ÓLEO DE CASTOR, utilizado como hidratante em condicionadores.
- AZEITE DE OLIVA apresenta benefícios condicionantes, ainda mais para cabelos muitos grossos e secos.
- PROTEÍNAS VEGETAIS (proteínas do trigo) têm benefícios condicionantes e fortalecedores.
- VITAMINA B_3 (niacina): quando aplicados topicamente, produtos a base de niacina, como ácido nicotínico, têm demonstrado melhorar o crescimento do cabelo num pequeno estudo, incluindo mulheres quando comparadas a um grupo controle.
- VITAMINA B_5 (PANTENOL)*: ajuda a garantir a hidratação da haste capilar.
- VITAMINA E (acetato de tocoferol), um antioxidante natural, contém propriedades que protegem dos raios UV.

Como manter um cabelo saudável, cheio de movimento e brilho

Assim como a pele, o cabelo está exposto dia após dia. A seguir, apresento algumas dicas simples para o cuidado do cabelo que vão ajudar as madeixas a ficarem deslumbrantes:

- PASSE XAMPU NO CABELO ADEQUADAMENTE. A combinação xampu/condicionador funciona menos do que os produtos separados. Passe xampu com água morna para abrir os poros

---

*Pantenol: álcool análogo à vitamina B5 (ácido pantotênico). (*N. da R. T.*)

do couro cabeludo e enxágue com água fria. Enxaguar com água fria (seja pura ou com vinagre) fecha a cutícula e garante brilho. Lembre-se de que xampu em excesso pode retirar os minerais e a oleosidade natural do cabelo.

- **USE CONDICIONADOR SEM ENXÁGUE.** Ajuda a combater os fios arrepiados ao reidratar o cabelo durante o dia. Alguns condicionadores contêm filtro solar para proteger o cabelo dos danos causados pelo sol.
- **NÃO TORÇA O CABELO PARA TIRAR A ÁGUA.** Seque o cabelo com a toalha e tome cuidado para não esfregar nem criar qualquer tipo de atrito. Use a toalha de rosto para secar o cabelo, indo das pontas até as raízes.
- **USE SECADOR COM MODERAÇÃO.** Utilizar secador mais que três vezes por semana danifica o cabelo. Tente evitar temperaturas muito quentes tanto em secador quanto em prancha ou *baby liss*. Deixe o cabelo secar sozinho quando possível.
- **MANTENHA O CABELO SOLTO.** Evite trança ou rabo de cavalo apertados, pois isso pode causar áreas calvas ou linhas repartidas no couro cabeludo. Cada vez que prender o cabelo para trás, a pressão quebra as hastes capilares. A sobra, pequeninos fios de cabelo quebrado, surge toda arrepiada.
- **APARE O CABELO NUM INTERVALO DE SEIS A OITO SEMANAS.** Isso não faz o cabelo crescer mais rápido, mas acaba com as pontas duplas e também evita que cheguem às hastes capilares.
- **UTILIZE QUÍMICA NO CABELO COM MODERAÇÃO.** Clarear o cabelo pode deixá-lo seco e arrepiado. As substâncias usadas para fazer permanente ou relaxamento alteram as hastes capilares, e o uso prolongado pode causar danos irreversíveis ao cabelo ou a queda dele. Realizar diferentes processos ao mesmo tempo — por exemplo, pintar e fazer relaxamento junto — significa estresse duplo aos fios. Limite o tratamento e evite mesclar processos químicos.

Nutrição para unhas fortes, simétricas e longas ⑤

Beleza, para mim, tem a ver com estar à vontade consigo mesma. É isso, ou um batom vermelho de arrasar.

— *Gwyneth Paltrow*

As unhas das mãos são um detalhe essencial da aparência. *Detalhe essencial* soa como um paradoxo, mas, quando se para para pensar, o sucesso depende de detalhes. Os detalhes podem fazer a diferença como entre um pudim de chocolate e um *pot de crème au chocolat*. Mesmo que você passe seis horas se aprontando, um detalhe, como espinafre no dente, pode arruinar a aparência.

Unhas bonitas dizem coisas boas sobre você. Mostram que você presta atenção aos detalhes, se preocupa com a limpeza e sabe lidar muito bem com o tempo, podendo dispensar alguns minutos para deixar as mãos atraentes. Resumindo, você vai querer unhas limpas, lisas e saudáveis que indicam que você se preocupa com a aparência pessoal. Considere ostentar unhas lindas e esmaltadas um modo de mostrar que é uma pessoa profissional e nada exagerada. Talvez você goste de unhas elegantes e longas que vão dar a você um ar de glamour e sofisticação.

As unhas da mão também dizem muito sobre nossa saúde. Em seu estado natural, a forma, a cor e a força das unhas podem mudar de acordo com inúmeros fatores de saúde. Eis o mais importante de toda a discussão: as unhas são um ótimo indicador do status nutricional da pessoa. Unhas problemáticas podem ser sinal de que o organismo não está recebendo todos os nutrientes de que precisa.

Unhas naturais e lindas

Se pararmos para pensar sobre as unhas, elas fazem todo sentido, pois garantem uma proteção forte para as pontas dos dedos, que são muito sensíveis, e estendem a capacidade das nossas mãos como pequenas ferramentas que temos nas pontas dos dedos.

A unha da mão é uma cobertura rígida formada, em sua maior parte, por queratina, a mesma proteína encontrada na pele e no cabelo. A parte visível é chamada *lâmina ungueal*. A pele sob a unha é chamada de *leito ungueal*. Unhas saudáveis são rosadas em virtude da circulação dos vasos sanguíneos no leito ungueal.

A pele na base das unhas se chama *cutícula*. A cutícula se sobrepõe à lâmina ungueal. Cuide com delicadeza das cutículas, pois, sob elas, está a fábrica de unhas chamada *matriz*. As células novas das unhas são produzidas na matriz. Quando crescem, empurram as células mais velhas para a ponta dos dedos. Esse processo esmaga as células velhas, e elas ficam duras e achatadas, formando as unhas. Diferentemente do cabelo, que cresce em fases, as unhas se desenvolvem sempre.

MITO DA BELEZA

As manchas brancas nas unhas são causadas por deficiência de cálcio

As manchas brancas nas unhas (nome científico: leuconiquia) são extremamente comuns e inofensivas. São geralmente causadas por traumas nas unhas — por exemplo, se você bateu a unha ém algum lugar sem perceber. Ferimentos temporários na cutícula — por exemplo, empurrá-la com muita força — também podem causar uma área branca na unha que se torna aparente à medida que vai crescendo. Bater a porta do carro contra a unha, uma manicure bruta ou roer unha podem causar manchas brancas. Como são necessários meses para a unha normal crescer, é possível só perceber a mancha branca muito tempo depois, pois o ferimento à unha passou despercebido.

Se você tem manchas brancas visíveis em todos os dedos, pode ser sinal de deficiência de cálcio, proteína ou zinco. Às vezes, unhas esbranquiçadas acompanham estágios de certas doenças, como cirrose. No entanto, é muito raro que manchas brancas sejam o primeiro sinal de doenças e só aparecem quando os sintomas principais já ocorreram.

A meia-lua branca na base da unha é chamada de lúnula. A pele que está em volta das unhas dos três lados é chamada de prega ungueal. Às vezes, pode ficar inchada ou irritada.

As unhas crescem em torno de 0,25cm por mês. Se você está esperando que ela cresça, tenha paciência. São necessários em torno de seis meses para a unha da mão crescer completamente, mas essa média é bastante individual. Elas crescem com mais rapidez quando se é jovem, além de isso ocorrer mais rápido na mão dominante (se você é destra, as da mão direita vão crescer mais rápido).

A unha ideal é forte e flexível (resistente, mas não dura). As unhas naturais devem ser capazes de se curvar, em vez de quebrar. Se deixar as extremidades crescerem, a unha fica mais forte; no entanto, assim, é mais improvável que você tenha unha encravada.

Cultivando: cuide das unhas

Unhas saudáveis são rosadas, firmes e apresentam brilho. Não têm nenhuma cor ou tonalidade estranha, nem saliências, caroços, manchas brancas ou partes escuras. Se suas unhas estão estranhas — descoloridas, pesadas, grossas ou têm linhas marcadas —, isso pode ser sinal de alguma doença. Se elas parecem normais, mas estão secas ou quebradiças, pode ser um indício de que você não está nutrida como deveria. Se você não gosta de certos alimentos, talvez as unhas não estejam recebendo nutrientes suficientes; ou pode ser que você não esteja digerindo os alimentos ou absorvendo os nutrientes apropriadamente.

Estudos recentes provaram que a saúde das unhas tem relação com a força dos ossos: mulheres com osteoporose apresentam menos proteínas nas unhas. Se a sua dieta não inclui proteínas e nutrientes suficientes para desenvolver unhas fortes, pode ser que você apresente outro problema, menos visível, como ossos fracos.

Se a sua dieta é excelente, incluir mais nutrientes não vai ajudar as unhas. Se a sua dieta pode melhorar, eis a oportunidade para reverter qualquer questão nutricional que você possa apresentar. Apesar de haver no mercado dezenas de suplementos alimentares que afirmam melhorar o crescimento das unhas, aconselho que você experimente a minha Dieta da Beleza, que garante um amplo espectro de nutrientes sem o risco de efeitos colaterais. A Dieta da Beleza pode dar a você unhas saudáveis, bonitas e fortes em seis meses. Além disso, comer bem para cuidar das unhas ajuda a manter todo o corpo forte e lindo!

Nutrientes excelentes para as unhas

A seguir, estão os principais componentes de uma dieta excelente para as unhas:

ÁGUA. Se você está lendo este livro desde o começo, já sabe que a água é uma verdadeira bebida da beleza, pois auxilia em todos os processos e sistemas do organismo. Um teste rápido e não científico para identificar desidratação é apertar a unha e ver quanto tempo leva para o leito ungueal voltar a ficar rosado (passar de branco a rosado). Se a unha não voltar à sua cor rosada em menos de dois segundos, pode ser um sinal de desidratação. No longo prazo, a desidratação pode deixar as unhas quebradiças. Não se esqueça de beber bastante água para manter todas as células ativas e hidratadas.

PROTEÍNAS. A deficiência de proteínas pode revelar-se na forma de manchas brancas nas unhas. As unhas são compostas em sua maior parte de proteína, portanto, para que elas sejam atraentes, fortes e compridas, é necessário ingerir proteínas de qualidade diariamente. Como está exposto no capítulo anterior, a queratina — maior componente do cabelo e das unhas — é composta de aminoácidos, especialmente por cisteína. No entanto, não significa que seja preciso ingerir suplemento de cisteína. O consumo de diferente fontes de proteína ajuda a garantir a ingestão de quantidades adequadas de aminoácidos para cultivar unhas fabulosas. Entre os 10 Melhores Alimentos da Beleza, as mais ricas fontes de proteína incluem salmão, iogurte, nozes e ostra. Outras boas fontes de proteínas são peixe, frutos do mar, peru, frango, carne de boi, cordeiro, soja, ovo, sementes oleaginosas e laticínios. (Para mais informações sobre fontes de proteína, consulte o Capítulo 1.)

VITAMINAS DO COMPLEXO B. Eis as vitaminas do Complexo B: tiamina (B_1), riboflavina (B_2), niacina (B_3), ácido pantotênico (B_5), piridoxina (B_6), biotina (B_7), ácido fólico / folato (B_9) e cobalamina (B_{12}). Apesar de rara, a deficiência de vitamina B_{12} pode causar hiperpigmentação da lâmina ungueal. As vitaminas do Complexo B trabalham juntas no organismo e são vitais em inúmeros processos diferentes, inclusive para uma boa circulação e crescimento celular. Alguns estudos indicam que suplemento de biotina pode fortalecer as unhas, mas os artigos não deixam claro se os participantes iniciaram a pesquisa apresentando deficiência de biotina. Faz sentido dar biotina a quem apresenta carência da vitamina, pois ela ajuda as unhas. Se você já consome bastante vitaminas do Complexo B — que são encontradas em inúmeros alimentos —, provavelmente não precisa de biotina extra. Entre os 10 Melhores Alimentos da Beleza, a melhor fonte de tiamina (B_1) e biotina (B_7) está nas nozes; a melhor fonte de riboflavina (B_2) e de ácido pantotênico (B_5) vem do no iogurte; a melhor fonte de niacina (B_3) é encontrado no salmão selvagem; a melhor fonte de folato (B_9) está no espinafre; e a melhor fonte de cobalamina (B_{12}) — que é proveniente somente de fontes animais — vem da ostra. Espinafre, nozes e salmão são ótimas fontes de piridoxina (B_6).

Nutrição para unhas fortes, simétricas e longas 151

CÁLCIO. As unhas contêm cálcio, mas numa concentração muito mais baixa do que nos ossos. A maioria dos norte-americanos, em particular as mulheres, não ingere quantidades suficientes de cálcio. Apesar de não haver provas científicas de que a ingestão de cálcio provoque alterações significantes na qualidade das unhas, indivíduos que tomam suplementos de cálcio às vezes comentam que as unhas ficam menos quebradiças e mais lisas ou que crescem mais rapidamente, segundo um artigo publicado no *New England Journal of Medicine*. Entre os 10 Melhores Alimentos da Beleza, os considerados boa fonte de cálcio são iogurte, batata-doce e espinafre. Boas fontes de cálcio absorvível são laticínios, a maioria dos tipos de tofu, algumas verduras de folhas escuras, nabo verde e peixe em conserva, como salmão e sardinha com espinhas. (Para mais informações, veja o Capítulo 6.)

FERRO. Se você não consome ferro suficiente, as unhas são uma prova disso. Anemia por deficiência de ferro — algo comum entre as mulheres — deixa as unhas quebradiças. Se há a possibilidade de que você apresente esse problema, coma mais alimentos ricos em ferro. Entre os 10 Melhores Alimentos da Beleza, aqueles tidos como boa fonte de ferro são: ostra, espinafre e tomate. Outras fontes animais de ferro: mexilhão, carne bovina magra, peru, pato, cordeiro, frango, carne suína, camarão e ovo. Eis algumas boas fontes vegetais de ferro: soja, lentilha, feijão e farelo de cereais. (Para mais informações sobre ferro, consulte o Capítulo 4.) Você pode melhorar a capacidade do organismo de absorver ferro não heme ao consumir vitamina C na mesma refeição.

RAIOS X DA DIETA DA BELEZA

Para unhas fabulosas

- Beba bastante água para hidratar as unhas de dentro para fora.
- Ingira proteínas de boa qualidade diariamente.
- Certifique-se de consumir quantidades adequadas de vitaminas do complexo B.
- Consuma pelo menos três porções de alimentos ricos em cálcio diariamente.
- Coma muitos alimentos que contenham ferro e zinco.
- Evite dietas radicais e não faça dietas restritivas demais.

ZINCO. Esse mineral essencial é encontrado em quase todas as células e desempenha vários papéis no organismo. Deficiência em zinco pode causar mudanças nas unhas, como manchas brancas e linhas, que podem aparecer em todas as unhas de uma só vez. Durante as pesquisas para este capítulo, fiquei superfeliz ao encontrar na internet o depoimento de uma mulher que afirmou ter acabado com as manchas brancas nas unhas comendo ostra — um dos 10 Melhores Alimentos da Beleza! Iogurte é outro alimento que figura entre os 10 Melhores Alimentos da Beleza e contém zinco. Eis outros alimentos ricos em zinco: frutos do mar, carne bovina, cordeiro, ovo, grãos integrais e sementes oleaginosas. (Para mais informações, consulte o Capítulo 3.)

Dicas práticas para proteger as unhas

O cuidado das unhas pode ser simples e acessível — ou complexo e caro —, depende da sua vontade. Em se tratando de deixar as unhas superchiques, são requeridos alguns bons hábitos.

FAÇA

1. Use hidratante! Quando molhamos as mãos, as unhas incham. Quando secam, encolhem novamente. Esse inchaço e a contração repetitivos estressam as unhas e podem torná-las quebradiças e frágeis. Sempre que molhar as mãos, seque-as delicadamente e aplique hidratante enquanto ainda estiverem um pouco úmidas. O lubrificante veda a hidratação e evita que as cutículas fiquem secas. Além disso, aplique hidratante regularmente durante o dia. Unhas sem esmalte não são impermeáveis, então passe loção na mão toda e massageie as cutículas com hidratante para a circulação chegar à matriz da unha. Para um tratamento mais profundo, espalhe generosamente loção ou óleo hidratante nas mãos antes de se deitar, depois calce luvas de algodão e durma com elas.

2. Corte as unhas depois do banho, enquanto ainda estão macias. É mais provável que a unha se quebre quando for cortá-la seca.

3. Mantenha as unhas sem esmalte curtas. Assim, estarão menos propensas a quebrar.

4. Use luvas de borracha quando estiver mexendo com jardinagem, lavando pratos, utilizando materiais de beleza e assim por diante. Para garantir uma proteção extra às unhas, coloque uma bola de algodão na ponta de cada dedo da luva.

5. Use mitenes (ou luvas) quando sair e estiver frio.

6. Cuide dos danos causados à unha imediatamente. Se a ponta quebrar, corte e lixe antes que o problema aumente. Tenha sempre uma lixa com você para cuidar da unha ao primeiro sinal de problema. Sempre lixe na mesma direção.

NÃO FAÇA

1. Não molhe as mãos, quando possível.
2. Não sabote as unhas mordendo-as, tirando as cutículas ou descascando o esmalte.
3. Não deixe a mão entrar em contato com substâncias químicas pesadas. Produtos de limpeza, detergente e até mesmo removedor de esmalte podem enfraquecer as unhas e deixá-las secas.
4. Não tire cutícula. Segundo o especialista em unha, dr. Paul Kechijian, a cutícula deve permanecer junta às unhas para garantir proteção à prova d'água. Se você romper essa proteção, pode desenvolver alguma infecção. E também não empurre a cutícula completamente!
5. Não deixe a cutícula secar ou rachar. É uma grande oportunidade para o desenvolvimento de infecção.

MAIS ALÉM DA DIETA DA BELEZA

Com esmalte ou sem nada?

Se você quer mesmo ter unhas fortes e compridas, considere deixá-las como vieram ao mundo. Fortalecedores de unha podem garantir uma proteção "à prova de bala" às lâminas ungueais ao reforçá-las com uma camada exterior rígida, mas, na verdade, eles não fortificam as unhas. Nenhum produto para passar nas unhas pode penetrar no seu interior e fortalecê-las. Se elas são quebradiças ou fracas, e você quer recuperá-las, fortalecedores que contenham formol podem acabar deixando-as ainda mais secas, e isso é a última coisa de que você precisa. A verdadeira solução para unhas saudáveis e fortes vem do interior, com uma ajudinha exterior, como cremes para cutícula ou hidratantes. Não passe esmalte se quer hidratá-las pela parte externa. Além disso, não passe esmalte se for importante evitar substâncias tóxicas (por exemplo, para quem estiver grávida).

Se você optar por passar esmalte, não use removedor mais de uma vez por semana, por ser um elemento que deixa a unha mais seca. Caso o esmalte descasque antes disso, faça um retoque, em vez de usar removedor e pintá-las outra vez. Use removedor sem acetona, assim as chances de a unha ficar seca são menores.

6. Não use as unhas para abrir embalagens, latas de bebida, arranhar superfícies rígidas e assim por diante.

Conselho de Quem Sabe: Unha postiça

O especialista em unha dr. Paul Kechijian é dermatologista em Great Neck, no estado de Nova York. Ele foi professor adjunto de dermatologia da New York University Medical Center. A seguir, apresento sua opinião sobre unha postiça.

Muitas mulheres usam unhas postiças sem problema. Contudo, às vezes, a cola pode causar alergia facial ou dermatite de contato da unha. Geralmente, isso não danifica o leito ungueal, mas, embora raro, se for uma reação severa, as unhas podem cair permanentemente. O problema das unhas postiças está no fato de que é necessário mergulhá-las em acetona para soltar a cola e retirá-las. A acetona deixa as cutículas e as unhas secas, o que pode torná-las mais quebradiças. Além disso, quando se retira a unha postiça, é possível que saiam também pequeninos pedaços da unha original. O uso de unha artificial por diversos meses implica a quebra contínua da superfície da unha, tornando-a mais frágil. Se você optar por unhas de acrílico, escolha um salão conhecido pela boa qualidade e certifique-se de que seja usado o adesivo correto.

Problemas comuns de unhas

Você já deparou com uma "modelo de partes do corpo"? Ao ver um comercial numa revista com certa mão segurando um pote de creme para cutícula, essa mão é dela. Ao ver um comercial na televisão com determinada mão acariciando o rosto barbeado de um homem, essa mão também é dela. Se você acabar conhecendo uma modelo de partes do corpo, pode reparar que ela usa luvas até o cotovelo o ano todo como parte de seu regime de beleza.

Eu não recomendo o uso de luvas até o cotovelo, mas devo ressaltar que a maioria dos problemas de unha é causada por traumas (por exemplo, fechar a porta do armário usando a unha) ou por exposição a água e substâncias químicas. Se suas unhas da mão são rosadas e saudáveis, mas frágeis e quebradiças, você deve estar pegando muito pesado com as mãos.

Se a sua dieta é boa, mas suas unhas são sem cor ou têm aparência estranha, podem estar querendo dizer algo sobre sua saúde. Nunca se deve fazer um diagnóstico somente na aparência das unhas, mas, no contexto de outras informações e sintomas, elas podem somar informações que ajudam a completar o quebra-cabeça. Lembre-se de falar sobre elas quando for a uma consulta médica, visto que cor, forma, textura e marcas dão pistas sobre doenças ocultas.

MITO DA BELEZA

Comer gelatina fortalece as unhas

Gelatina é uma boa fonte de proteína, e proteína é o maior componente das unhas. Portanto, talvez faça sentido comer mais gelatina para se terem unhas mais saudáveis. No entanto, não existem provas de que comer gelatina possa ajudar as unhas a crescerem. Os aminoácidos são os blocos construtivos das proteínas e são usados por todas as partes do organismo. O corpo não tem como saber que você espera comer algo — por exemplo, gelatina — destinado exclusivamente para as unhas das mãos. A menos que você tenha deficiência de proteína — que é algo incomum nos Estados Unidos —, consumir suplementos de proteína ou aplicar produtos à base de proteína nas unhas não as deixam mais fortes. Para ter unhas fortes e saudáveis, siga a minha Dieta da Beleza, que possui proteínas adequadas, além de outros nutrientes — e use-as quando necessário!

Nutrição para dentes brancos, saudáveis e reluzentes

⑥

Nunca vi um rosto sorridente que não fosse bonito.
— *Anônimo*

Nada é mais atraente do que um sorriso saudável. Você se lembra do reality show *The Swan*? A série começa com um grupo de mulheres que chegaram a um ponto da vida em que necessitavam de uma transformação radical. Cada aspecto da aparência delas foi melhorado, e as participantes não podiam se ver no espelho até a dramática revelação do novo visual. A mulher considerada "patinho feio" que passasse pela maior transformação era votada como "a cisne" ("the swan" em inglês, daí o título do programa).

As participantes de *The Swan* sofriam intervenções da cabeça aos pés, incluindo tratamentos de cabelo caríssimos, rinoplastia e implante de silicones nos seios, sem falar das roupas novas e maquiagem. Mas o que geralmente fazia a maior diferença eram os tratamentos dentários estéticos. Muitas adquiriram dentes de porcelana perfeitos, os quais lhes garantiam um sorriso sensacional, de celebridade.

A melhor coisa de um sorriso fabuloso é que ele é sempre fantástico. Se você empurrar Julia Roberts numa piscina, ela vai ficar com cabelo minguado, maquiagem borrada, roupa encharcada, mas estará pronta para dar seu sorriso de 1 milhão de dólares para as câmeras. Ter um sorriso saudável significa possuí-lo desde a hora de acordar até a hora de dormir.

Com um custo de mil dólares por dente, os de porcelana não são acessíveis para a maioria das pessoas; no entanto, há muito que podemos fazer para cuidar dos dentes que a natureza nos deu. Além dos cuidados adequados, também há o fator relacionado às escolhas alimentares que fazemos.

Anatomia do dente: fale como um dentista

A parte visível do dente se chama *coroa*. Ela é coberta por esmalte, que é translúcido e branco. Apesar de o esmalte dos dentes ser a substância mais dura do organismo, pode ser destruído por deterioração. Quanto mais forte ele for, mas resistente é.

A raiz do dente está logo acima da gengiva. Representa em torno de dois terços do dente e o mantém no lugar porque está incrustada no osso. O cemento recobre toda a raiz do dente, o que ajuda a prender o dente ao osso alveolar (do maxilar). Entre o cemento e a articulação óssea do maxilar, há uma camada amortecedora chamada *ligamento periodontal*.

Entre o esmalte e o cemento de cada dente, encontra-se a dentina, que é amarela, porosa e mais dura que o osso. Às vezes, a cor da dentina se revela através do esmalte, fazendo com que o dente tenha aparência amarelada.

No centro do dente, encontra-se a polpa, que contém vasos sanguíneos e nervos. A polpa nutre a dentina e é essencial para a saúde do dente.

A gengiva é o tecido macio em volta da base do dente. O dente e a gengiva se encontram na linha da gengiva, em que, às vezes, acumulam-se restos de comida, causando problemas.

A saliva é crucial para a saúde dos dentes. Ela mantém o nível de pH correto na boca e contém minerais-traço que ajudam a manter o esmalte dos dentes.

Cuidado com a boca: como se desenvolvem problemas comuns

A beleza e a saúde estão sempre intimamente ligadas, mas, em se tratando de um sorriso atraente, são inseparáveis. Dentes feios são repugnantes, e é por isso que associamos um sorriso deplorável a piratas e bruxas.

Os dois componentes essenciais para um sorriso bonito são dentes fortes e gengivas saudáveis. Você está com sorte, porque a minha Dieta da Beleza ajuda a manter os dois. Só preciso reservar alguns minutos para explicar como realizar mudanças na dieta garante um sorriso brilhante.

Problemas de dente que você não vai querer ter

Dia após dia, uma película grudenta de bactéria chamada *placa* se acumula nos dentes. A placa bacteriana surge do açúcar e amido provenientes do alimento ingerido e produz ácido que, com o tempo, pode destruir o esmalte dos dentes, criando cavidades às quais chamamos de *cárie*.

Sempre que você consumir alimentos que contenham açúcar ou amido, seus dentes são atacados por ácidos destruidores durante vinte minutos ou mais. Qualquer coisa que mantenha o ambiente da boca ácido — por exemplo, comer alimentos ácidos com frequência ou expor os dentes a ácido gástrico provenientes de problemas de refluxo, vômitos e bulimia — pode contribuir para a erosão dentária.

Todo mundo sabe que açúcar faz mal aos dentes. Quem foi criança nos Estados Unidos já deve ter vivenciado isto: os pais esconderem os doces arrecadados no Halloween, pois a intenção deles era manter o sorriso dos filhos bonito. Apesar de doce fazer mal para os dentes, guloseimas como batata "chips" e biscoitos doces são ainda piores. É relativamente fácil descartar os açúcares simples, mas partículas alimentares provenientes de amido tendem a ficar presas entre os dentes, fornecendo um banquete de carboidrato para a placa.

A escovação e o uso de fio dental são essenciais porque removem a película de placa que fica em torno dos dentes e entre eles. Se a placa permanecer ali por tempo demais, ela se mineraliza e se torna um acúmulo rígido chamado *tártaro*. Não é possível eliminar o tártaro pela escovação; só o dentista pode removê-lo.

Gengivite: nada legal

A placa que se acumula na linha da gengiva também pode irritá-la, resultando em gengivite, que se caracterizar por gengivas inchadas, vermelhas e que sagram com facilidade. Nesse estágio, a inflamação está moderada, e as estruturas de sustentação que seguram os dentes *ainda* não foram afetadas.

Se a gengivite não for tratada, a placa pode penetrar por baixo da linha da gengiva e se espalhar pela raiz dos dentes. Aí, o problema se chama *periodontite*. A placa começa a danificar as fibras e o osso que mantêm os dentes na posição adequada. Também pode forçar até que os dentes se separem da gengiva, criando bolsas nas quais as bactérias possam se esconder. Às vezes, os dentes parecem saudáveis, apesar de alguma doença na gengiva estar se desenvolvendo onde não é possível ver. Mau hálito pode ser um sinal de periodontite, mas não por motivos óbvios. O tratamento de periodontite pode ser um processo desagradável, mas evita danos futuros aos dentes.

O estágio final da gengivite, *periodontite avançada*, não é nada bonito. Nessa fase, as fibras e os ossos que dão sustentação aos dentes são destruídos, o que faz com que os dentes se desloquem ou fiquem bambos, e talvez seja necessário arrancá-los. Aliás, a periodontite é a principal causa de perda de dentes em adultos de mais de 35 anos.

As mulheres estão mais suscetíveis à periodontite por causa dos hormônios e são mais propensas a desenvolver essa doença durante a puberdade, em certos períodos do ciclo menstrual, quando tomam pílula anticoncepcional, na gravidez e na menopausa. Além de anticoncepcionais via oral, certos medicamentos podem tornar a pessoa mais vulnerável a doenças nas gengivas, como antidepressivos e alguns remédios cardíacos, pois deixam a boca seca.

Uma nutrição pobre — a combinação de alimentos que danificam os dentes, além do fato de não ingerir nutrientes suficientes — pode fazer com que as gengivites se desenvolvam com mais rapidez e se tornem mais severas. Minha Dieta da Beleza garante todos os nutrientes necessários para proteger a

164 A Dieta da Beleza

sua saúde e cuidar de cada aspecto de sua beleza natural, inclusive seu sorriso sensual.

Hábitos alimentares saudáveis para proteger suas pérolas brancas

Há uma diferença entre "dieta" e "nutrição", apesar de que, na prática, não é possível separar as duas coisas. A dieta são todos os alimentos que você consome. A nutrição vem da dieta. Este capítulo é um pouco diferente dos demais porque, em se tratando de manter a saúde dos dentes e da gengiva, suas escolhas alimentares têm efeitos no curto prazo e consequências nutricionais no longo prazo.

Os alimentos que você come afetam de imediato a boca. Por exemplo, se você lancha um pacote de batatas "chips", as partículas alimentares que ficam presas nos dentes se tornam alimentos para a placa, e bactérias começam a se aglomerar nos dentes cerca de vinte minutos depois. O cabelo e a pele não sofrem com isso, mas pode ser que os dentes sim. Se você come batatas "chips" toda tarde e toda noite, e deixa de lado alimentos ricos em nutrientes, os dentes e a gengiva, assim como outros aspectos da saúde, podem sofrer.

Nutrientes que cuidam dos dentes e da gengiva

Os dentes são feitos para durar. Quando você era criança, deve ter aprendido que escovar, usar fio dental e visitar o dentista eram suficientes para manter os dentes e a gengiva saudáveis. Atualmente, os profissionais da área de saúde sabem que isso não é suficiente, pois a nutrição desempenha função primordial na manutenção de um sorriso atraente. Se você escova os dentes e passa fio dental regularmente, vai ao dentista com frequência e consome os nutrientes necessários por meio da dieta, poderá usar seus dentes por um século. A seguir, apresento alguns dos principais nutrientes necessários para manter os dentes e a gengiva saudáveis e radiantes.

CÁLCIO. A maioria das pessoas sabe que as crianças precisam de cálcio para desenvolver os dentes permanentes, mas também acreditam que, quando eles nascem, está tudo "pronto". A verdade é que o dente permanente continua precisando de cálcio e outros minerais-traço para torná-los mais resistentes. Cálcio também é necessário para a saúde do osso alveolar. Segundo estatísticas, pessoas com níveis saudáveis de cálcio apresentam significativamente poucas doenças periodontais, enquanto a baixa ingestão de cálcio está associada com taxas mais altas de doença periodontais. Todos os 10 Melhores Alimentos da Beleza contêm, pelo menos, quantidades-traço de cálcio, mas a melhor fonte é o iogurte natural de baixa gordura, que apresenta 448mg por xícara (em torno de metade da ingestão diária recomendada). Outras boas fontes de cálcio são laticínios, acelga e sardinha.

VITAMINA D. Essa vitamina é necessária para a absorção de cálcio Ela não é encontrada em muitos alimentos, por isso leite, cereais e outros alimentos industriais são fortificados com vitamina D. É possível sintetizá-la tomando sol, mas a exposição aos raios solares causa o envelhecimento precoce da pele e representa risco para se ter câncer de pele. Entre os 10 Melhores Alimentos da Beleza, a vitamina D é encontrada no salmão e na ostra. Eis outras boas fontes: leite fortificado, óleo de fígado de bacalhau e sardinha (para mais informações, consulte o Capítulo 2).

A importância do cálcio para a saúde e a beleza

Ingestão recomendada

MULHERES	HOMENS
1.000mg (entre 19 e 50 anos)	1.000mg (entre 19 e 50 anos)
1.200mg (acima de 51 anos)	1.200mg (acima de 51 anos)

O cálcio é o mineral que se apresenta em maior quantidade no organismo. Mais de 99 por cento do cálcio encontrado no corpo está nos ossos e dentes, onde o mineral proporciona benefícios que garantem a beleza. O um por cento restante é encontrado por todo o corpo.

Boas fontes de cálcio absorvível são laticínios, a maioria dos tipos de tofu, algumas verduras da família da couve, nabo verde e peixe enlatado, como salmão e sardinha em que se mantenha a espinha. Outras fontes de cálcio são sorvete e a maioria das verduras de folha verde. Cream cheese e queijo cottage contêm cálcio, mas não tanto quanto os demais tipos de queijo.

Dez alimentos que são ótimas fontes naturais de cálcio

Iogurte, desnatado, natural, 1 xícara	448mg
Queijo ricota, ½ xícara, magro	337mg
Sardinha, em conserva, com óleo, 85g	324mg
Leite, desnatado, 1 xícara	316mg
Queijo mozarela, 40g, magro ou light	310mg
Queijo suíço, 30g	272mg
Salmão, com espinha, 85g	205mg
Nabo verde, cozido, 1 xícara	200mg
Queijo cheddar, 30g, light	118mg
Feijão-branco, ½ xícara	96mg

Nutrição para dentes brancos, saudáveis e reluzentes　167

MAGNÉSIO. O magnésio é o maior componente dos dentes e dos ossos. Esse mineral atua juntamente com o cálcio e desempenha várias outras funções no organismo. Espinafre, nozes e chocolate amargo — três dos meus 10 Melhores Alimentos da Beleza — contêm magnésio.

VITAMINA C. Sabemos que a deficiência de vitamina C (escorbuto) deixa os dentes bambos e causa sangramento e inchaço da gengiva. A vitamina C é extremamente importante para a saúde da boca, não só por causa de suas propriedades antioxidantes, mas também porque ajuda na manutenção e no reparo do tecido conjuntivo. Essa vitamina multifuncional é essencial para a formação de colágeno, que ajuda a manter a gengiva saudável. Sem vitamina C, a gengiva e os tecidos conjuntivos que seguram os dentes começam a corroer. Em um estudo envolvendo mais de 12 mil adultos nos Estados Unidos, realizado pela State University of New York em Buffalo, as pessoas que consumiam menos vitamina C corriam mais risco de contrair doenças na gengiva. Ela também estimula as funções imunológicas e a cicatrização. Entre os 10 Melhores Alimentos da Beleza, eis os que são boa fonte de vitamina C: kiwi, mirtilo, batata-doce, espinafre e tomate. Você também pode obter a dose diária de vitamina C em alimentos como pimentão, laranja, morango, limão e brócolis (para mais informações, consulte o Capítulo 1).

ÁCIDOS GRAXOS ÔMEGA-3. O ômega-3 é bom para a saúde da gengiva porque ajuda a reduzir inflamações e auxilia na saúde óssea. Um estudo publicado em *Clinical Nutrition* conclui que a destruição do osso alveolar decorrente de doença periodontal está associado a um desequilíbrio na dieta entre os ácidos graxos ômega-3 e 6 que altera a produção no organismo de ácido araquidônico e de prostaglandina, que participa de fases mais tardias da inflamação. Entre os 10 Melhores Alimentos da Beleza, são considerados boa fonte de ácido graxo ômega-3: salmão, espinafre e nozes. (Para mais informações sobre ácidos graxos essenciais, consulte o Capítulo 1.)

Oito dicas para ter dentes bonitos

Os oito hábitos alimentares que apresento a seguir garantirão que você nunca precise esconder seu sorriso campeão.

1. Condense o consumo de carboidratos

Meu irmão Jeff, que é ortodontista, me fez a seguinte pergunta: "Em sua opinião, o que é mais nocivo aos dentes: comer um pedaço de bolo de chocolate de uma só vez ou tomar uma xícara de café com açúcar durante todo o dia?" Acredite ou não, é o café, pois a ingestão contínua dá oportunidades constantes para os açúcares atacarem os dentes (e, na verdade, a realidade é que ninguém resiste e acaba atacando um pedaço de bolo de chocolate muito rápido!).

Os dentes não estão nem aí para o controle das porções. Para eles, chupar uma bala tem basicamente o mesmo efeito de chupar vinte. No entanto, para os dentes, o tempo é tudo. Chupar vinte balas de uma vez só é melhor para os dentes do que uma de vez em quando durante todo o dia. Comer doces duros ou beliscar batatas "chips" e biscoito doce durante todo o dia nutre as bactérias e banha os dentes com ácidos que causam cárie. (Durante vinte minutos ou mais, as bactérias aumentam em função dos carboidratos, e os ácidos produzidos vão direto para os dentes até que a saliva consiga descartar todas as partículas de comida e neutralizar os ácidos.) Se você gosta de beliscar, coma a cada três ou quatro horas, e não a cada três ou quatro minutos!

- **RUINS PARA OS DENTES:** pirulito, xarope para tosse, bala de menta e doces, que banham os dentes em açúcar. Se você tem o hábito de comer esse doces sem parar, os dentes ganham banho de açúcar o dia todo.
- **PIOR AINDA PARA OS DENTES:** guloseimas grudentas como bala de goma e caramelo. Esses alimentos permanecem nos dentes por mais tempo, o que aumenta a formação de ácido.
- **PÉSSIMO PARA OS DENTES:** comidas grudentas, doces e macias, como bolo, doces, pão, batatas "chips", biscoito salgado, biscoito doce, cereal com açúcar, biscoito recheado e assim por diante. Diferentemente dos açúcares simples, os alimentos com amido ficam presos entre os dentes e permanecem na boca, continuamente alimentando as bactérias que causam a deterioração dos dentes. Sem a escovação ou o uso de fio dental, as partículas de comida podem permanecer na boca durante horas ou dias.

Para evitar a deterioração dos dentes, condense o consumo de carboidratos e evite guloseimas açucaradas e grudentas!

2. Para depois do lanche

Quando beliscar, depois mastigue chiclete sem açúcar com xilitol, que aumenta a produção de saliva. Esse é o mecanismo natural para o organismo eliminar os alimentos e neutralizar os ácidos. Além disso, o xilitol pode reduzir temporariamente o crescimento de bactérias, que causam a deterioração dos dentes. Se não houver chiclete, opte por algum dos protetores do sorriso a seguir:

- **MAÇÃ.** Eu, particularmente, adoro a sensação nos dentes de morder uma maçã crocante. Maçã é doce, mas não grudenta. Além disso, aumenta o fluxo de saliva (que é a melhor defesa natural contra cáries e doenças da gengiva).
- **CENOURA.** Legumes crocantes limpam e estimulam a gengiva, ajudando, assim, a eliminar as partículas alimentares. Alimentos que contêm fibra têm um efeito de limpeza e estimulam o fluxo de saliva, eliminando as bactérias e mantendo a boca hidratada.
- **QUEIJO.** Um pedaço pequeno de queijo consistente faz bem para os dentes. Esse alimento tem cálcio e outros minerais-traço; além disso, observou-se que o queijo firme produz saliva, o que neutraliza o nível do pH na boca. Isso significa que a boca fica menos ácida e, portanto, menos propensa à deterioração dos dentes.
- **OXICOCO.** Os cientistas descobriram que o oxicoco contém um composto que pode impedir as bactérias de se agarrarem aos dentes, bloqueando a formação de depósitos de placa. No entanto, a fruta é naturalmente amarga; portanto, alimentos com oxicoco geralmente levam açúcar.
- **CHOCOLATE AMARGO.** Essa delícia oferece benefícios para a beleza dos dentes! Pesquisadores descobriram que extrato de cacau é melhor para a proteção dos dentes do que o flúor. Uma substância chamada *teobromina* ajuda a enrijecer o esmalte dos dentes, tornando-os menos suscetíveis à deterioração. Infelizmente, mesmo os chocolates amargos de melhor qualidade possuem apenas 3 por cento de teobromina, mas acredito que essa substância estará em breve presente nas pastas de dente.

Nutrição para dentes brancos, saudáveis e reluzentes 171

- **KIWI.** Está entre os 10 Melhores Alimentos da Beleza e apresenta muitos benefícios para a aparência, além de ser uma boa escolha para os dentes devido à grande quantidade de vitamina C (leia sobre kiwi no Capítulo 2).
- **CEBOLA.** É fato: cebola crua não é um lanche típico nos Estados Unidos, mas contém compostos antibacterianos poderosos para o combate de cárie. Colocar rodelas de cebola na salada ou no sanduíche pode fazer mal para o hálito, mas faz um bem incrível para os dentes.
- **UVA-PASSA.** Um estudo realizado na University of Illinois, em Chicago, descobriu que uva-passa contém ácido oleanólico, um fitonutriente que, em testes em laboratório, inibiu o crescimento de bactérias orais que podem levar à saúde ruim da gengiva e a cáries. Em uma concentração de 31 microgramas por mililitro, o ácido oleanólico evitou que a bactéria *S. mutans* aderisse à superfície dos dentes. Em uma concentração de 62 microgramas por mililitro, impediu o crescimento da *Porphyromonas gingivalis*, uma das maiores causas de doença periodontal.
- **SUSHI COM WASABI.** Também conhecida como raiz-forte, wasabi contém isotiocianato, que inibe o crescimento de *S. mutans*, causadoras de cáries, segundo uma pesquisa preliminar.

3. Evite refrigerante — de qualquer tipo!

Em 2003, a média de consumo de refrigerante foi de 170 litros para um cidadão norte-americano, segundo a revista *General Dentistry*. Você pode achar que refrigerante de limão é melhor que de cola ou que o diet é melhor do que o comum, mas a triste verdade é que nenhum deles faz bem aos dentes.

A maioria dos refrigerantes contém glicose, frutose, sacarose e outros açúcares simples em enormes quantidades. Ao beber refrigerante, as bactérias na boca dançam de alegria. Quanto mais tempo se leva para terminar de tomar a bebida, mais feliz elas ficam.

Os refrigerantes com gás também contêm ácidos que podem danificar os dentes, como ácido cítrico e fosfórico. Um estudo recente que classificou o efeito de vinte refrigerantes diferentes sobre o esmalte do dente descobriu que os dietéticos são menos corrosivos que os parentes açucarados, mas continuavam sendo prejudiciais aos dentes.

4. Tire a caneca de cima da mesa

Temos a tendência de bebericar o dia todo. No café da manhã, tomamos suco. No trabalho, cada um tem a própria caneca que fica ao lado da cafeteira. Ao nos exercitarmos, ingerimos uma bebida esportiva. Antes de uma apresentação, tomamos água vitaminada. Num evento esportivo, bebemos refrigerante. Num piquenique, chá gelado. Quando começamos a nos sentir cansados, mandamos para dentro uma bebida com cafeína para continuar alerta.

Todas essas bebidas podem provocar a destruição dos dentes. Bebidas esportivas adoçadas, energéticos, chá gelado e limonada alimentam as bactérias que podem causar dano irreversível ao esmalte dos dentes. Aditivos de sabor, tais como ácido málico, ácido tartárico e outros ácidos orgânicos, são agressivos considerando a erosão dentária.

Se você tem de beber alguma coisa que não seja água ou chá verde, use um canudo. Se tomar bebidas ácidas com canudo, direcionando o líquido para o fundo da boca, é menos provável que os dentes entrem em contato com as substâncias erosivas, ajudando a preservar o esmalte

Nutrição para dentes brancos, saudáveis e reluzentes 173

5. Cuidado com os alimentos que mancham os dentes

Os alimentos e as bebidas a seguir podem manchar os dentes:

- CAFÉ
- CHÁ (QUENTE E GELADO)
- VINHO TINTO
- SUCOS COM CORANTES, COMO SUCO DE UVA E DE OXICOCO (CRAN-BERRY)
- CURRY
- REFRIGERANTES DE COLA
- MOLHOS ESCUROS, COMO DE SOJA
- VINAGRE BALSÂMICO

ALÉM DA DIETA DA BELEZA

O tabagismo e a saúde bucal

Existem milhares de razões para parar de fumar. Eis mais uma: todo mundo sabe que fumar faz mal aos pulmões, mas também causa estragos na nossa beleza natural! O cigarro representa um grande risco de doenças nas gengivas, pois interfere no fluxo sanguíneo no tecido. O tabagismo também é uma das principais causas de perda de dente, pois desorganiza as funções normais da gengiva e a forma como o osso e o tecido se ligam aos dentes.

O cigarro também está associado a dentes manchados e escuros, mau hálito, inflamação das glândulas salivares, aumento de acúmulo de placa, aumento da perda de osso da mandíbula, cicatrização mais demorada de cirurgias bucais e aumento de risco de desenvolver câncer.

174   A Dieta da Beleza

E, é claro, não nos esqueçamos do maior culpado de todos: o cigarro, que escurece os dentes.

6. Evite a boca seca

"Boca seca" pode parecer tolice, até acontecer com você. Considerada uma das principais causas de doenças dentais, boca seca (xerostomia) ocorre quando não se produz saliva suficiente para manter a boca úmida, neutralizar os ácidos e descartar partículas de alimentos que ficam entre os dentes. Boca seca não é brincadeira, pois é uma das principais causas da deterioração dentária.

Alguns medicamentos podem causar boca seca, assim como as bebidas alcoólicas. Mudanças hormonais também podem influenciar na produção de saliva. Para manter o interior da boca molhado, masque chiclete sem açúcar e beba mais água (assim como chá verde — consulte o conselho número 8). Um copo de água após a refeição ajuda a eliminar as partículas alimentares e as bactérias que causam deterioração; além disso, diferentemente da maioria das bebidas, não traz novos açúcares à boca nem soma calorias à dieta. Além disso, água garante sensação de saciedade e ajuda a perder peso.

RAIOS X DA DIETA DA BELEZA

O que comer (e beber) para ter um sorriso sensacional

- Mantenha o interior da boca hidratado bebendo água ou mascando chiclete.
- Beba muito da minha bebida da beleza: chá verde.
- Consuma bastantes nutrientes necessários para nutrir a saúde, ter uma gengiva rosada e manter os dentes fortes e bri-

lhantes: cálcio, vitamina D, magnésio, vitamina C e ácidos graxos ômega-3.

- Coma carboidratos com consistência viscosa nas principais refeições, pois as partículas não grudam nos dentes.
- Escolha guloseimas que não grudem nos dentes.
- Evite bebericar durante todo o dia. Se sentir a necessidade de tomar algo que não seja água ou chá verde, use um canudo.
- Para manter os dentes o mais brancos possível, evite alimentos que os manchem.
- Evite alimentos que podem quebrar os dentes.

7. Evite aquelas mordidinhas que podem quebrar os dentes

Gelo, pé de moleque e pipoca caramelada são duros demais para os dentes. Se eles possuem áreas fracas, morder algo duro pode quebrar algum pedaço. Uma pedra de gelo e o esmalte do dente são cristalinos, e, quando dois cristais se chocam, o mais fraco geralmente se quebra. Às vezes, pode ser o seu dente!

8. Beba mais chá verde

Como o chá verde é feito de folhas não fermentadas, contém maiores concentrações de polifenóis (e menores de cafeína) do que o chá preto. Os polifenóis do chá verde evitam que a placa bacteriana se una aos dentes e inibem o crescimento das bactérias que podem causar sua deterioração. Além disso, chá verde contém flúor natural, que ajuda a proteger o esmalte do dente da deterioração.

A maneira adequada de cuidar dos dentes

Lembre-se disto: a parte mais importante da higiene bucal é o compromisso.

- Escove os dentes duas vezes ao dia, com pasta que contenha flúor. Escove a língua também.
- Existe uma maneira correta de escovação. Peça ao seu dentista que mostre a você.
- Use escova de dente com cerdas macias. As elétricas podem ajudar a garantir que a escovação tenha a duração ideal, além de evitar muito atrito, mas não são necessariamente melhores.
- Troque de escova de dente a cada três meses e não a compartilhe com ninguém! Sua escova entra em contato com milhões de bactérias que estão na sua boca.
- Use fio dental diariamente, o que ajuda a remover a placa bacteriana e as partículas de alimento que ficam entre os dentes e sob a linha da gengiva, lugares aos quais as cerdas da escova não podem chegar.
- Procure escovar os dentes e passar fio dental logo após o jantar, enquanto você ainda tem energia. Isso também evita lanchinhos noturnos e, consequentemente, ajuda a manter o peso.
- Use antisséptico bucal para evitar a atividade bacteriana na placa dental. Alguns contêm flúor, o que ajuda na prevenção da deterioração dentária.
- Visite o dentista regularmente — pelo menos duas vezes por ano. Somente ele pode remover o tártaro e diagnosticar pequenos problemas antes que se tornem grandes.

> **MITO DA BELEZA**
>
> **Escovar com sal clareia os dentes**
>
> O sal possui uma textura áspera, que ajuda a afinar a camada exterior dos dentes, deixando-os mais reluzentes e brancos. Não é muito diferente de usar uma bucha para esfoliar a pele do corpo. Usar sal como tratamento de clareamento realmente surtirá resultado sobre as manchas, mas o preço é alto: gengiva e dente sensíveis e risco de cáries.

Conselho de Quem Sabe: Clareamento de dentes

A seguir, apresento informações sobre clareamento de dentes, cortesia do meu irmão, dr. Jeff Drayer, ortodontista em Nova York, e da American Dental Association (ADA — Associação Odontológica Americana).

Há diversas formas de clarear os dentes, que vão desde produtos encontrados na farmácia a tratamentos profissionais. A diferença no resultado final depende do nível dos ingredientes ativos.

Dentes amarelados tendem a ter bom resultado com o clareamento, enquanto os cinzentos, não. Dentes manchados em função da tetraciclina podem vir a ser bastante resistentes a tratamentos de clareamento.

- **MICRODERMOABRASÃO DO ESMALTE.** Este método é usado no consultório odontológico para clarear machas ou áreas localizadas.
- **ANTISSÉPTICO BUCAL BRANQUEADOR.** Eles contêm em sua fórmula peróxido de hidrogênio, que clareia os dentes, assim como outros ingredientes.

- **PASTA DE DENTE BRANQUEADORA.** Pode fazer com que os dentes pareçam um pouco mais claros ao remover manchas na superfície, mas não os clareiam.
- **PRODUTOS BRANQUEADORES ENCONTRADOS NA FARMÁCIA.** Vão desde "canetas" a tiras branqueadoras com gel para serem colocados na boca. Esses métodos podem ser úteis para a manutenção após tratamento com profissional.

A importância do magnésio para a beleza

Ingestão recomendada

MULHERES	HOMENS
310mg (entre 19 e 30 anos)	400mg (entre 19 e 30 anos)
320mg (acima de 31 anos)	420mg (acima de 31 anos)

Junto ao cálcio e à vitamina D, o magnésio ajuda a manter os dentes bonitos e os ossos fortes. O magnésio tem um papel importantíssimo em mais de trezentas reações químicas do organismo.

Dez alimentos que são ótimas fontes naturais de magnésio

1.	Espinafre, cozido, 1 xícara	157mg
2.	Semente de abóbora, ¼ de xícara	185mg
3.	Soja, 1 xícara	148mg
4.	Salmão, chinuque, assado, 110g	138mg
5.	Semente de girassol, crua, ¼ de xícara	127mg
6.	Semente de gergelim, ¼ de xícara	126mg
7.	Halibute, assado, 110g	121mg
8.	Feijão-preto, cozido, 1 xícara	120mg
9.	Amêndoa, seca e torrada, ¼ de xícara	99mg
10.	Nozes, ¼ de xícara	44mg

Nutrição para dentes brancos, saudáveis e reluzentes   179

- **PLACAS PLÁSTICAS COM GEL CLAREADOR, RECEITADAS PELO DENTISTA.** Kits de clareamento fornecidos pelo dentista garantem resultados mais rápidos porque contêm agentes clareadores mais fortes do que em qualquer produto encontrado em estabelecimentos comerciais.
- **TRATAMENTO NO CONSULTÓRIO ODONTOLÓGICO EM SOMENTE UMA CONSULTA.** O dente pode ser clareado em diversos tons em menos de uma hora, melhorando drasticamente a aparência. É possível fazer três aplicações de gel clareador em uma única consulta. Uma lâmpada especial é usada para ativar o gel e acelerar o processo de clareamento. Essa técnica usa um agente clareador forte, então há mais chances de se ter sensibilidade temporária.

A American Dental Association recomenda que pacientes consultem o dentista para determinar o tratamento mais apropriado que condigam com as suas necessidades.

Nutrição para olhos brilhantes, radiantes e luminosos

7

A beleza é como você se sente por dentro e reflete nos olhos. Não é algo físico.
— *Sophia Loren*

Imagino que, provavelmente, a única coisa que você faria antes de sair de casa para ir à padaria seria rabo de cavalo rapidinho. E é bem provável que você saia para passear com o cachorro usando o agasalho de moletom enorme do namorado. Não seria nada surpreendente que você deixasse as crianças na escola de manhã ainda de pantufa. Mas e sair de casa sem fazer a sobrancelha? Muito improvável! Você deixaria alguém vê-la sem maquiagem nos olhos se estivesse com conjuntivite — e, ainda por cima, com uma pomada asquerosa? Só se você pudesse usar óculos escuros, estou certa? Eu, particularmente, não gosto de sair de casa para resolver coisinhas sem, pelo menos, rímel e lápis de olho. Nunca sei quem posso encontrar ou quem pode me ver!

É provável que você preste mais atenção aos olhos porque são muito expressivos. Olhamos nos olhos de uma pessoa para saber se ela está dizendo a verdade, para descobrir o que está sentindo, para demonstrar que não temos medo e para mostrar que a amamos. Os olhos, além de verem o mundo, revelam nossos pensamentos, sentimentos e intenções.

A forma como apresentamos os olhos também carrega uma mensagem. Pode ser que você prefira um rosto limpo, com maquiagem mínima, revelando que ostenta uma beleza natural. Ou talvez você faça o tipo de mulher que adora maquiagem pesada, com sombras metálicas e cílios postiços. Aliás, se você é a Madonna, pode optar por cílios postiços de pelo de marta com diamantes cravejados! Parte da beleza dos olhos envolve poder apresentá-los das duas formas e simplesmente recorrer às cores para combinar com o humor.

Uma pessoa saudável exibe olhos radiantes e luminosos. Se você não estiver se sentindo bem, é possível imediatamente ver isso nos olhos. Às vezes, a aparência dos olhos dá pistas sobre problemas sistêmicos, como distúrbios de fígado, tireoide ou rins. Olhos deslumbrantes dizem muito sobre a pessoa e somam em todo o visual. A seguir, apresento meus melhores conselhos sobre como deixar os olhos saudáveis e radiantes.

Como parecer bonita e ver bem

Nossos olhos aguentam muita coisa. Esperamos que sejam 100 por cento confiáveis e contamos com eles para enxergar com precisão sob todos os tipos de condições: desde a noite mais escura até um dia com sol fortíssimo refletindo na neve branca. Sujeitamos nossos olhos a todos os tipos de tarefas: desde ler aquelas letrinhas miúdas da bula do remédio até apertá-los para enxergar o horizonte. Quando crianças, líamos debaixo do cobertor usando lanterna, sentávamos perto demais da televisão e ficávamos acendendo e apagando a lanterna no rosto e depois víamos borrões. Agora que não temos mais a juventude ao nosso lado, faz sentido garantir aos olhos uma ajuda nutricional extra para que fiquem luminosos e cativantes.

Quando rimos ou apertamos os olhos para conseguir enxergar, formam-se pés de galinha no canto dos olhos. Rir sempre faz bem, mas forçar os olhos... nem tanto. A pele em volta dos olhos é a mais fina em todo o corpo e, como tem pouquíssimas glândulas sudoríparas e glândulas sebáceas, tende a ser seca. Forçando os olhos para enxergar repetitivamente, as rugas ficam mais marcadas, garantindo ao rosto mais expressão, porém uma aparência menos jovem. Para manter a pele em volta dos olhos flexível e hidratada, utilize creme hidratante e siga os meus conselhos nutricionais para pele sedenta no Capítulo 3.

Dentro dos olhos

A parte pigmentada dos olhos é a íris — o aspecto singular tão memorável do rosto de uma pessoa. A pupila é o círculo negro no meio do olho que se expande no escuro para permitir a entrada de mais luz e se contrai sob a luz do sol para impedir a entrada de raios UV em excesso.

Atrás da íris, está o cristalino, que contém altos níveis das vitaminas C e E. Isso sugere que essas vitaminas fazem bem para os olhos e devemos incluí-las na dieta. As células no cristalino produzem um tipo especial de proteína, chamada *cristalina*, que permite que comprimentos de ondas UV, amarelas, verdes, azuis e vermelhas passem pelo cristalino e cheguem à retina. O cristalino ajuda a focalizar a luz na retina, posteriormente enviando ao cérebro a imagem do que estamos vendo. O cristalino é o único órgão do organismo que nunca produz células.

A retina é uma membrana sensível à luz que contém milhões de células receptoras de luz. Ela alinha os olhos e recebe as imagens do cristalino. A retina possui ácidos graxos ômega-3 em altas concentrações; especificamente, estão presentes nas membranas das células fotorreceptoras níveis altíssimos de ácido docosahexaenoico (DHA). A retina também contém zinco, além de altos níveis dos carotenoides luteína e zeaxantina. A luteína é um pigmento naturalmente amarelo e se encontra em altas concentrações na macula lútea, ponto amarelado próximo ao cento da retina. A luteína filtra luz azul, considerada nociva; por isso foi classificada como *óculos de sol naturais*. Além disso, possui propriedades antioxidantes, mas não é produzida pelo organismo; portanto, a única forma de obtê-la é pela alimentação. Espinafre, que figura entre os 10 Melhores Alimentos da Beleza, é uma excelente fonte de luteína.

Com o passar do tempo, os radicais livres danificam a retina e os componentes do cristalino, inclusive lipídios e proteínas. Os olhos são protegidos, em parte, por enzimas que digerem proteínas danificadas. Os antioxidantes, além de diretamente protegerem os olhos dos danos provocados pelos radicais livres, também mantêm o funcionamento mais prolongado das enzimas protetoras.

Quando se acumulam danos no cristalino, áreas opacas chamadas *cataratas* se desenvolvem gradualmente. Diferentes tipos de malefícios à retina — por exemplo, os causados por nascimento prematuro, diabetes ou pressão alta — são agrupados sob o termo genérico *retinopatia*. Quando danos às células sensíveis à luz na parte de trás da retina — mais especificamente na área em que se produz a visão mais nítida, chamada *mácula* — se acumulam com o passar do tempo, o resultado é chamado de *degeneração macular relacionada à idade* ou DMRI.

Mantendo os olhos luminosos: nutrição e doenças oftalmológicas

Há muitas pesquisas sobre nutrição oftalmológica, as quais apresentam resultados intrigantes. Um estudo mais antigo pesquisou o elo entre a saúde dos olhos e suplementos das vitamina C e E, do betacaroteno e do zinco. O marco desse estudo realizado pelo National Eye Institute (Instituto Nacional do Olho), que faz parte dos National Institutes of Health (Institutos Nacionais da Saúde), foi chamado de Age-Related Eye Disease Study (Estudo de Doenças Oftalmológicas) ou AREDS. Os participantes receberam suplementos em altas doses durante seis anos. Os cientistas concluíram que os suplementos, de certa forma, protegiam contra degeneração macular, mas não ajudavam a recuperar a visão já perdida.

Um subestudo desenvolvido pelo Nurse's Health Study (uma das mais longas e extensas investigações sobre os fatores que influenciam a saúde da mulher), chamado Nutrition and Vision Project (Projeto de Nutrição e Visão) ou NVP, pôde observar algumas proteções contra cataratas. O estudo mostrou que mulheres com a maior ingestão de vitamina C, vitamina E, riboflavina (B_2), folato (B_9), do betacaroteno, luteína e zeaxantina tinham menor prevalência de áreas opacas nos olhos. As que tomavam suplementos de vitamina C por mais de dez anos tinham 64 por cento menos de chances de desenvolver opacificação nuclear do que aquelas que não ingeriam suplementos de vitamina C.

186   A Dieta da Beleza

Diversos estudos examinaram a relação entre os ácidos graxos ômega-3 e problemas oftalmológicos relacionados à idade. Um estudo de 2007, realizado pelo National Eye Institute, concluiu que o ômega-3 protegeu contra retinopatia em camundongos e sugeriu que o aumento da ingestão desses ácidos graxos em bebês prematuros pode diminuir significativamente a ocorrência de retinopatia por causa do nascimento prematuro. Cientistas esperam que, consequentemente, os ácidos graxos ômega-3 também se mostrem úteis contra retinopatia por causa da diabetes, assim como contra degeneração macular relacionada à idade. Nem todos concordam que a intervenção nutricional pode ajudar a prevenir doenças oftalmológicas relacionadas à idade. Um artigo de 2007, publicado no *British Medical Journal*, revela que pesquisadores na Austrália concluíram, a partir de uma meta-análise de estudos já realizados, que o tabagismo é o único fator de risco relacionado ao estilo de vida para degeneração macular. Por outro lado, uma pesquisa recente sobre ácidos graxos ômega-3 mostrou-se muito promissora. Em junho de 2008, pesquisadores na Austrália concluíram que a alta ingestão de ômega-3 estava associada a 38 por cento de redução do risco de DMRI tardia (avançada) e que o consumo de peixe duas vezes por semana estava associado à redução do risco de DMRI precoce e tardia. O estudo, publicado nos *Archives of Ophthalmology*, consistiu em uma meta-análise de nove estudos anteriormente publicados, com um total de 88.974 indivíduos envolvidos.

Os cientistas já sabem que o estresse oxidativo danifica o tecido ocular. Há muito tempo já se tem conhecimento de que o cristalino contém níveis altos das vitamina C e E, que a retina conta com zinco e uma concentração surpreendentemente alta de ácidos graxos ômega-3 e, ainda, de que o tom amarelado da mácula é consequência da luteína e da zeaxantina. O senso comum sugere o consumo de vitamina C (antioxidante solúvel em água), vitamina E e betacaroteno (ambos antioxidantes solúveis em gordura), zinco (mineral essencial), ácidos graxos ômega-3 (supersaudáveis) e luteína e zeaxantina (carotenoides relacionados), todos presentes nos meus 10 Melhores Alimentos da Beleza, pode auxiliar a saúde dos olhos.

Nutrição que garante o brilho nos olhos

Você pode inspirar tristeza aos olhos alheios... ou pode ser bonita de se ver! Olhos vibrantes e luminosos mostram que você está no topo do mundo. Ao fazer a minha Dieta da Beleza, você poderá proteger seus lindos olhos e sua preciosa visão. Eis algumas dicas específicas de dieta para manter o brilho nos olhos:

- COMA ALIMENTOS RICOS EM VITAMINA C FRESCA, que, além de ser um antioxidante que protege os olhos, nutre sua beleza de inúmeras formas. Entre os 10 Melhores Alimentos da Beleza, aqueles que são tidos como boa fonte de vitamina C são: mirtilo, kiwi, batata-doce, espinafre e tomate. Você também pode aumentar sua dose diária de vitamina C por meio de alimentos como pimentão, laranja, morango, limão e brócolis. (Para mais informações, consulte o Capítulo 1.)
- COMA MUITOS ALIMENTOS INTEGRAIS E NATURAIS QUE CONTENHAM O ANTIOXIDANTE SOLÚVEL EM GORDURA, VITAMINA E, para proteger os lipídios dos seus lindos olhos. Entre os 10 Melhores Alimentos da Beleza, você encontrará a vitamina E nas nozes, no mirtilo, no kiwi, no espinafre e no tomate. Outros alimentos ricos em vitamina E: pêssego, ameixa seca,

repolho, aspargo, abacate e sementes oleaginosas. (Para mais informações, consulte o Capítulo 3.)

- **AUMENTE A INGESTÃO DE BETACAROTENO,** que tem efeitos antioxidantes e é transformado pelo corpo em vitamina A — um importante nutriente para os olhos que os ajuda a se adaptarem quando se passa da claridade intensa para a escuridão. Entre os 10 Melhores Alimentos da Beleza, os considerados boa fonte de betacaroteno são: batata-doce, espinafre, kiwi e tomate. Outra forma de incluir mais betacaroteno na dieta é com alimentos como abóbora, cenoura, pimentas, manga, melão-cantalupo e damasco. (Para mais informações, consulte a seção sobre vitamina A no fim deste capítulo.) Entre os 10 Melhores Alimentos da Beleza, estão as boas fontes de retinol — a forma ativa da vitamina A —, encontrada em fontes animais como ostra, iogurte e salmão. Eis algumas outras fontes: leite, queijo cheddar e ovos.

- **CONSUMA ALIMENTOS RICOS EM LUTEÍNA E ZEAXANTINA,** os carotenoides relacionados que especificamente protegem seus olhos encantadores. Um estudo recente publicado na *Skin Pharmacology and Physiology* mostrou que luteína e zeaxantina garantem fotoproteção quando usadas topicamente, por via oral ou de ambas as maneiras; no entanto, a forma alimentar se mostrou ser a mais promissora. Especificamente, o estudo concluiu que a administração via oral de luteína pode garantir melhor proteção do que a propiciada pela aplicação tópica desse antioxidante, ao se medirem as mudanças na peroxidação lipídica e na atividade fotoprotetora na pele após irradiação de luz UV. Entre os 10 Melhores Alimentos da Beleza, a luteína e a zeaxantina podem ser encontradas em espinafre, mirtilo, kiwi e tomate. Também são encontradas na gema de ovo e nos vegetais verdes como

Nutrição para olhos brilhantes, radiantes e luminosos 189

rúcula, nabo, couve, alface-romana, brócolis, abobrinha, milho, ervilha e couve-de-bruxelas. A luteína presente na gema do ovo parece ser mais biodisponível. Pesquisas mostraram que comer um ovo por dia aumenta significativamente os níveis de luteína e zeaxantina.

- **COMA ALIMENTOS RICOS EM ZINCO.** Esse mineral é essencial para a função ocular, e sua ação antioxidante protege os tecidos dos olhos dos efeitos nocivos da luz UV. O zinco também oferece inúmeros outros benefícios para a beleza. Entre os 10 Melhores Alimentos da Beleza, as ostras são uma grande fonte desse mineral. Você também pode incluir mais zinco na dieta por meio de carnes, frutos do mar, fígado, leite, laticínios, feijão e grãos integrais. (Para mais informações sobre zinco, consulte o Capítulo 3.)

- **AUMENTE A INGESTÃO DE ÁCIDOS GRAXOS ÔMEGA-3,** o constituinte superbenéfico para a beleza que ajuda na saúde dos olhos. Opte por peixes de água fria, como salmão, cavala, arenque, sardinha e truta. Inclua também na dieta espinafre, linhaça, soja e sementes de cânhamo e de abóbora (para mais informações, consulte o Capítulo 1).

- **EVITE AÇÚCAR.** Sabe-se há muito tempo que altos níveis de glicose associados com diabetes são nocivos ao cristalino. Atualmente, cientistas já comprovaram que mesmo quem não tem diabetes coloca os olhos em risco se consome regularmente carboidratos, que aumentam rapidamente os níveis de glicose. Um artigo de 2007, publicado no *American Journal of Clinical Nutrition*, concluiu que uma dieta de alto índice glicêmico aumenta significativamente o risco de degeneração macular relacionada à Idade em pessoas que não sofrem de diabetes (veja "Mordida da Beleza: Açúcar Escondido" no Capítulo 3)

Alimentação que alivia o olho seco

É difícil estar bela e radiante se os olhos dão a sensação de lixas! Nada como olho seco para aniquilar um olhar matador. Essa doença crônica afeta milhões de pessoas, especialmente as mulheres. Eis alguns sintomas: sensação de secura e coceira, irritação, visão embaçada, sensibilidade à luz e sensação de que há algo nos olhos. Eles podem ficar secos porque não se produzem lágrimas suficientes ou porque as lágrimas produzidas se evaporam surpreendentemente rápido. Algumas causas comuns de olho seco são ar-condicionado, calefação, fumaça de cigarro, altitudes elevadas, uso prolongado de computador, dirigir por longos períodos, lente de contato e exposição a fenômenos ambientais como vento, poeira e alérgenos. Algumas medicações, como anti-histamínicos, diuréticos, anticoncepcionais via oral e alguns antidepressivos, podem causar olho seco. Outras causas são idade, mudanças hormonais em virtude da menopausa e algumas doenças.

MITO DA BELEZA

Cenoura melhora a visão

Seus óculos estão atrapalhando o seu estilo? Você já está cansada de procurar lentes de contato no chão? Então pode começar a comer mais cenoura, mas não jogue fora os óculos ou as lentes. O consumo de cenoura não faz com que não seja mais necessário o uso de óculos nem corrige a miopia ou a hipermetropia. Com toda franqueza, cenoura não melhora a visão. No entanto, o betacaroteno das cenouras ajuda a manter os olhos saudáveis porque o organismo o converte em vitamina A, que é especialmente boa para a saúde desse órgão. A vitamina A na retina também ajuda a prevenir cegueira noturna (a inabilidade de enxergar no escuro). É comum achar que ela é transformada em betacaroteno no fígado, mas também é convertida no próprio olho, pelas células do epitélio pigmentado da retina. A presença desse caminho alternativo sugere que o organismo não quer se arriscar quando se trata de manter um fornecimento constante de vitamina A para proteger os olhos.

Se você sempre recorre a colírios para aliviar os olhos, consulte um oftalmologista antes que o problema evolua. Olho seco pode se tornar tão sério que ler, dirigir, trabalhar e outras atividades ficam difíceis ou impossíveis.

Nutrientes da beleza relacionados a olho seco

Deficiência de vitamina A pode causar olho seco. Uma dieta típica dos norte-americanos apresenta quantidades apropriadas de vitamina A, mas é possível apresentar problemas para absorver os nutrientes dos alimentos ingeridos ou não estar consumindo alimentos suficientes que contenham retinol ou betacaroteno. Aumentar o consumo de alimentos integrais e naturais, ricos em retinol e betacaroteno, fornecerá ao corpo bastante vitamina A — excelente para a beleza. Muitas pessoas tomam suplementos de vitamina A, mas, em grandes quantidades, ela pode se acumular no organismo em níveis tóxicos.

> ## MITO DA BELEZA
>
> ### Olho roxo? Coloque um pedaço de carne crua em cima!
>
> Segundo essa crença, as "enzimas" da carne ajudam a curar o olho roxo. Mas será mesmo verdade?
>
> Não existem provas científicas que demonstrem a eficácia de um pedaço de carne crua para curar olho roxo. Na verdade, carne crua pode fazer mais mal do que bem, pois contém bactérias potencialmente perigosas que costumam ser muito nocivas, ainda mais em áreas sensíveis, como os olhos.
>
> O que a carne crua tem de bom é a temperatura: fria — o que reduz o inchaço (nada tem a ver com enzimas terapêuticas nem nenhuma outra propriedade mágica da carne crua). O melhor a fazer é colocar gelo, uma compressa fria ou até mesmo um saco de legumes congelados (envoltos por um pano limpo) durante as primeiras 24 horas para amenizar o hematoma e o inchaço.

Se, além de olhos secos, você tem pele seca e unhas quebradiças, é possível que não esteja consumindo bastante ácido graxo ômega-3, que ajuda a manter a pele hidratada. Um estudo publicado no *American Journal of Nutrition* descobriu que a alta ingestão de ômega-3 ajuda a proteger contra o olho seco. No estudo, mulheres que apresentaram os maiores níveis de ômega-3 na dieta tinham 20 por cento menos de chances de sofrer da síndrome do olho seco quando comparado com aquelas com os níveis mais baixos desses ácidos graxos essenciais. Além disso, as mulheres que consumiam pelo menos cinco porções de atum por semana tinham 68 por cento de risco reduzido de sofrer de olho seco, quando comparado com aquelas que só ingeriam uma porção de atum por semana. O alto consumo de ácidos graxos ômega-6, encontrados em muitos alimentos processados, óleos para salada e carnes, pode aumentar o risco de apresentar síndrome do olho seco.

Olheiras, fora! A dieta para combatê-las

Na véspera de uma sessão de fotos, as celebridades se comportam direitinho, porque nada afeta tanto o rosto como uma farra intensa na noite anterior. Inchaço nos olhos pode enviar uma série de mensagens, desde "ontem foi a melhor noite da minha vida" até "eu estava chorando no banheiro, me deixem em paz".

Inchaço nos olhos pode ser causado por retenção de líquido decorrente da ingestão de sal ou problemas comuns como falta de sono, alergia e congestão nasal. Também pode estar associado a problemas de saúde mais sérios, como pressão alta, insuficiência cardíaca, doenças de fígado e problemas renais. As mulheres estão mais suscetíveis à retenção de líquidos na semana que antecede a menstruação. Terapia de reposição de estrógeno e pílula anticoncepcional podem fazer o corpo reter água.

Ter ou não círculos escuros ao redor dos olhos depende de cada pessoa. Muita gente simplesmente herda essa característica; pode ser uma herança genética! Pele clara e translúcida pode realçar as veias azuis sob os olhos, fazendo a área parecer mais escura. Às vezes, isso faz parte do processo natural de envelhecimento, mas, em alguns casos, uma pessoa fica pálida por não ter dormido o bastante ou por problemas de saúde, como anemia. Círculos escuros em volta dos olhos também podem ser causados por desidratação, perda de peso repentina e tabagismo.

Minha Dieta da Beleza intensifica a circulação na pele e evita qualquer inchaço causado pela alimentação. E você ostentará olhos brilhantes e luminosos, sem a presença de qualquer círculo escuro ao redor deles!

RAIOS X DA DIETA DA BELEZA

Para olhos luminosos e brilhantes

Se o seu rosto estiver inchado em função da retenção de líquido, eis algumas mudanças a serem feitas na dieta que podem ajudar:

- **BEBA BASTANTE ÁGUA.** Limitar a ingestão de líquidos não evita a retenção. Fornecer muita água ao organismo ajuda o corpo a eliminá-la.
- **USE E ABUSE DO CHÁ VERDE.** Essa bebida da beleza é uma fonte de cafeína, que atua como diurético.
- **EVITE ALIMENTOS RICOS EM SÓDIO.** Uma dieta rica em sal aumenta o nível de sódio no sangue e nos fluidos corporais. Nesse ambiente, as células retêm mais água e aumentam. Eis alimentos ricos em sal:
  1. ¼ (sopa) missoshiro: 2.516mg
  2. 1 colher (chá) de sal: 2.346mg
  3. 1 lata de anchova: 1.651mg
  4. 1 colher (sopa) de molho de soja: 1.029mg
  5. 1 picles de pepino médio: 833mg
  6. ½ xícara de molho de tomate em lata: 738mg
  7. 1 colher (sopa) de molho teriyaki: 690mg
  8. 30g de carne suína defumada: 404mg
  9. Alimentos processados, *fast-foods* e sopas enlatadas: a quantidade varia.

Nutrição para olhos brilhantes, radiantes e luminosos 195

- **INGIRA BASTANTES VITAMINAS DO COMPLEXO B.** Elas podem ajudar a reduzir a retenção de líquidos. As vitaminas do Complexo B atuam em conjunto no organismo, então consuma uma grande variedade de alimentos para se certificar de que está ingerindo todas elas. Entre os 10 Melhores Alimentos da Beleza, a melhor fonte de tiamina (B_1) e biotina (B_7) está nas nozes; a melhor fonte de riboflavina (B_2) e de ácido pantotênico (B_5) vem do iogurte; a melhor fonte de niacina (B_3) encontra-se no salmão selvagem; a melhor fonte de folato (B_9) é oferecida pelo espinafre; e a melhor fonte de cobalamina (B_{12}) — que é proveniente somente de fontes animais — está na ostra. Espinafre, nozes e salmão são ótimas fontes de piridoxina (B_6).

Como manter os olhos abertos — ou fingir

Eis algumas dicas e truques para manter os olhos brilhantes e em alerta, mesmo quando não estiver disposta.

- A maioria das pessoas acorda com os olhos inchados. O inchaço geralmente desaparece à medida que nos aprontamos para enfrentar o dia. Se você não quer, de jeito nenhum, acordar com os olhos inchados, tente dormir com travesseiros que mantenham a cabeça elevada.
- Para ajudar a eliminar as linhas escuras sob os olhos, use e abuse do sono da beleza.
- Para evitar rugas, não passe longos períodos na frente da televisão ou do computador. Evite qualquer atividade que estresse os olhos ou force a vista. Para amenizar linhas já existentes, durma com uma fita sobre elas.

- Use óculos escuros. O sol forte faz com que você force os olhos e contribui para a criação de rugas; além disso, os raios UV são nocivos para os olhos e para a pele delicada em volta deles.
- Relaxe. Encontrar formas de relaxar, além de reduzir os círculos escuros, é muito benéfico para a aparência em geral (consulte o Capítulo 8).
- Aplique substâncias calmantes nos olhos, como chá verde, camomila, pepino, hamamélis, gingko biloba e aloe vera. Eis um medicamento caseiro: embeba saquinhos (chá) de camomila em água gelada até ficarem bastante frios; esprema a água e coloque os saquinhos sobre os olhos entre 15 e vinte minutos. Uma alternativa é usar fatias de pepino frio ou simplesmente um pano frio. Tanto a compressa fria quanto o relaxamento vão ajudar na aparência.
- Faça as sobrancelhas de forma que o arco se abra na área acima dos olhos. No entanto, não redesenhe as sobrancelhas que a natureza deu a você.
- Use um hidratante específico para a área dos olhos. Alguns contêm clareador de pele, enquanto outros alegam retrair os capilares. Manter a pele hidratada diminui as rugas.
- **TRACE OS OLHOS, MAS DE FORMA QUE OS FAÇA PARECER MAIORES.** Não use somente uma cor; experimente uma cor mais escura em cima e uma mais clara na região de baixo.

Conselho de Quem Sabe: Dicas de maquiagem para olhos lindos

Minha amiga Giella produz uma linha personalizada de cosméticos para a loja de departamento de luxo Henri Bendel, em Nova York. Pedi a ela conselhos sobre maquiagem para realçar os olhos, especialmente quando a questão é se livrar das olheiras. A seguir, apresento suas preciosas palavras:

Usar corretivo nas olheiras é sempre um desafio. Eis algumas regras: cores claras dão um olhar mais marcante e as cores escuras amenizam. É importante encontrar a combinação exata entre cores claras e escuras para disfarçar as olheiras. Normalmente, os corretivos são claros demais, o que deixa os círculos mais aparentes. Uma dica é misturar as duas cores: uma cor de tom de pêssego para apagar o azulado da pele e outro que seja mais claro para iluminar os olhos.

Sempre use pincel para misturar os corretivos. Fica muito mais fácil para controlar o processo. Pincel sintético proporciona a sensação da seda mais a firmeza das cerdas sintéticas. O pincel também aquece o corretivo na aplicação, tornando-a mais fácil. É possível aplicar com muita leveza utilizando a ponta do pincel, ou você pode usar a lateral para alcançar uma área maior. Lembre-se: use corretivo somente quando necessário. Por exemplo, pode ser que você não precise aplicar em toda a área. Às vezes, basta passar no canto dos olhos. Após aplicar o corretivo com o pincel, toque de leve e repetidamente com o dedo até a aplicação desaparecer. Não esfregue.

A importância da vitamina A para a beleza

Ingestão recomendada

MULHERES	HOMENS
700 RE (2.333 UI)	900 RE (3.000 UI)

A vitamina A é um hidratante natural para a pele. Também é muito importante para ossos, dentes, cabelo e unhas saudáveis.

A forma ativa da vitamina A (palmitato de retinol, uma forma de armazenamento do retinol) é encontrada somente em fontes animais. No entanto, o betacaroteno é o precursor da vitamina A, sendo um composto vegetal com propriedades antioxidantes. O organismo pode converter betacaroteno em vitamina A. Embora seja possível tomar suplementos (não exceda a quantidade de 10 mil UI por dia; além disso, preste atenção se estiver tomando algum medicamento derivado da vitamina A, especialmente se estiver pensando em engravidar), não é possível haver dose excessiva de betacaroteno.

Cinco alimentos que são ótimas fontes naturais de vitamina A

Fígado bovino, 85g	9.196 ER
Fígado de frango, 85g	4.211 ER
Queijo cheddar, 30g	86 ER
Ovo, 1 cozido	84 ER
Queijo suíço, 30g	65 ER

Cinco alimentos que são ótimas fontes naturais de betacaroteno (Que o corpo converte em vitamina A)

Abóbora, cozida, 1 xícara	5.382 ER
Batata-doce, assada com casca	2.487 ER
Cenoura, crua, 1 média	2.025 ER
Manga, 1 média	805 ER
Espinafre, cozido, ½ xícara	737 ER

ER = equivalente de retinol

A textura da pele pode tornar as olheiras mais profundas Se a pele estiver seca ou desidratada, os olhos parecem muito mais velhos, então mantenha a área protegida e hidratada. Use óleos hidratantes com propriedades anti-inflamatórias para o cuidado da pele:

- Óleo de semente de uva é um excelente cicatrizante que contém ácido linoleico, um ácido graxo essencial. É um hidratante de cor verde-clara, mais leve e de melhor absorção que a maioria. Uma boa opção para quem é alérgico a sementes oleaginosas.
- Outro óleo ótimo é o de avestruz; é natural e tem propriedades anti-inflamatórias e hidratantes. O produto é obtido da gordura de avestruz da Austrália. O óleo de avestruz também contém ácidos graxos essenciais.
- O óleo de kukui é extraído das sementes de uma árvore cultivada nas Ilhas do Pacífico. Essa rara planta havaiana contém altas quantidades de ácidos graxos essenciais para a manutenção da saúde da pele. É leve e facilmente absorvido pela pele; não é oleoso.
- O óleo de abacate lubrifica e hidrata a pele e é uma riquíssima fonte de vitamina E. Ele tem a mais alta taxa de absorção de todos os óleos vegetais, o que o torna uma excelente base para a preparação da pele. Além disso, é antibacteriano.
- Há muito tempo o óleo de soja tem sido usado na culinária, mas, nos últimos tempos, ganhou popularidade em suas aplicações cosméticas, como em sabonetes, manteiga corporal, protetor labial, protetor corporal, cremes e loções para o rosto etc.
- Manteiga de soja é uma delícia para a pele. É possível usá-la sozinha ou misturá-la com outro corretivo. É um material macio, por isso é melhor de se espalhar.

Se você tem tendência a apresentar inchaço nos olhos, experimente guardar corretivos e cremes na geladeira. O frio ajuda a reduzir a inflamação.

Um novo pó iluminador que está no mercado é feito a partir de *Phyllanthus emblica*, ou groselha indiana. É mais útil quando se trata de hiperpigmentação. Pode ser incluído nos cremes para os olhos ou nos corretivos para clarear os círculos escuros em volta deles. Há um clareamento significativo após oito ou dez semanas de uso.

O estilo de vida da Dieta da Beleza ⑧

Boa forma — se viesse num frasco,
Todo mundo teria um corpo lindo.
— *Cher*

Até agora, dividi com você os melhores conselhos para manter a pele limpa e lisa, ter cabelos sedosos, deslumbrantes e volumosos, ostentar unhas fortes, longas e simétricas, proteger o sorriso saudável e brilhante e cuidar dos olhos radiantes e luminosos. Pesquisei os mais recentes estudos científicos para oferecer a você conselhos provados e recomendados para intensificar sua beleza natural dos pés à cabeça. Forneci informações vitais sobre nutrição e, no capítulo a seguir, estão planos de refeição específicos que oferecem muitos lanches deliciosos e refeições de dar água na boca, sendo que todos fazem uso dos 10 Melhores Alimentos da Beleza. Se você está lendo este livro do início ao fim e seguir a minha Dieta da Beleza, vai começar a ver mudanças maravilhosas na sua aparência de dentro para fora, e em apenas quatro semanas.

Contudo, adotar hábitos nutricionais que fazem bem para a saúde e a beleza é apenas parte da jornada. A Dieta da Beleza não estaria completa sem mencionar alguns outros aspectos da vida diária que têm papel importante na aparência e na forma como você se sente. Estou falando sobre a sua força de vontade de desafiar fisicamente o corpo e a capacidade de aliviar as tensões dos diversos fatores estressantes que nos rodeiam. Então, além de apresentar a você os melhores alimentos e nutrientes a serem consumidos para obter o máximo de beleza, acredito ser pertinente falar sobre os fatores referentes ao estilo de vida que afetam a aparência, inclusive as atividades físicas e os comportamentos que promovem e mantêm a beleza e a saúde. Eis os melhores segredos para um estilo de vida que traz à tona toda a sua verdadeira beleza! (Testei e comprovo todos eles!)

Em forma e fabulosa

Como uma mulher preocupada com a beleza, você provavelmente está superligada nas mudanças que vêm ocorrendo em seu corpo nos últimos anos. Talvez ele tenha-se adaptado à vida adulta com certa flacidez (e o seu parceiro descreve o seu corpo como "fofinho"). Talvez tenha adquirido as sempre temidas celulites em lugares nunca antes imaginados. Se você tem esses pensamentos infelizes, então pare para pensar sobre as transformações que não costumam ser vistas — as mudanças que surtem efeito sobre a saúde em geral. Para ter tudo — ser confiante, ter mais energia, usufruir dos benefícios antienvelhecimento e obter um corpo mais saudável e mais bonito —, é estritamente necessário incluir exercícios físicos na mistura.

Os benefícios dos exercícios para a saúde e a beleza

Além de oferecer inúmeros benefícios à beleza, exercício físico melhora a postura, o equilíbrio e a coordenação. Ser elegante é uma parte importante de ser atraente! Exercício físico também queima calorias, ajuda a manter o peso e a ficar bonita (consulte a seção "Queimando caloria com exercício"). O organismo requer certa quantidade de energia para suas funções vitais, mas, quando obtém o necessário, o restante é apenas caloria em excesso, que é armazenada como gordura, a não ser que seja queimada. A musculação é muito importante porque desenvolve os músculos e, como os músculos são o tecido ativo com maior atividade metabólica no organismo, quanto mais músculos tiver, mais calorias vai queimar — mesmo que esteja apenas sentada. A prática de exercício físico ajuda a manter o peso, a ficar linda, a combater a obesidade e todos os problemas de saúde que costumam surgir, como doença cardíaca, diabetes e câncer.

O corpo mais saudável e mais bonito é apenas uma das dimensões dos benefícios da prática do exercício físico. A outra dimensão se encontra no estado de espírito. Exercício pode melhorar o humor, além de ser uma ótima forma de lidar com o estresse. Pesquisas provaram que a prática de exercício físico eleva os níveis de serotonina (substância química cerebral responsável pelos sentimentos de calma e relaxamento), garantindo melhora instantânea. Apenas meia hora de exercício aeróbico de moderado a intenso (praticado entre 60 e 75 por cento de frequência cardíaca máxima) provou melhorar significativamente o humor e a energia. A prática de exercício físico também estimula as endorfinas, outro neurotransmissor que garante alívio da dor natural e sensação de bem-estar geral.

Queimando caloria com exercício

O número de calorias queimadas em diversas atividades depende de diversos fatores, como peso da pessoa, duração e intensidade do exercício. A seguir, apresento alguns números para alguém que pesa 68kg, durante vinte minutos de certa atividade. Observação: esses números devem ser usados apenas como estimativa, pois as técnicas podem variar muito.

Andar de bicicleta (moderado)	191
Andar de bicicleta (ergométrica, intenso)	250
Andar de patins	286
Atividade sexual	31
Boliche	71
Boxe (socos no saco de pancadas)	143
Caiaque	119
Caminhar (moderado, 5km/h)	79
Caminhar (rápido, 6km/h)	119
Correr (8km/h)	191
Dançar (na boate)	107
Dançar (dança de salão, valsa)	71
Dançar (dança moderna, jazz, sapateado, balé)	114
Esfregar o chão (com as mãos, de joelhos)	90
Esqui (*downhill*)	119
Esqui (*crosscountry*, velocidade moderada)	191
Ioga (alongamento)	60
Jardinagem	95
Levar as compras de mercado escada acima	179
Natação (rápido e intenso)	238

Natação (moderado)	167
Passar aspirador	83
Pular corda, rápido	286
Step (esteira)	214
Tênis (single)	191

Dados obtidos no site bodybuilding.com.

Descobrindo diversão na atividade física

Exercitar-se não tem de significar infinitas horas de dor e tédio. Aliás, pode ser algo muito divertido! Quem faz o exercício é *você*, então seu dever é personalizá-lo como faz com a decoração de sua casa ou com o seu casamento. A seguir, apresento atividades que acredito serem as melhores para promover a beleza *e* satisfazer o desejo de se divertir.

MITO DA BELEZA

Musculação deixa as mulheres com músculos grandes

Algumas mulheres têm medo de musculação porque não querem ficar com músculos grandes. Eu, inclusive, admito que evitava pegar peso com medo de ficar musculosa demais. Porém, após fazer algumas pesquisas, descobri que isso é um mito: treinamento de força só resulta num corpo de fisiculturista para quem quer. Normalmente, as mulheres não têm testosterona em quantidade suficiente para criar músculos gigantescos. Malhar com pesos e elásticos para exercícios de resistência é extremamente benéfico

> para as mulheres porque temos menos músculos e ossos do que os homens, por natureza, e porque vamos perdendo os dois à medida que envelhecemos. Portanto, é uma das melhores coisas que podemos fazer para neutralizar essas mudanças inevitáveis. No geral, o treinamento de força é uma maneira ótima de ficar bonita e tonificada enquanto se alivia o estresse. Depois de superar o medo de pegar peso, posso dizer que meus braços estavam lindos no vestido de noiva!

Dançando freneticamente

Existem tantos tipos de dança que com certeza um será perfeito para você. Dança do ventre? Dança irlandesa? Dança moderna? Balé? Jazz? A dança de salão se tornou muito popular com o meu programa de televisão favorito — *Dança dos Famosos*!

Onde quer que haja música, há dança. Então, pode começar a arrasar na pista para queimar calorias, tonificar os músculos, melhorar a circulação, ficar de bom humor e ter muita energia. Dançar pode aumentar a força, a resistência e a flexibilidade, além de aliviar o estresse e dar espaço para ser criativa.

Dançar pode ser conveniente e acessível, da forma como quiser. Você pode frequentar aula particular de dança de salão (eu e meu marido, David, frequentamos) ou simplesmente ligar o som e requebrar.

Dançar três vezes por semana por vinte minutos garante benefícios cardiovasculares. Se o objetivo é perder peso, é necessário arrasar na pista por mais tempo. Há vários tipos de danças que garantem a boa forma; portanto, para garantir a diversão, escolha mais de um

Exercícios para a mente: ioga e tai chi

Nos últimos dez anos, ioga e tai chi estabeleceram o crescimento de seu próprio nicho dentro do mundo fitness, chamado *exercícios para a mente*. Essas atividades ficaram tão populares que fazem parte da programação diária das academias de ginástica. O porquê de tantas mulheres serem vistas carregando uma esteira de ioga sob o braço em pleno sábado é exercitarem o corpo enquanto relaxam a mente.

A ioga não é uma moda que vai passar. Aliás, tem mais de 5 mil anos. Por causa de sua natureza delicada, ela é indicada para a maioria dos adultos de qualquer idade ou estado físico. Quando praticada com regularidade, adeptos percebem os efeitos físicos, emocionais e talvez até espirituais da ioga.

Se você explora o mundo da ioga, já deve saber que não existe apenas uma modalidade. Há inúmeras práticas diferentes, e cada uma prioriza um grupo de benefícios. A Hatha Yoga, a mais popular nos países ocidentais, prioriza a respiração e a postura. Outros tipos podem privilegiar outros objetivos, como relaxamento, intuição ou cura. Porém, seja qual for a modalidade, os três princípios primordiais da ioga — exercício, respiração e meditação — ajudam os praticantes a alcançar seus objetivos. Para descobrir qual modalidade é ideal para você, vá direto para o grupo de ioga mais perto da sua casa e experimente.

Se você é iniciante, aconselho a fazer aulas introdutórias. É uma boa ideia primeiro aprender o que é "cachorro olhando para cima" antes de escutar sobre essa posição em plena prática! Participei de uma oficina preparatória na minha academia favorita, no meu bairro, a New York Yoga. Foi uma ótima oportunidade para aprender as inúmeras posições e receber feedback construtivo

Tai chi é indicado para qualquer pessoa que queira se movimentar com muita força, graça e naturalidade, desde adolescentes até idosos. Esse método antigo chinês de movimento não tem impacto. Incorpora movimentos suaves enquanto trabalha o equilíbrio do corpo.

Os movimentos do tai chi são feitos de maneira devagar, uniforme e com atenção. Os chineses comparam o movimento a tirar a seda do casulo: puxe com firmeza que o fio sai; se puxar rápido ou devagar demais, o fio quebra. No tai chi, o corpo está sempre em movimento, mas totalmente sob controle enquanto permanece flexível e relaxado. A prática do tai chi vinte minutos por dia pode aliviar o estresse, aumentar a flexibilidade, desenvolver a força e fortalecer o corpo, sem suadeira.

Pilates

As pessoas geralmente me perguntam como mantenho a forma. Fico feliz de responder: "Pilates!" Os exercícios de Pilates esculpem o corpo de dançarinos há anos. O método foi criado no início do século XX pelo boxeador alemão e amante de exercício físico Joseph Pilates. Ele desenvolveu uma série de movimentos físicos que — aliados à atenção a padrões de respiração — alongam, fortalecem e equilibram o corpo. Ele também inventou um equipamento singular que desafia o corpo e dá apoio durante os exercícios especiais. O sistema Pilates é formado por uma sequência de exercícios a serem realizados numa ordem específica. Os feitos no solo são chamados de *mat* e são complementados pelos realizados no equipamento. No Pilates, os exercícios são feitos com precisão meticulosa e com poucas repetições, somente maximizando os efeitos da atividade pela forma como os exercícios são executados, e não pelo número de repetições.

A primeira coisa que o instrutor dirá a você é que o Pilates não é somente uma série de exercícios, e sim um caminho para o desenvolvimento da consciência corporal. O método do Pilates tem sido descrito como uma forma inteligente de exercício — uma abordagem holística à mente, ao corpo e ao espírito que oferece benefícios múltiplos.

Minha instrutora de Pilates, Tara Bridger, me disse na primeira seção que o foco do Pilates está no núcleo do corpo ou "casa de força" — abdome posterior, músculos da coluna lombar, quadris e glúteos — e depois se estende ao exterior para o restante do corpo, garantindo equilíbrio, força, postura e movimento eficiente. Também oferece força para a parte superior, por toda a coluna, além de dar apoio aos demais ligamentos e músculos. Também presta atenção específica ao fortalecimento dos músculos da coluna cervical que levam os ombros para baixo e abrem o peito. Quando os exercícios são praticados com precisão e atenção, a pessoa aprende a sentir seus desequilíbrios e a ver como o corpo compensou isso durante anos. Tara me explicou que o Pilates corrige essas fraquezas, aperfeiçoa a forma como o corpo funciona e o ensina a se lembrar de seu alinhamento natural e de se mover da forma mais segura e mais eficiente, tirando proveito de sua energia. Em geral, os benefícios são uma coluna forte e flexível, força do núcleo, aumento do tônus muscular, maior flexibilidade, melhor alinhamento, mais concentração, melhora da circulação, redução do estresse, mais energia e o benefício que mais senti durante as sessões: melhora da postura. Quando se reaprende qual é a postura correta (segundo Tara, todo mundo começa com ela), nossa presença se torna mais forte e mais atraente, fazendo com que pareçamos e, consequentemente, nos sintamos mais confiantes.

O Pilates desenvolve uma barriga seca e forte, e cria músculos contínuos e sem gordura, mas sem deixá-los grandes ou inflados. Como? Porque o sistema foi desenvolvido para estender e alongar os músculos à medida que os fortalece. O Pilates afinou minha cintura e tonificou meus glúteos e coxas. Também definiu os músculos internos da coluna, assim como os que estão em volta dela e os dos braços. No geral, dá a aparência e a sensação de que o corpo é forte, firme, vibrante e bonito por natureza. Tara me disse que o Pilates tem mais de quinhentos exercícios (ainda não aprendi todos!). Apesar de todo o método fortalecer o centro e tonificar o corpo, o sistema permite garantir atenção específica a qualquer parte que requeira mais cuidado, pois cada corpo é diferente.

Conselho de Quem Sabe: Como encontrar o instrutor de pilates correto para você

Pedi a opinião de Tara Bridger sobre como encontrar um instrutor de pilates. Ela é instrutora certificada de pilates e especialista no método ensinado por Romana Kryzanowska, pupila de Joseph Pilates.

Como o título "pilates" pode ser usado para descrever qualquer tipo de exercício que engloba algum aspecto do método Pilates original, é melhor tirar um tempo para encontrar uma escola legítima, séria e segura, com instrutores bem conceituados.

O método original, desenvolvido e difundido por Joseph Pilates, é praticado atualmente em escolas por pessoal treinado por Romana com o método original. Joseph Pilates escolheu Romana Kryzanowska, antes de morrer, em 1967, para levar seu legado. Hoje, Romana está na casa dos 80 e continua ensinando por todos os Estados Unidos. Continua a ser a base do método, ensinado por instrutores que foram diretamente treinados por ela ou por algum descendente direto do método. Muitos ramos do Pilates alteraram ou mesclaram o sistema original e inseriram novos exercícios e técnicas que não são Pilates tecnicamente. O método original e seus seguidores apresentam um padrão altíssimo da prática.

Levando para o lado mais pessoal, você deve procurar uma atmosfera em que se sinta à vontade e um instrutor cuja personalidade e abordagem funcionem bem com seu jeito. Você prefere aulas individuais, sem a presença de outros praticantes? Ou se sente mais à vontade com outras pessoas praticando junto? Algumas escolas são grandes e podem acomodar muitas aulas individuais de uma só vez, enquanto em outras você pode encontrar um ambiente que se assemelha mais a um *spa*. Você prefere homem ou mulher? Uma voz animada, gentil ou doce? Alguém com qualidades de "treinador" rígido, pronto para pressionar quando necessário? Encontrar o melhor instrutor para você é um processo de tentativa e erro. Recomendo experimentar algumas pessoas diferentes primeiro. Também pode ser bom trabalhar com mais de uma pessoa numa base contínua para adquirir perspectivas diferentes. Cada um tem um olho diferente, apesar de todos deverem estar ensinando a mesma técnica. Você saberá quando encontrar a pessoa certa. Confie em seus instintos!

Perceba as aulas mais profundamente. Compreenda que, para se beneficiar ao máximo do Pilates, você deve praticar todo o sistema, que envolve equipamentos (Reformer, Cadillac, Wunda Chair etc.) além do solo. Cuidado com academias que oferecem aulas em grupo usando equipamento, especialmente o Reformer. Não é possível ensinar Pilates com segurança no Reformer a grupos com mais três pessoas. A existência de grupos maiores implica que o sistema foi altamente modificado de sua forma original para ser ensinado em grupos.

É imprescindível receber instrução individual e vivenciar todo o sistema antes de mergulhar em uma turma grande — tanto por razões de segurança quanto em relação à eficiência da atividade. Turmas grandes combinam pessoas com diferentes níveis de força, tipos de corpo distintos e limitações particulares. Se não há como pagar o valor das aulas individuais de forma contínua, invista numa série de cinco a dez sessões individuais e depois se junte às turmas (e recicle com aulas individuais uma vez por mês) ou experimente praticar em duplas ou trios, pois essa alternativa garante atenção individual por consideravelmente menos dinheiro.

Certifique-se de que o instrutor siga com rigor as normas de segurança. O sistema Pilates deve ser sempre ensinado por um instrutor que siga a política de "segurança em primeiro lugar". Se o equipamento é usado de maneira errada ou se o praticante se esforça além da capacidade, pode haver lesões.

Para beleza interior e exterior: não se estresse tanto

Uma vida bela por dentro e por fora começa com uma alimentação saudável, a inclusão dos 10 Melhores Alimentos da Beleza e a prática de exercícios na rotina diária. Há apenas mais uma parte da vida que merece atenção. Também é necessário amenizar o estresse — fator inevitável na vida que é prejudicial à saúde e arruína o comportamento calmo e sereno. Além da prática de atividade física, descanso e relaxamento são essenciais para estar bonita e se sentir bem. Quanto mais relaxada estiver, melhor se sentirá e mais bonita estará.

A tensão é a inimiga da beleza

Todas nós sabemos que o estresse agrava problemas de pele, como acne, e que se sentir constantemente cansada e preocupada envelhece a aparência. Porém, por muitos anos, não havia explicações científicas para a conexão entre corpo e mente. Quando, em 2004, um estudo publicado em *Proceedings of the National Academy of Sciences* mostrou haver conexão entre sentir-se estressado e aparentar ter mais idade, parecia óbvio demais, mas foi um grande impacto no meio científico. O estudo comparou marcadores biológicos entre um grupo de mulheres que cuidavam de filhos com doença crônica e outro de controle de mulheres com filhos saudáveis. Descobriu-se que, quanto mais tempo a mulher passou cuidando do filho, menor era a duração dos telômeros (capas de proteína de DNA dos cromossomos que são reduzidas cada vez que uma célula se divide), menor era a atividade telomerásica (enzima que protege os telômeros) e maior era o estresse oxidativo. Além disso, os telômeros das mulheres com maior estresse psicológico *consciente* — em ambos os grupos — experienciaram o equivalente a aproximadamente dez anos de envelhecimento adicional, quando comparados com os de mulheres dos dois grupos que apresentavam os níveis mais baixos de estresse.

O estresse pode contribuir para o aparecimento de rugas e agravar problemas de pele como eczema e acne. Os efeitos do estresse podem surgir no rosto, como também em todo o corpo! Se você comeu uma caixa de bombom sem nem perceber, pode saber que há um elo entre ter ansiedade e comer.

Tenha momentos de relaxamento na vida

As pessoas com vida muito ocupada não se permitem ter longos períodos de relaxamento, seja diária, semanal ou mensalmente. Contudo, o mais importante não é a duração do período de tempo que você incorpora o relaxamento em sua rotina. O essencial é tirar tempo para relaxar, mesmo que seja breve, mas regularmente.

Vale qualquer coisa que permita você espairecer e se sentir calma e em paz. Além de dançar e ter aulas de pilates, vou apresentar a você algumas das minhas atividades favoritas para amenizar o estresse.

CRIE UM AMBIENTE DE RELAXAMENTO EM CASA. Muitos *spas* têm um espaço de relaxamento para permanecer antes e depois dos tratamentos. É uma ótima ideia para se ter em casa também. Não precisa ser um cômodo especialmente transformado para isso — pode ser um espaço no quarto, por exemplo —, mas o importante é possuir uma área em casa devotada somente ao relaxamento. Eis algumas ideias: coloque no cantinho uma cadeira muito confortável ou um futon, coloque um dimmer na luz, sempre tenha velas em mãos — ou faça o que gostar ou achar relaxante, pois será a oportunidade para aliviar a tensão e a ansiedade. O essencial é não ter muitos estímulos exteriores. Esqueça o celular e o computador: é o momento de desacelerar e deixar a cabeça livre de distrações e coisas estressantes.

MEDITE. Meditação é uma ótima forma de relaxamento, especialmente se estiver sob muito estresse. Pesquisas revelaram que meditação pode reduzir a frequência cardíaca e a pressão, e até mesmo melhorar o desempenho cognitivo. Eis alguns fatores importantes a considerar quando for meditar: encontrar um lugar confortável, relaxar os músculos e concentrar-se em uma coisa, seja a respiração, um objeto (uma flor ou pintura) ou até mesmo uma imagem mental. Você pode visualizar um lugar sereno, como um jardim secreto, ou se imaginar numa praia no Caribe e até, quem sabe, no topo de uma montanha. Meditar, ainda que seja por dez minutos, é suficiente para surtir um efeito benéfico sobre o nível de estresse. O importante é ficar concentrada e não deixar nenhuma distração ou pensamento invadir a mente. Inicialmente, pode ser difícil; e também requerer muito tempo e prática. Ficar atenta é o segredo.

OUÇA SUA MÚSICA FAVORITA. Ouvir um som que acalma pode ser muito relaxante — e tempos lentos, em especial, podem induzir um estado de espírito calmo. A música tranquila pode desacelerar a respiração e a frequência cardíaca, abaixar a pressão e relaxar a tensão nos músculos. Isso pode fazer muito bem especialmente quando estiver se preparando para um dia de trabalho muito cansativo, se o carro tiver enguiçado em pleno trânsito ou se você estiver deitada na cama tentando espairecer e livrar a mente de pensamentos estressantes. Terapia musical provou ser útil para diminuir a ansiedade relacionada a procedimentos médicos: um estudo recente realizado na Temple University descobriu que indivíduos que ouviam música durante a colonoscopia necessitaram de menos sedação durante o exame do que aqueles que não escutavam suas músicas preferidas.

FAÇA UMA MASSAGEM. Massagem é uma ótima maneira de aliviar a tensão e, com a inclusão de óleos de aromaterapia, pode ser particularmente benéfica. Um estudo recente descobriu que enfermeiras que trabalham no pronto-socorro dos hospitais apresentaram redução no nível de estresse utilizando massagem com aromaterapia. O estudo, publicado no *Journal of Clinical Nursing*, descobriu que pelo menos 50 por cento dos funcionários de pronto-socorro sofriam de ansiedade moderada a severa. Contudo, esse número foi reduzido para 8 por cento ao receberem 15 minutos de massagem com aromaterapia enquanto escutavam música. Apesar de preferível, não é necessária uma hora inteira de massagem para sentir os efeitos positivos.

TOME UM BANHO QUENTE. A temperatura elevada relaxa os músculos — e tomar um banho quente pode ser calmante para a mente também. Pegue seus sais de banho e sabonetes favoritos, um travesseiro próprio para banheira e decore o ambiente com velas. Você pode até criar um *spa* domiciliar ao incorporar tratamentos como esfoliação facial na rotina.

TIRE FÉRIAS. Mesmo estando de folga, é difícil relaxar se estiver cercada pelos fatores estressantes de sempre: pilhas de contas a pagar, consertos a serem feitos em casa, compras a fazer e todas as outras obrigações da vida cotidiana que fazem sua lista de tarefas se estender por duas páginas. Para fugir das preocupações do dia a dia, é preciso sair do ambiente que a cerca! Para a maioria das pessoas, o ideal são férias num lugar quente, especialmente com praia de areia branca. Por outro lado, pode ser que você sempre tenha sonhado em ir para o Alasca. Não importa a preferência — acampar no meio do mato ou se hospedar em um hotel de luxo —, faça o que você achar rejuvenescedor. Sempre que possível, dê uma fugidinha para relaxar.

O sono da beleza

Esse nome — "sono da beleza" — tem um porquê! Um sono profundo, sossegado e descansado pode ajudar a ficar saudável, perder peso, estar mais atenta, melhorar a concentração, aumentar a produtividade, melhorar o humor — e garantir que você acorde deslumbrante. Já reparou que acordamos mais bonitas e nos sentimos melhor quando despertamos após uma boa noite de sono?

O sono é o momento de o corpo consertar os danos causados pelo desgaste do dia a dia, bem como pela exposição ao sol, estresse, doenças e assim por diante. Durante o sono, o corpo se concentra na regeneração das células e na manutenção e formação de ossos, músculos e outros tecidos. Esse tipo de reparação também pode ocorrer quando se está acordada, mas o sono permite que o corpo mergulhe em seu restabelecimento sem ter de dividir sua energia em formas diferentes. É durante o sono que recarregamos o sistema imunológico e reequilibramos as substâncias no cérebro. Além disso, subconscientemente processamos os eventos do dia e até ponderamos os problemas — às vezes até produzindo ideias fantásticas no meio da noite. Ao deparar com um problema, é sempre bom "dormir com ele".

Durma para ficar magra

Pesquisadores desvendaram uma conexão interessante entre sono e peso. Quem não dorme o suficiente corre alto risco de comer demais — não porque falte força de vontade, e sim porque os hormônios atuam contra a pessoa nesse caso. Você já passou uma noite em claro, seguida por um dia em que não conseguia parar de beliscar? Bem-vinda aos efeitos dos hormônios leptina e grelina.

Leptina e grelina atuam juntas para controlar a sensação de fome. A grelina é produzida no trato gastrointestinal e estimula o apetite. A leptina é produzida pelo tecido adiposo e envia ao cérebro o sinal de saciedade. Pesquisas mostram que, quando não dormimos o suficiente, os níveis de leptina diminuem. Em consequência, elas não garantem a sensação de saciedade normal depois de comer. A falta de sono também faz com que os níveis de grelina subam, o que estimula o apetite. Aliás, pesquisadores descobriram que pessoas que dormem menos de sete horas por noite tendem a estar acima do peso.

Dois estudos — o primeiro, realizado na University of Chicago, em Illinois, o segundo, na Stanford University, na Califórnia — fizeram muitas revelações sobre a leptina e a grelina. No estudo realizado em Chicago, os pesquisadores submeteram 12 homens saudáveis, por volta dos 20 anos, a dois dias sem dormir, seguidos por duas noite com dez horas de sono em casa. Os médicos monitoraram os níveis de hormônio, apetite e atividade. Após duas noites sem sono, o nível de leptina dos participantes (o supressor de apetite) diminuiu, e o nível de grelina (o estimulante de apetite) aumentou. Apresentaram grande apetite e muita vontade de comer, especialmente alimentos com muito açúcar, muito sal ou alimentos fonte de amido. Os pesquisadores ficaram surpresos ao descobrirem que os níveis dos hormônios podem ser tão afetados, ainda mais num período de tempo tão curto.

No estudo na Stanford University, em torno de mil voluntários informaram a quantidade de horas de sono diário. Então, os pesquisadores observaram os níveis de grelina e leptina, assim como o peso. O estudo revelou que quem dormia menos que oito horas por noite, além de ter níveis mais baixos de leptina e níveis mais altos de grelina, também apresentava níveis altos de gordura corporal. Mais especificamente, havia um aumento de 4 por cento no índice de massa corporal quando o sono caía de oito para cinco horas — descoberta que pode representar uma diferença de 10kg!

Vencendo a insônia

Acordar com cara inchada e olheira é consequência infeliz da insônia. Se você enfrenta problemas para ter o sono da beleza, experimente as seguintes dicas:

- **TOME UM BANHO QUENTE.** Entrar debaixo do chuveiro, sentir a água quente caindo no corpo e depois se deitar na cama calmamente... Pode ser isso que o corpo precisa para dormir. Se estiver com tempo, o banho de banheira — com água quente, velas aromáticas e sais de banho — é ainda mais relaxante.
- **ABRA A JANELA.** Ar fresco e temperatura agradável no quarto garantem as melhores condições para o sono. Se precisar se aquecer mais, compre um edredom bem aconchegante, mas deixe a temperatura do ar fresca.
- **FIQUE CONFORTÁVEL.** O tipo de colchão e travesseiro que você mais gosta ajuda a se sentir confortável na mesma hora. Poucas coisas são mais irritantes do que tentar dormir num colchão velho e surrado com um travesseiro ruim.
- **ESCREVA NUM PAPEL SUAS PREOCUPAÇÕES ANTES DE SE DEITAR.** Tente esvaziar a mente das preocupações ao colocar tudo no papel antes de apagar as luzes. Se tiver alguma solução ou ideia brilhante, também as escreva. Assim, você não terá de ficar se lembrando que precisa se lembrar de algo.

- **PROGRAME A HORA DE DORMIR.** O corpo reage a uma rotina regular. A mente pode reclamar, mas o organismo será muito grato por você se deitar e acordar na mesma hora todos os dias, mesmo nos fins de semana.
- **FECHE AS CORTINAS.** Os olhos sabem que horas são e enviam uma mensagem diurna/noturna diretamente para a glândula pineal, no cérebro. Quando os olhos sentem a escuridão, a glândula pineal produz melatonina, e você fica com sono. Por outro lado, quando há luz, o corpo sabe que é hora de ação. É por isso que, se virar a noite, é como se dessem corda em você mais uma vez quando o sol nasce na manhã seguinte, mesmo que não tenha dormido nada. Certifique-se de que o quarto está escuro para ajudar o organismo a produzir a melatonina necessária.
- **ESCONDA O RELÓGIO.** Um relógio grande e iluminado pode deixar você estressada e ansiosa sobre o tempo que está passando enquanto você não prega o olho. Cubra o relógio para você não ficar obcecada pelas horas.
- **CORTE A CAFEÍNA.** Para algumas pessoas, mesmo uma pequena quantidade de cafeína de manhã cedo pode causar problemas para dormir 12 horas depois. Se você tem sensibilidade à cafeína, mantenha distância de café, chá cafeinado, chocolate e refrigerante. Se não sabe se cafeína representa um problema para você, tente eliminar alimentos e bebidas cafeinados por uma semana e veja se o sono melhorou.
- **EVITE BEBIDAS ALCOÓLICAS.** Uma taça de vinho pode facilitar na hora de dormir, mas beber antes de se deitar aumenta as chances de acordar no meio da noite. Se você gosta de tomar um drinque à noite, provavelmente melhora se limitar a apenas uma bebida alcoólica no jantar.

O estilo de vida da Dieta da Beleza   221

- **JANTE CEDO.** Muita comida antes de se deitar pode causar inchaço e desconforto, tornando difícil pegar no sono ou ter um sono ininterrupto. Além disso, a gordura tem uma digestão mais longa e pode causar inchaço no meio da noite. Deitar-se agrava a azia; e a própria azia dificulta pegar no sono e você pode acordar no meio da noite sentindo desconforto. Evite comer muito no jantar e espere pelo menos duas horas para se deitar.
- **EVITE COMIDAS MUITO CONDIMENTADAS.** Comidas condimentadas podem causar azia, o que dificulta pegar no sono porque causa desconforto a noite toda. Cuidado com pimenta, curry, entre outros.
- **EXERCITE-SE DIARIAMENTE.** Praticar exercícios logo antes de se deitar pode dificultar pegar no sono, pois acorda o organismo, aumenta a temperatura corporal e o metabolismo, e pode fazer com que você se sinta mais desperta. É preferível finalizar a atividade física pelo menos duas horas antes de se deitar. Em geral, a prática regular de exercício físico facilita na hora de dormir e contribui para um sono mais profundo. Contudo, exercício esporádico ou logo antes de dormir dificulta a chegada do sono. A melhor coisa a fazer para ajudar a dormir à noite é se exercitar no fim da tarde.
- **NÃO FUME.** Segundo à National Sleep Foundation (Fundação Nacional do Sono), novas provas sugerem que o tabagismo pode ter um impacto negativo no sono. Pesquisadores da Johns Hopkins University comparou os resultados do eletroencefalograma entre dois grupos: um de fumantes e outro de não fumantes. Descobriram que fumantes têm menos tempo de sono profundo, especialmente na parte inicial da noite, e é mais provável que não se sintam descansados quando acordam. A nicotina de produtos de tabaco é um estimulante e contribui para dificuldades de sono.

- **FAÇA UM LANCHINHO ANTES DE DORMIR.** Um copo de leite quente 15 minutos antes de se deitar acalma o sistema nervoso. Leite contém cálcio, que atua diretamente nos nervos e os faz (e a você também) se sentirem relaxados. Também pode experimentar tomar uma xícara de chá quente. É fácil encontrar misturas especiais de chá que ajudam a dormir.
- **VEJA SE SOFRE DE APNEIA DO SONO.** Se sente que não dorme bem ou se seu parceiro anda percebendo que você ronca ou acorda repetidas vezes porque não consegue respirar, vá a uma clínica do sono para ver se sofre de apneia do sono. Esse distúrbio interfere na capacidade de ter uma boa noite de sono. Quando tratada, você vai dormir muito melhor e ter mais energia — e muita gente afirma ter conseguido perder peso mais fácil.

Agora que está munida com as minhas dicas de nutrição e estilo de vida para se sentir e estar fabulosa, está na hora de pôr tudo em prática. Para começar, vire a página para dar início à minha deliciosa Dieta da Beleza!

O plano de refeição da Dieta da Beleza ⑨

Bem-vinda à Dieta da Beleza! Cada café da manhã, almoço, jantar e lanche da beleza deste plano de refeição de quatro semanas contém pelo menos um dos 10 Melhores Alimentos da Beleza. Ao seguir este planejamento, você pode maximizar a ingestão dos nutrientes da beleza enquanto se delicia com receitas supergostosas! Tenho certeza de que você degustará a variedade de sabores das diferentes refeições e lanches, mas o melhor de tudo é que não precisará se preocupar com a barriguinha, pois cada plano diário tem, em média, 1.500 calorias para que você mantenha o peso. Se você seguir a minha Dieta da Beleza corretamente, pode esperar para ver melhora na aparência em apenas quatro semanas.

Os cardápios da Dieta da Beleza formam um plano de refeição de quatro semanas, o qual você pode seguir por 28 dias consecutivos. As receitas de café da manhã, almoço, jantar e lanches aparecem separadamente depois dos cardápios das quatro semanas e estão em ordem alfabética. Você tem toda liberdade de misturar e combinar as receitas da semana como desejar. Contanto que use receitas da mesma semana, a média semanal refletirá a análise nutricional do plano de cada uma. Após as quatro, sinta-se livre para reiniciar a Dieta da Beleza com as refeições e os lanches da beleza da primeira semana.

Acredito que os cardápios garantirão a abordagem mais saborosa e segura para consumir sua quota diária de nutrientes da beleza, mas saiba que você pode usar os 10 Melhores Alimentos da Beleza para criar as próprias refeições e lanches. Se optar por essa abordagem mais flexível, recomendo incluir os 10 Melhores Alimentos da Beleza em todas as três refeições e nos dois lanches da beleza, todos os dias. Além disso, certifique-se de que a ingestão calórica diária permanece em torno de 1.500 calorias.

Aproveite a Dieta da Beleza — e todos os benefícios glamourosos que a acompanharão!

A Dieta da Beleza Cardápio da Semana 1 (Dias 1-7)

SEGUNDA-FEIRA

- **CAFÉ DA MANHÃ:** mexido de clara de ovo, espinafre e queijo feta sobre uma fatia de pão integral torrado; 1 xícara de iogurte natural de baixa gordura com ½ xícara de frutas vermelhas
- **ALMOÇO:** frango grelhado com limão sobre salada verde com molho de iogurte com endro
- **JANTAR:** camarão mediterrâneo, tomate e brócolis sobre espaguete integral
- **LANCHE DA BELEZA 1:** 30g de nozes picantes; 1 copo (240ml) de leite semidesnatado
- **LANCHE DA BELEZA 2:** 30g de chocolate amargo (60 por cento de cacau)

TERÇA-FEIRA

- **CAFÉ DA MANHÃ:** Smoothie de Frutas Vermelhas; um muffin inglês integral com 2 colheres (sopa) de manteiga de amendoim
- **ALMOÇO:** wrap de manga, cebola-roxa, abacate, espinafre e siri; um copo de 240mL de leite semidesnatado
- **JANTAR:** salmão assado com ervas com salada quente de tomate-cereja e cuscuz integral
- **LANCHE DA BELEZA 1:** homus de feijão-branco com cinco minicenouras e um kiwi
- **LANCHE DA BELEZA 2:** panna cotta de iogurte de mirtilo

QUARTA-FEIRA

- **CAFÉ DA MANHÃ:** torrada francesa recheada com ricota, kiwi e pêssego
- **ALMOÇO:** sopa de batata-doce e alho-poró, ½ pão árabe integral com 90g de peru fatiado, alface, tomate e mostarda
- **JANTAR:** espetinho de halibute grelhado e legumes; 2 xícaras de salada seleta com 1 colher (chá) de azeite extravirgem e 1 colher (chá) de vinagre balsâmico
- **LANCHE DA BELEZA 1:** iogurte de framboesa e amêndoas
- **LANCHE DA BELEZA 2:** smoothie de romã e mirtilo

QUINTA-FEIRA

- **CAFÉ DA MANHÃ:** duas fatias de pão integral torrado com 30g de cream cheese light e duas fatias de tomate; 240mL de leite semidesnatado
- **ALMOÇO:** salada de frango ao curry sobre miniespinafre; ¼ de xícara de amêndoas
- **JANTAR:** caldo de ostra com salada verde e baguete integral
- **LANCHE DA BELEZA 1:** shake de banana e nozes

- **LANCHE DA BELEZA 2:** 1 xícara de frutas vermelhas; 30g de chocolate amargo (60 por cento de cacau)

SEXTA-FEIRA

- **CAFÉ DA MANHÃ:** um muffin inglês integral com 2 colheres (sopa) de manteiga de amendoim; 1 copo (240mL) de leite semidesnatado; ½ xícara de mirtilo
- **ALMOÇO:** sanduíche de salada de lagosta com molho cremoso de iogurte
- **JANTAR:** espetinho de frango com molho de pepino e iogurte e cuscuz de tomate-cereja
- **LANCHE DA BELEZA 1:** granita de laranja e oxicoco com raspas de chocolate amargo
- **LANCHE DA BELEZA 2:** salada de fruta de kiwi e melão com calda de gengibre e mirtilo

SÁBADO

- **CAFÉ DA MANHÃ:** aveia cozida com leite, frutas vermelhas e nozes
- **ALMOÇO:** wrap de rosbife, rúcula e tomate; 1 copo (120mL) de leite semidesnatado
- **JANTAR:** salmão picante com brócolis assado
- **LANCHE DA BELEZA 1:** delícia de iogurte de bordo
- **LANCHE DA BELEZA 2:** fondue de chocolate amargo com morango; 1 copo (240mL) de leite semidesnatado

DOMINGO

- **CAFÉ DA MANHÃ:** clara de ovo mexida, com cheddar e tomate e fatias de kiwi; 1 copo (240mL) de leite semidesnatado
- **ALMOÇO:** sopa picante de cenoura e batata-doce; uma fatia de pão de 7 grãos

O plano de refeição da Dieta da Beleza

- **JANTAR:** frango assado ao limão e alcachofra com espinafre ao alho
- **LANCHE DA BELEZA 1:** 30g de queijo parmesão; 30g de nozes picantes
- **LANCHE DA BELEZA 2:** parfait de iogurte preto e azul

MÉDIA DIÁRIA PARA A SEMANA 1

1.440 calorias; 98g de proteína; 160g de carboidratos; 23g de fibra, 48g de gordura; 12g de gordura saturada; 0 gordura trans; 189mg de colesterol; 2.064mg de sódio; 1.006mg de cálcio; 3g de ácido graxo ômega-3

A Dieta da Beleza Cardápio da Semana 2 (Dias 8-14)

SEGUNDA-FEIRA

- **CAFÉ DA MANHÃ:** 1 xícara de cereal integral com ½ xícara de mirtilo e ½ xícara de leite semidesnatado
- **ALMOÇO:** salada de Ação de Graças do ano todo
- **JANTAR:** salmão assado com nozes com purê de batata-doce com leitelho e cebolinha e brócolis assado
- **LANCHE DA BELEZA 1:** smoothie de baunilha e laranja
- **LANCHE DA BELEZA 2:** arroz-doce cremoso com cereja e chocolate

TERÇA-FEIRA

- **CAFÉ DA MANHÃ:** parfait de iogurte de morango e framboesa
- **ALMOÇO:** wrap de homus e legumes grelhados; 2 kiwis fatiados
- **JANTAR:** halibute cítrico asiático com arroz integral e espinafre ao alho

A Dieta da Beleza

- **LANCHE DA BELEZA 1:** smoothie de gengibre e mirtilo
- **LANCHE DA BELEZA 2:** banana congelada com cobertura de chocolate amargo

QUARTA-FEIRA

- **CAFÉ DA MANHÃ:** duas fatias de pão integral torrado com 30g de cream cheese light, 30g de salmão defumado, duas fatias de tomate e 2 colheres (sopa) de cebola-roxa bem picada
- **ALMOÇO:** salada grega de atum e espinafre com molho de iogurte com endro
- **JANTAR:** frango guisado com frutas secas sobre cuscuz de nozes torradas
- **LANCHE DA BELEZA 1:** iogurte de framboesa e limão
- **LANCHE DA BELEZA 2:** 1 xícara de mirtilo; 30g de queijo parmesão

QUINTA-FEIRA

- **CAFÉ DA MANHÃ:** iogurte de mirtilo e banana
- **ALMOÇO:** salada de bruschetta e alcachofra
- **JANTAR:** cauda de lagosta ao alho e ervas com risoto de espinafre e ervilha
- **LANCHE DA BELEZA 1:** 30g de chocolate amargo (60 por cento de cacau); 1 xícara de frutas vermelhas
- **LANCHE DA BELEZA 2:** montinho de tomate, mozarela e manjericão

SEXTA-FEIRA

- **CAFÉ DA MANHÃ:** mexido de clara de ovo com cheddar e tomate e fatias de kiwi com duas fatias de pão integral torrado
- **ALMOÇO:** pizza de pão árabe com legumes assados e medalhões de queijo de cabra com ervas

O plano de refeição da Dieta da Beleza 229

- JANTAR: camarão, batata-doce e legumes ao curry sobre arroz jasmim de coco e limão
- LANCHE DA BELEZA 1: salada de fruta tropical de kiwi com calda de baunilha e limão
- LANCHE DA BELEZA 2: 30g de nozes picantes; 1 copo (240mL) de leite semidesnatado

SÁBADO

- CAFÉ DA MANHÃ: mingau de aveia com canela, frutas secas e nozes torradas
- ALMOÇO: frango marinado com limão e coentro com salada de tomate, feijão-preto e milho assado
- JANTAR: salmão grelhado com molho de manga e kiwi e "fritas" de batata-doce grelhada
- LANCHE DA BELEZA 1: iogurte doce e picante
- LANCHE DA BELEZA 2: chocolate amargo mexicano quente e rápido

DOMINGO

- CAFÉ DA MANHÃ: fritada de tomate e cebolinha com bacon de Peru
- ALMOÇO: panini de ricota, espinafre, cebola-roxa, abobrinha e presunto
- JANTAR: ostra na concha com mignonette de tomate fresco, salada verde e baguete integral
- LANCHE DA BELEZA 1: delícia de iogurte de bordo
- LANCHE DA BELEZA 2: delícia de mirtilo, gengibre e pêssego; 1 copo (240mL) de leite semidesnatado

MÉDIA DIÁRIA PARA A SEMANA 2

1.494 calorias; 95g de proteína; 175g de carboidratos; 25g de fibra, 50g de gordura; 15g de gordura saturada; 0 gordura trans; 218mg de colesterol; 2.279mg de sódio; 1.021mg de cálcio; 3g de ácido graxo ômega-3

A Dieta da Beleza Cardápio da Semana 3 (Dias 15-21)

SEGUNDA-FEIRA

- **CAFÉ DA MANHÃ:** panqueca integral de mirtilo; 1 copo (240mL) de leite semidesnatado
- **ALMOÇO:** sanduíche de frango grelhado com pesto de manjericão e nozes e mozarela
- **JANTAR:** salmão assado com mostarda com vagem assada e chalota
- **LANCHE DA BELEZA 1:** iogurte de amora
- **LANCHE DA BELEZA 2:** pretzels com cobertura de chocolate amargo

TERÇA-FEIRA

- **CAFÉ DA MANHÃ:** ovo cozido *à la Florentine*; 1 xícara de frutas vermelhas
- **ALMOÇO:** siri doce e picante e salada de kiwi
- **JANTAR:** tênder de frango com nozes crocantes e mistura de batata-doce
- **LANCHE DA BELEZA 1:** frozen yogurt e chá verde
- **LANCHE DA BELEZA 2:** 30g de nozes picantes; 1 copo (240mL) de leite semidesnatado

O plano de refeição da Dieta da Beleza

QUARTA-FEIRA

- **CAFÉ DA MANHÃ:** 1 xícara de cereal integral com ½ xícara de mirtilo e ½ xícara de leite semidesnatado
- **ALMOÇO:** hambúrguer de peru califórnia com molho cremoso de iogurte de abacate
- **JANTAR:** macarrão cabelo de anjo com camarão e salada de miniespinafre e cogumelo fatiado
- **LANCHE DA BELEZA 1:** pêssego assado com recheio de migalhas de nozes
- **LANCHE DA BELEZA 2:** shake de kiwi

QUINTA-FEIRA

- **CAFÉ DA MANHÃ:** muffin inglês integral assado com cream cheese de baixa gordura com uvas-passas, nozes e canela; 1 copo (240mL) de leite semidesnatado
- **ALMOÇO:** sopa de tortilha de frango com espinafre
- **JANTAR:** posta de atum grelhado sobre salada de macarrão confete
- **LANCHE DA BELEZA 1:** iogurte de mel
- **LANCHE DA BELEZA 2:** sorbet de limão com calda de mirtilo fresco

SEXTA-FEIRA

- **CAFÉ DA MANHÃ:** taco picante especial com molho de tomate
- **ALMOÇO:** salada de macarrão com mozarela, tomate-cereja, alcachofra e frango
- **JANTAR:** ostra primavera; 2 xícaras de salada de folhas com 1 colher (chá) de azeite de oliva extravirgem e 1 colher (sopa) de suco de limão fresco
- **LANCHE DA BELEZA 1:** shake de banana e nozes
- **LANCHE DA BELEZA 2:** kiwi crocante com cobertura de chocolate amargo

232 A Dieta da Beleza

SÁBADO

- **CAFÉ DA MANHÃ:** parfait de iogurte preto e azul
- **ALMOÇO:** sopa de tomate grelhado; ½ pão árabe integral com 120g de atum em conserva, alface, tomate e um pouco de suco de limão fresco
- **JANTAR:** escalope de peru grelhado com relish doce e picante de mirtilo e oxicoco com purê de batata-doce com leitelho e cebolinha
- **LANCHE DA BELEZA 1:** 30g de nozes picantes, 30g de queijo parmesão
- **LANCHE DA BELEZA 2:** morango com cobertura de chocolate amargo

DOMINGO

- **CAFÉ DA MANHÃ:** omelete de espinafre; iogurte de banana
- **ALMOÇO:** salada de camarão fresco frutado com molho de iogurte; uma fatia de pão de 7 grãos
- **JANTAR:** salmão picante com cozido de soja verde (edamame)
- **LANCHE DA BELEZA 1:** homus de feijão-branco com 1 xícara de cenoura em tiras e 1 xícara de aipo em tiras
- **LANCHE DA BELEZA 2:** 30g de chocolate amargo (60 por cento de cacau) com ½ xícara de frutas vermelhas; 1 copo (240mL) de leite semidesnatado

MÉDIA DIÁRIA PARA A SEMANA 3

1.500 calorias; 106g de proteína; 171g de carboidratos; 23g de fibra, 48g de gordura; 14g de gordura saturada; 0 gordura trans; 290mg de colesterol; 2.061mg de sódio; 1.035mg de cálcio; 3g de ácido graxo ômega-3

A Dieta da Beleza Cardápio da Semana 4 (Dias 22-28)

SEGUNDA-FEIRA

- **CAFÉ DA MANHÃ:** parfait de iogurte de morango e framboesa
- **ALMOÇO:** hambúrguer de salmão com gengibre e molho teriyaki
- **JANTAR:** frango assado com alecrim e alho-poró com tomates ao forno
- **LANCHE DA BELEZA 1:** 30g de nozes picantes; 1 copo (240mL) de leite semidesnatado
- **LANCHE DA BELEZA 2:** milk-shake de baixa gordura de chocolate duplo

TERÇA-FEIRA

- **CAFÉ DA MANHÃ:** um muffin inglês integral com 2 colheres (sopa) de manteiga de amendoim; 1 copo (240mL) de leite semidesnatado
- **ALMOÇO:** sanduíche de pão árabe com tortinha de siri e molho picante de iogurte
- **JANTAR:** salada doce e crocante de camarão e espinafre
- **LANCHE DA BELEZA 1:** granola com nozes e cereja com iogurte
- **LANCHE DA BELEZA 2:** sopa de fruta de melão e kiwi

QUARTA-FEIRA

- **CAFÉ DA MANHÃ:** aveia cozida com leite, frutas vermelhas e nozes
- **ALMOÇO:** caesar salad de salmão com tomate e molho cremoso de iogurte

- **JANTAR:** ostra assada florentine com salada verde
- **LANCHE DA BELEZA 1:** figos picados com calda de iogurte de mel e amêndoas tostadas; 1 copo (240mL) de leite semidesnatado
- **LANCHE DA BELEZA 2:** 30g de chocolate amargo (60 por cento de cacau); ½ xícara de frutas vermelhas

QUINTA-FEIRA

- **CAFÉ DA MANHÃ:** sanduíche muito fácil para o café da manhã com ½ xícara de mirtilo e morango
- **ALMOÇO:** bisque de batata-doce com camarão e salada de espinafre
- **JANTAR:** frango marinado grelhado com abacaxi e rum sobre salada de batata-doce grelhada com espinafre ao alho
- **LANCHE DA BELEZA 1:** smoothie de frutas vermelhas; 30g de nozes picantes
- **LANCHE DA BELEZA 2:** banana congelada com cobertura de chocolate amargo

SEXTA-FEIRA

- **CAFÉ DA MANHÃ:** 1 xícara de cereal integral com ½ xícara de mirtilo e ½ xícara de leite semidesnatado
- **ALMOÇO:** sopa de ervilha e espinafre com siri; uma fatia de pão de 7 grãos
- **JANTAR:** perca grelhada com fritada de ervilha e espinafre ao limão
- **LANCHE DA BELEZA 1:** smoothie de amora, kiwi e manga
- **LANCHE DA BELEZA 2:** brownie de chocolate amargo com 1 copo (240mL) de leite semidesnatado

SÁBADO

- **CAFÉ DA MANHÃ:** waffle integral com compota de maçã e uva-passa e iogurte de baunilha
- **ALMOÇO:** sanduíche prensado de cebola caramelizada, espinafre, maçã e peru
- **JANTAR:** fajitas de camarão defumado com tortilhas integrais
- **LANCHE DA BELEZA 1:** 30g de nozes picantes, 30g de queijo parmesão
- **LANCHE DA BELEZA 2:** maçã com pistache e cobertura de chocolate amargo

DOMINGO

- **CAFÉ DA MANHÃ:** fritada de queijo de cabra, abobrinha e batata-doce; 1 copo (240mL) de leite semidesnatado
- **ALMOÇO:** salada de frango grelhado com mirtilo sobre espinafre com molho balsâmico de mel
- **JANTAR:** salmão no vinho branco com aspargos assados em vinagre balsâmico
- **LANCHE DA BELEZA 1:** iogurte de mirtilo e banana
- **LANCHE DA BELEZA 2:** chocolate quente de laranja e chocolate

MÉDIA DIÁRIA PARA A SEMANA 4

1.457 calorias; 101g de proteína; 156g de carboidratos; 23g de fibra, 52g de gordura; 14g de gordura saturada; 0 gordura trans; 283mg de colesterol; 1.796mg de sódio; 1.019mg de cálcio; 3,7g de ácido graxo ômega-3

A Dieta da Beleza Café da Manhã

AVEIA COZIDA COM LEITE, FRUTAS VERMELHAS E NOZES

½ xícara de leite desnatado

2 ½ xícaras de água

¼ colher (chá) de sal

1 xícara de aveia

1 xícara de frutas vermelhas, como mirtilo, framboesa e morango, picados

¼ de xícara de nozes, tostadas e picadas

Numa frigideira média, ferva o leite, a água e o sal. Adicione a aveia, abaixe o fogo, cubra e deixe cozinhar, mexendo de vez em quando, até amolecer, em torno de vinte minutos. Por cima de cada porção, coloque ¼ de frutas vermelhas sortidas e 1 colher (sopa) de nozes.

RENDIMENTO: 4 porções
(em torno de ¾ de xícara de aveia cozida cada)

VALORES NUTRICIONAIS POR PORÇÃO: 214 calorias; 8,5g de proteína; 34g de carboidratos; 6g de fibra; 3,6g de açúcares; 7,4g de gordura; 1g de gordura saturada; 0 gordura trans; 0 colesterol; 162mg de sódio; 63mg de cálcio; 0,7g de ácido graxo ômega-3; 72 UI de vitamina A; 11,5mg de vitamina C; 0,2mg de vitamina E; 2mg de ferro; 0,3mg de zinco

MEXIDO DE CLARA DE OVO COM CHEDDAR E TOMATE E FATIAS DE KIWI

8 claras de ovos grandes

¼ de colher (chá) de sal kosher

¼ de colher (chá) de pimenta-do-reino, moída na hora

2 colheres (chá) de água

Óleo em spray

¼ de xícara de queijo cheddar, ralado

⅓ de xícara de tomate, em cubos

2 colheres (sopa) de cebolinha fresca, picada

4 kiwis, descascados e fatiados

Bata as claras em neve, com o sal, a pimenta e a água numa tigela pequena. Unte uma frigideira pequena não aderente com o óleo em spray e a aqueça em fogo médio. Coloque a mistura das claras e deixe cozinhar, mexendo até quase atingir o ponto. Adicione o queijo, o tomate e a cebolinha e deixe cozinhando até os ovos ficarem prontos e o queijo derretido. Divida os ovos e as fatias de kiwi igualmente nos quatro pratos.

RENDIMENTO: 4 porções (⅓ de ovo mexido e 1 kiwi cada)

VALORES NUTRICIONAIS POR PORÇÃO: 114 calorias; 10g de proteína; 13g de carboidratos; 2,5g de fibra; 7,8g de açúcares; 2,8g de gordura; 1,3g de gordura saturada; 0 gordura trans; 75mg de colesterol; 327mg de sódio; 83mg de cálcio; 0,03g de ácido graxo ômega-3; 290 UI de vitamina A; 74mg de vitamina C; 1,1mg de vitamina E; 0,4mg de ferro; 0,1mg de zinco

CREAM CHEESE DE BAIXA GORDURA COM UVAS-PASSAS, NOZES E CANELA

120g de cream cheese

½ colher (chá) de canela em pó

8 colheres (chá) de nozes, tostadas e picadas finamente

¼ de xícara de uva-passa

Misture o cream cheese com a canela, as nozes e as uvas-passas. Leve à geladeira.

238 A Dieta da Beleza

RENDIMENTO: 4 porções (2 colheres (sopa) cada)

VALORES NUTRICIONAIS POR PORÇÃO: 124 calorias; 4g de proteína; 11g de carboidratos; 1g de fibra; 6g de açúcares; 8g de gordura; 3g de gordura saturada; 0 gordura trans; 16mg de colesterol; 85mg de sódio; 45mg de cálcio; 0,5g de ácido graxo ômega-3; 194 UI de vitamina A; 0,4mg de vitamina C; 0,1mg de vitamina E; 1mg de ferro; 0,4mg de zinco

FRITADA DE QUEIJO DE CABRA, ABOBRINHA E BATATA-DOCE

1 colher (sopa) de azeite de oliva extravirgem
1 batata-doce média, descascada, fatiado fino
1 abobrinha pequena, cortada em rodelas finas
½ colher (chá) de sal kosher
¼ de colher (chá) de pimenta-do-reino, moída na hora
4 ovos
4 claras de ovo
1 colher (chá) de tomilho fresco, picado
2 colheres (sopa) de água
60g de queijo de cabra fresco, cortado em pequenos pedaços

Preaqueça o forno em 230°C. Aqueça em fogo médio o azeite numa frigideira média não aderente. Adicione a batata-doce e a abobrinha fatiadas de forma uniforme na frigideira e deixe cozinhar, sem mexer, por cinco minutos ou até a batata-doce adquirir uma coloração laranja forte e começar a ficar macia. Mexa, tempere com ¼ de colher (chá) de sal e pimenta e deixe cozinhar até a batata ficar macia e com uma coloração marrom-clara. Enquanto isso, numa tigela média, bata em neve os ovos, as claras, o restante do sal, o tomilho e a água. Jogue por cima da batata-doce e da abobrinha e deixe cozinhar até as bordas ficarem durinhas, por 5 minutos. Jogue o queijo de cabra uniformemente por cima da fritada, coloque no forno e deixe cozinhar até os ovos ficarem firmes. Deixe esfriar por 5 minutos e fatie.

RENDIMENTO: 4 porções (¼ de fritada cada)

VALORES NUTRICIONAIS POR PORÇÃO: 190 calorias; 13g de proteína; 8g de carboidratos; 1,3g de fibra; 3g de açúcares; 11g de gordura; 4g de gordura saturada; 0 gordura trans; 218mg de colesterol; 429mg de sódio; 64mg de cálcio; 0,1g de ácido graxo ômega-3; 6.414 UI de vitamina A; 7mg de vitamina C; 1,3mg de vitamina E; 1,7mg de ferro; 1mg de zinco

FRITADA DE TOMATE E CEBOLINHA COM BACON DE PERU

Óleo em spray
1 tomate médio, picado em cubos
3 ramos de cebolinha, cortada em pedaços (2,5cm)
4 ovos
4 claras de ovo
¼ de xícara de leite semidesnatado
¼ de colher (chá) de sal kosher
¼ de colher (chá) de pimenta-do-reino, moída na hora
8 fatias de bacon de peru ou peito de peru defumado, cozidas

Preaqueça o forno em 220°C. Aqueça em fogo médio uma frigideira média refratária não aderente com o óleo em spray. Adicione o tomate e a cebolinha e deixe fritar até ficaram totalmente aquecidos e parte do líquido do tomate ter evaporado, cerca de 5 minutos. Enquanto isso, bata os ovos, as claras, o leite, o sal e a pimenta até ficar uma mistura uniforme. Jogue por cima do tomate e da cebolinha até as bordas ficarem durinhas, em torno de três minutos. Transfira para o

240 A Dieta da Beleza

forno e deixe assar até ficar firme e dourado e os ovos prontos, entre 12 e 15 minutos. Deixe esfriar um pouco, retire da frigideira e corte em quatro. Sirva cada pedaço com duas fatias de bacon de peru.

RENDIMENTO: 4 porções
(¼ de fritada e duas fatias de bacon cada)

VALORES NUTRICIONAIS POR PORÇÃO: 216 calorias; 19g de proteína; 5g de carboidratos; 1g de fibra; 2,6g de açúcares; 13g de gordura; 4g de gordura saturada; 0 gordura trans; 240mg de colesterol; 904mg de sódio; 62mg de cálcio; 0,2g de ácido graxo ômega-3; 696 UI de vitamina A; 7mg de vitamina C; 1mg de vitamina E; 2mg de ferro; 2mg de zinco

IOGURTE DE BANANA

1 xícara de iogurte natural de baixa gordura
¼ de xícara de banana, fatiada
1 colher (sopa) de germe de trigo

Misture o iogurte com as fatias de banana numa pequena tigela. Salpique o germe de trigo.

RENDIMENTO: 1 porção

VALORES NUTRICIONAIS POR PORÇÃO: 215 calorias; 15g de proteína; 29g de carboidratos; 2g de fibra; 22g de açúcares; 4,7g de gordura; 2,6g de gordura saturada; 0 gordura trans; 15mg de colesterol; 172mg de sódio; 453mg de cálcio; 0,1g de ácido graxo ômega-3; 156 UI de vitamina A; 6mg de vitamina C; 1,2mg de vitamina E; 1mg de ferro; 3,4mg de zinco

IOGURTE DE MIRTILO E BANANA

1 xícara de iogurte natural de baixa gordura
1 banana pequena, fatiada
½ copo de mirtilo fresco

Misture o iogurte com as fatias de banana e o mirtilo numa pequena tigela.

RENDIMENTO: 1 porção

VALORES NUTRICIONAIS POR PORÇÃO: 286 calorias; 15g de proteína; 51g de carboidratos; 4,4g de fibra; 36g de açúcares; 4,4g de gordura; 2,5g de gordura saturada; 0 gordura trans; 15mg de colesterol; 173mg de sódio; 458mg de cálcio; 0,1g de ácido graxo ômega-3; 230 UI de vitamina A; 18mg de vitamina C; 0,6mg de vitamina E; 1mg de ferro; 2,5mg de zinco

MEXIDO DE CLARA DE OVO, ESPINAFRE E QUEIJO FETA SOBRE UMA FATIA DE PÃO INTEGRAL TORRADO

8 claras de ovo (em torno de 1 ⅓ de xícara)
¼ de colher (chá) de sal kosher
¼ de colher (chá) de pimenta-do-reino, moída na hora
2 colheres (chá) de água
Óleo em spray
1 xícara de miniespinafre ou folhas miúdas de espinafre
¼ de xícara de queijo feta, esmigalhado
4 fatias de pão integral, torrado

Bata as claras, o sal, a pimenta e a água numa tigela pequena até ficar em neve. Unte uma frigideira não aderente com o óleo em spray e a aqueça em fogo médio. Adicione a mistura de claras de ovo e deixe cozinhar, misturando até quase chegar ao ponto. Adicione o espinafre e o queijo feta e deixe acabar de cozinhar até as claras ficarem completamente cozidas e o espinafre, murcho. Sirva sobre a torrada.

RENDIMENTO: 4 porções (uma fatia cada)

VALORES NUTRICIONAIS POR PORÇÃO: 140 calorias; 13g de proteína; 14g de carboidratos; 3g de fibra; 2g de açúcares; 3g de gordura; 1,6g de gordura saturada; 0 gordura trans; 8mg de colesterol; 491mg de sódio; 88mg de cálcio; 0,03g de ácido graxo ômega-3; 255 UI de vitamina A; 1mg de vitamina C; 0,2mg de vitamina E; 1mg de ferro; 1mg de zinco

MINGAU DE AVEIA COM CANELA, FRUTAS SECAS E NOZES TORRADAS

1 xícara de leite semidesnatado
2 xícaras de água
¼ de colher (chá) de sal kosher
1 pau de canela (7cm)
1 xícara de aveia
½ xícara de frutas secas, como cereja, oxicoco e mirtilo
½ xícara de nozes, tostadas e picadas

Numa panela, ferva o leite, a água, o sal e a canela. Adicione a aveia e as frutas secas, abaixe o fogo, tampe e deixe cozinhar até amolecer, em torno de 20 minutos, mexendo de vez em quando para evitar que transborde. Remova o pedaço de canela antes de servir e salpique cada tigela com 2 colheres (sopa) de nozes picadas.

RENDIMENTO: 4 porções
(quase 1 xícara de aveia cozida cada)

VALORES NUTRICIONAIS POR PORÇÃO: 322 calorias; 11g de proteína; 42g de carboidratos; 6,3g de fibra; 13g de açúcares; 13g de gordura; 1,8g de gordura saturada; 0 gordura trans; 3mg de colesterol; 148mg de sódio; 116mg de cálcio; 1,4g de ácido graxo ômega-3; 501 UI de vitamina A; 0,2mg de vitamina C; 0,4mg de vitamina E; 2,4mg de ferro; 2,3mg de zinco

OMELETE DE ESPINAFRE

16 claras de ovo
2 colheres (sopa) de água
¼ de colher (chá) de sal kosher
¼ de colher (chá) de pimenta-do-reino, moída na hora
Óleo em spray
1 cebola, picada em pedaços bem pequenos
2 xícaras de miniespinafre ou folhas miúdas de espinafre, picado

Numa tigela média, bata as claras em neve com a água, o sal e a pimenta. Reserve. Unte uma frigideira grande não aderente com o óleo em spray e a aqueça em fogo médio. Adicione a cebola e deixe cozinhar até atingir uma textura macia, em torno de 3 a 5 minutos. Adicione o espinafre e deixe cozinhar até murchar, por mais um minuto. Adicione a mistura das claras e deixe cozinhar até as bordas estarem durinhas e a parte de cima não estar molenga, entre 4 e 5 minutos. Dobre ao meio e deixe no fogo por mais 2 minutos de cada lado. Corte em quatro e sirva.

RENDIMENTO: 4 porções (¼ de omelete cada)

VALORES NUTRICIONAIS POR PORÇÃO: 91 calorias; 15g de proteína; 5g de carboidratos; 1g de fibra; 3g de açúcares; 0,5g de gordura; 0 gordura

244 A Dieta da Beleza

saturada; 0 gordura trans; 0 colesterol; 354mg de sódio; 32mg de cálcio; 0,02g de ácido graxo ômega-3; 1.173 UI de vitamina A; 6,5mg de vitamina C; 0,3mg de vitamina E; 0,6mg de ferro; 0,2mg de zinco

OVO POCHÊ À LA FLORENTINE

Óleo em spray
4 xícaras de miniespinafre
¼ de xícara de leite semidesnatado
½ colher (chá) de amido de milho
¼ de xícara de queijo cheddar, ralado
2 colheres (chá) de vinagre branco destilado
4 ovos
2 muffins ingleses integrais, divididos ao meio e torrados
¼ de colher (chá) de sal kosher
¼ de colher (chá) de pimenta-do-reino, moída na hora

Unte uma panela com óleo em spray, aqueça-a em fogo médio e jogue o espinafre. Cozinhe até murchar, entre dois e três minutos, tire da panela e reserve. Adicione o leite e o amido de milho, mexendo sem parar até ficar uniforme e grosso. Reserve. Ferva uma panela média de água, adicione o vinagre e reduza a temperatura do fogo para ferver lentamente. Quebre os ovos e adicione um de cada vez. Deixe cozinhar até a gema estar firme mas ainda mole, em torno de cinco minutos. Tire do fogo e retire a água. Coloque por cima de cada metade do muffin o espinafre, 1 ovo cozido e o queijo. Tempere com sal e pimenta.

RENDIMENTO: 4 porções (½ muffin inglês, ¼ do espinafre cozido, 1 ovo e 2 colheres [sopa] de queijo cheddar cada)

O plano de refeição da Dieta da Beleza

VALORES NUTRICIONAIS POR PORÇÃO: 180 calorias; 12g de proteína; 16g de carboidratos; 3g de fibra; 4g de açúcares; 8g de gordura; 3g de gordura saturada; 0 gordura trans; 219mg de colesterol; 493mg de sódio; 209mg de cálcio; 0,1g de ácido graxo ômega-3; 2.689 UI de vitamina A; 7mg de vitamina C; 1,2mg de vitamina E; 2,5mg de ferro; 1,5mg de zinco

PANQUECA INTEGRAL DE MIRTILO

1 xícara de pó para panqueca
½ xícara de leitelho
1 ovo
⅓ de xícara de água
½ colher (chá) de raspas de caspa de limão
⅛ de colher (chá) de sal kosher
Óleo em spray
1 xícara de mirtilo
½ xícara de xarope de bordo

Numa tigela média, coloque a mistura para panqueca, o leitelho, o ovo, a água, as raspas de limão e o sal. Misture até ficar uniforme. Aqueça uma frigideira de tamanho médio não aderente com óleo em spray em fogo médio e vá colocando a mistura aos poucos, ¼ de cada vez. Quando as bordas da panqueca estiverem durinhas, após 3 minutos, jogue em torno de 2 colheres (sopa) de mirtilo na parte ainda mole da panqueca e vire. Deixe cozinhar por mais dois minutos. Repita com o restante da mistura. Sirva com o xarope de bordo.

RENDIMENTO: 4 porções (duas panquecas grandes cada)

VALORES NUTRICIONAIS POR PORÇÃO: 260 calorias; 7g de proteína; 52g de carboidratos; 3g de fibra; 31g de açúcares; 3g de gordura; 0,8g de gordura saturada; 0 gordura trans; 56mg de colesterol; 469mg de sódio; 147mg de cálcio; 0,03g de ácido graxo ômega-3; 89 UI de vitamina A; 4mg de vitamina C; 0,4mg de vitamina E; 2mg de ferro; 2mg de zinco

PARFAIT DE IOGURTE DE MORANGO E FRAMBOESA

1 xícara de morango, fatiado
1 xícara de framboesa
1 colher (sopa) de açúcar
1 ½ colher (chá) de extrato de baunilha
2 ⅔ de xícaras de iogurte natural de baixa gordura
8 colheres (chá) de germe de trigo

Misture o morango, a framboesa e o açúcar numa tigela média. Reserve por cinco a dez minutos, em temperatura ambiente, ou até as frutas soltarem o suco. Enquanto isso, misture o extrato de baunilha ao iogurte. Para montar cada parfait, coloque em camadas ⅓ de xícara de iogurte, 1 colher (chá) de germe de trigo, ¼ de xícara de frutas vermelhas e repita.

RENDIMENTO: 4 parfaits (1 parfait cada)

VALORES NUTRICIONAIS POR PORÇÃO: 159 calorias; 10,5g de proteína; 24g de carboidratos; 3,5g de fibra; 16g de açúcares; 3g de gordura; 1,7g de gordura saturada; 0 gordura trans; 10g de colesterol; 115mg de sódio; 313mg de cálcio; 0,1g de ácido graxo ômega-3; 93 UI de vitamina A; 32mg de vitamina C; 1mg de vitamina E; 1mg de ferro; 2,3mg de zinco

O plano de refeição da Dieta da Beleza

SANDUÍCHE MUITO FÁCIL PARA O CAFÉ DA MANHÃ

Óleo em spray
12 claras de ovo
¼ de colher (chá) de pimenta-do-reino, moída na hora
120g de queijo cheddar de baixa gordura, ralado
8 fatias de pão integral, torrado
4 fatias de bacon canadense, aquecido
8 fatias finas de tomate

Aqueça uma frigideira não aderente de tamanho médio com o óleo em spray em fogo médio. Adicione as claras de ovo, tempere com a pimenta e deixe cozinhar até as claras estarem firmes, em torno de 3 minutos. Adicione o queijo às claras firmes e deixe cozinhar até o queijo derreter. Divida as claras de ovo com queijo entre 4 fatias de pão e, por cima de cada, coloque uma fatia de bacon canadense, duas fatias de tomate e a segunda fatia de pão. Corte cada sanduíche ao meio e sirva.

RENDIMENTO: 4 porções (1 sanduíche cada)

VALORES NUTRICIONAIS POR PORÇÃO: 305 calorias; 32g de proteína; 28g de carboidratos; 5g de fibra; 4,5g de açúcares; 6g de gordura; 2,4g de gordura saturada; 0 gordura trans; 19mg de colesterol; 992mg de sódio; 196mg de cálcio; 0,1g de ácido graxo ômega-3; 311 UI de vitamina A; 4mg de vitamina C; 0,6mg de vitamina E; 2mg de ferro; 2mg de zinco

SMOOTHIE DE FRUTAS VERMELHAS

2 xícaras de morangos, cortados ao meio
½ xícara de framboesa
½ xícara de mirtilo

248   A Dieta da Beleza

2 colheres (sopa) de mel

½ colher (chá) de raspas de casca de limão

1 xícara de iogurte natural de baixa gordura

Misture todos os ingredientes e bata no liquidificador até ficar uma mistura uniforme. Sirva com gelo se desejar.

RENDIMENTO: 4 porções (aproximadamente
1 xícara cada)

VALORES NUTRICIONAIS POR PORÇÃO: 116 calorias; 4g de proteína; 24g de carboidratos; 3g de fibra; 18g de açúcares; 1g de gordura; 0,6g de gordura saturada; 0 gordura trans; 3,7mg de colesterol; 44mg de sódio; 129mg de cálcio; 0,1g de ácido graxo ômega-3; 51 UI de vitamina A; 54mg de vitamina C; 0,4mg de vitamina E; 0,5mg de ferro; 0,7mg de zinco

TACO PICANTE ESPECIAL COM MOLHO DE TOMATE

Óleo em spray

4 ovos

4 claras de ovo

¼ de colher (chá) de sal kosher

¼ de colher (chá) de pimenta-do-reino, moída na hora

¼ de colher (chá) de pimenta-malagueta, em pó

2 ramos de cebolinha, picada

45g de queijo cheddar, ralado

4 tortilhas integrais (20cm), aquecidas

½ xícara de molho de tomate

Unte uma frigideira média não aderente com o óleo em spray e a aqueça em fogo médio. Bata os ovos, as claras, o sal, a pimenta e a

O plano de refeição da Dieta da Beleza

pimenta-malagueta numa tigela média. Coloque a mistura na frigideira e deixe cozinhar, mexendo até quase atingir o ponto. Adicione a cebolinha e o queijo, deixando cozinhar por mais 1 minuto ou até o queijo estar derretido. Divida os ovos igualmente entre as tortinhas, jogue o molho de tomate por cima e enrole.

RENDIMENTO: 4 porções (1 taco cada)

VALORES NUTRICIONAIS POR PORÇÃO: 300 calorias; 17g de proteína; 28g de carboidratos; 2,2g de fibra; 1,8g de açúcares; 12g de gordura; 4,7g de gordura saturada; 0 gordura trans; 222mg de colesterol; 748mg de sódio; 178mg de cálcio; 0,1g de ácido graxo ômega-3; 629 UI de vitamina A; 3mg de vitamina C; 1mg de vitamina E; 3,4mg de ferro; 1,2mg de zinco

TORRADA FRANCESA RECHEADA COM RICOTA, KIWI E PÊSSEGO

1 ovo
1 clara de ovo
½ xícara de leite semidesnatado
1 colher (chá) de extrato de baunilha
3 colheres (sopa) de açúcar
⅛ de colher (chá) de sal kosher
½ xícara de ricota magra
¼ de xícara de kiwi, descascado e picado fino
¼ de xícara de pêssego, descascado e picado fino
8 fatias de pão integral torrado
Óleo em spray

Numa tigela média e rasa, bata o ovo, a clara, o leite, a baunilha, 2 colheres (sopa) de açúcar e o sal. Reserve. Numa tigela pequena, misture os ingredientes restantes: 1 colher (sopa) de açúcar, ricota,

250   A Dieta da Beleza

kiwi e pêssego. Divida a mistura de ricota sobre 4 fatias de pão. Por cima, coloque a outra fatia e pressione com firmeza. Aqueça uma frigideira grande não aderente com óleo em spray. Mergulhe cada torrada francesa na mistura de ovo, cobrindo bem cada lado e deixando cair o excesso da mistura, e coloque na frigideira. Cozinhe em fogo médio entre 2 a 3 minutos de cada lado, até ficar dourado e crocante. Sirva aquecido.

RENDIMENTO: 4 porções

VALORES NUTRICIONAIS POR PORÇÃO: 283 calorias; 15g de proteína; 41g de carboidratos; 5g de fibra; 16g de açúcares; 6,4g de gordura; 2,6g de gordura saturada; 0 gordura trans; 64mg de colesterol; 436mg de sódio; 197mg de cálcio; 0,05g de ácido graxo ômega-3; 286 UI de vitamina A; 11mg de vitamina C; 0,7mg de vitamina E; 2mg de ferro; 2mg de zinco

WAFFLE INTEGRAL COM COMPOTA DE MAÇÃ E UVA-PASSA E IOGURTE DE BAUNILHA

8 waffles integrais congelados, como da marca Kashi GoLean Waffles
¼ de xícara de uva-passa
2 colheres (sopa) de água
1 colher (sopa) de manteiga
2 maçãs pequenas, descascadas, sem caroço e fatiadas
2 colheres (sopa) de açúcar mascavo light
1 xícara de iogurte natural de baixa gordura
¼ de colher (chá) de extrato de baunilha

Aqueça o waffle, seguindo as instruções, e mantenha-o aquecido. Num prato pequeno para micro-ondas, misture a uva-passa e a água e coloque no forno micro-ondas por 1 minuto, até a uva-passa inchar. Aqueça a manteiga numa frigideira pequena em fogo médio e acrescente a maçã e o açúcar mascavo. Cozinhe até a maçã ficar macia, por cinco minutos, e depois acrescente a uva-passa. Retire do fogo. Misture o extrato de baunilha no iogurte e jogue por cima do waffle, com a compota de maçã.

RENDIMENTO: 4 porções
(2 waffles, em torno de ½ xícara de compota
de maçã e ¼ de xícara de iogurte cada)

VALORES NUTRICIONAIS POR PORÇÃO: 314 calorias; 12g de proteína; 58g de carboidratos; 7g de fibra; 26g de açúcares; 7g de gordura; 2,4g de gordura saturada; 0 gordura trans; 11mg de colesterol; 396mg de sódio; 186mg de cálcio; 0,02g de ácido graxo ômega-3; 137 UI de vitamina A; 3mg de vitamina C; 0,1mg de vitamina E; 2mg de ferro; 1mg de zinco

A Dieta da Beleza Almoço

BISQUE DE BATATA-DOCE COM CAMARÃO

2 colheres (sopa) de azeite de oliva extravirgem
340g de camarão grande, descascado e sem cabeça (19-23 unidades)
½ colher (chá) de sal kosher
¼ de colher (chá) de pimenta-do-reino, moída na hora
1 cebola pequena, picada
1 colher (chá) de alho, picado
450g de batata-doce, descascada e em cubos
400ml de caldo de galinha, com baixo teor de sódio
2 xícaras de água
2 ramos de tomilho fresco
1 xícara de iogurte natural de baixa gordura

Aqueça 1 colher (sopa) de azeite de oliva numa panela média em fogo médio. Acrescente o camarão, tempere com ¼ de colher (chá) de sal e a pimenta, e deixe refogar até atingir o cozimento completo, entre 3 e 5 minutos. Transfira da panela para uma vasilha pequena e coloque o restante do azeite — 1 colher (sopa) — na panela. Acrescente a cebola e o alho e deixe refogar até a cebola ficar translúcida e macia, entre 3 e 5 minutos. Acrescente a batata-doce e deixe cozinhar até atingir uma coloração laranja forte e estar levemente macia, em torno de 5 minutos. Adicione o caldo de galinha, a água e o tomilho e deixe cozinhar em fervura lenta. Deixe cozinhar até a batata-doce ficar bem macia, entre 25 e 30 minutos. Retire do fogo, separe o tomilho e amasse a sopa até engrossar. Acrescente o iogurte e tempere com o restante do sal — ¼ de colher (chá). No prato, por cima do caldo, coloque o camarão.

RENDIMENTO: 4 porções
(1 ¼ xícara (sopa) e 5 camarões cada)

VALORES NUTRICIONAIS POR PORÇÃO: 281 calorias; 24g de proteína; 24g de carboidratos; 3g de fibra; 10g de açúcares; 10g de gordura; 2g de gordura saturada; 0 gordura trans; 132mg de colesterol; 462mg de sódio; 182mg de cálcio; 0,5g de ácido graxo ômega-3; 14.104 UI de vitamina A; 15mg de vitamina C; 3mg de vitamina E; 3mg de ferro; 2mg de zinco

CAESAR SALAD DE SALMÃO COM TOMATE E MOLHO CREMOSO DE IOGURTE

Molho

¼ de xícara de iogurte de baixa gordura
1 dente de alho, picado em pedaços pequenos

O plano de refeição da Dieta da Beleza

2 colheres (chá) de suco de limão fresco
¼ de colher (chá) de sal kosher
¼ de colher (chá) de pimenta-do-reino, moída na hora

Salada

1 colher (sopa) de azeite de oliva extravirgem
4 filés de 170g cada de salmão selvagem
8 xícaras de miniespinafre
1 ⅓ de xícara de tomate-cereja
¼ de xícara de queijo parmesão ralado (grosso)

Numa tigela pequena, misture o iogurte, o alho, o suco de limão, o sal e a pimenta. Reserve. Aqueça o azeite de oliva numa frigideira não aderente em fogo médio. Coloque os filés de salmão, com a pele para cima, e deixe grelhar até ficar dourado e com cozimento pela metade, cerca de 5 minutos. Vire e deixe grelhar até ficar completamente opaco, entre 8 e 10 minutos. Retire do fogo e deixe esfriar um pouco. Numa vasilha grande, misture o miniespinafre, o tomate-cereja e metade do molho. Misture bem e divida entre quatro pratos. Por cima, coloque um filé de salmão, jogue o restante do molho e salpique com o queijo parmesão.

RENDIMENTO: 4 porções (1 filé de salmão e 1 ½ xícara generosa de salada com molho cada)

VALORES NUTRICIONAIS POR PORÇÃO: 339 calorias; 43g de proteína; 5,5g de carboidratos; 2g de fibra; 2,7g de açúcares; 15g de gordura; 3g de gordura saturada; 0 gordura trans; 113mg de colesterol; 452mg de sódio; 160mg de cálcio; 3,4g de ácido graxo ômega-3; 4.824 UI de vitamina A; 21mg de vitamina C; 3,3mg de vitamina E; 3,1mg de ferro; 2mg de zinco

FRANGO GRELHADO COM LIMÃO SOBRE SALADA VERDE COM MOLHO DE IOGURTE E ENDRO

Molho

¼ de xícara de iogurte natural de baixa gordura
1 colher (sopa) de vinagre de cidra de maçã
¼ de colher (chá) de sal kosher
¼ de colher (chá) de pimenta-do-reino, moída na hora
2 colheres (sopa) de endro fresco, picado

Frango Grelhado

óleo em spray
340g de filé de frango, desossado e sem pele
1 limão
¼ de colher (chá) de sal kosher
¼ de colher (chá) de pimenta-do-reino, moída na hora

Salada

4 xícaras de miniespinafre
1 xícara de pepino, fatiado e sem sementes
1 pote de 170g de coração de alcachofra marinado, drenado
1 tomate médio, cortado (½ xícara)

Para preparar o molho, misture todos os ingredientes numa vasilha pequena. Reserve.

Preaqueça uma grelha para assar com calor direto ou esquente uma frigideira em fogo médio e unte com óleo em spray. Coloque o frango numa tigela média e esprema o limão em cima. Tempere com ¼ de colher (chá) de sal e de pimenta. Deixe no fogo até ficar totalmente cozido, em torno de 4 minutos de cada lado. Deixe esfriar.

Numa vasilha grande, misture bem o espinafre, o pepino, a alcachofra e o tomate com metade do molho preparado. Divida em quatro pratos. Por cima, coloque o frango, depois o restante do molho e sirva.

RENDIMENTO: 4 porções
(1 ¼ de salada com molho e 85g de frango cada)

VALORES NUTRICIONAIS POR PORÇÃO: 143 calorias; 19g de proteína; 8g de carboidratos; 2,3g de fibra; 2,9g de açúcares; 4,5g de gordura; 0,8g de gordura saturada; 0 gordura trans; 48mg de colesterol; 396mg de sódio; 72mg de cálcio; 0,1g de ácido graxo ômega-3; 2.725 UI de vitamina A; 18mg de vitamina C; 1mg de vitamina E; 1,5mg de ferro; 1mg de zinco

FRANGO MARINADO COM LIMÃO E COENTRO

680g de peito de frango desossado e sem pele
2 dentes de alho, amassados
1 colher (chá) de cominho, inteiro
½ cebola doce, cortada
5 ramos de coentro fresco
½ limão-galego
¼ de colher (chá) de sal kosher
¼ de colher (chá) de pimenta-do-reino, moída na hora

Num saco plástico com vedação, coloque o frango, o alho, o cominho, a cebola e o coentro. Esprema o limão diretamente dentro do plástico e depois o acrescente à mistura. Feche, balance bem o saco e deixe marinar na geladeira entre uma e duas horas. Preaqueça o forno em 220°C. Tire o frango do saco plástico e coloque sobre uma assadeira forrada com papel-alumínio. Tempere

256 A Dieta da Beleza

com sal e pimenta e deixe assar, entre 12 e 15 minutos. Deixe descansar por 5 minutos, fatie e sirva.

RENDIMENTO: 4 porções (170g de frango cada)

VALORES NUTRICIONAIS POR PORÇÃO: 202 calorias; 35g de proteína; 4,5g de carboidratos; 0,5g de fibra; 2g de açúcares; 4g de gordura; 1g de gordura saturada; 0 gordura trans; 94mg de colesterol; 207mg de sódio; 34mg de cálcio; 0,1g de ácido graxo ômega-3; 67 UI de vitamina A; 5mg de vitamina C; 0,4mg de vitamina E; 2mg de ferro; 1,2mg de zinco

HAMBÚRGUER DE PERU CALIFÓRNIA COM MOLHO CREMOSO DE IOGURTE DE ABACATE

450g de peru moído
½ colher (chá) de sal kosher
¼ de colher (chá) de pimenta-do-reino, moída na hora
¼ de colher (chá) de pimenta-malagueta, em pó
2 colheres (sopa) de molho barbecue
1 avocado ou ½ abacate pequeno maduro
2 colheres (sopa) de iogurte natural desnatado
4 pães de hambúrguer integrais
4 folhas de alface-romana
¼ de xícara de cebola-roxa, bem picada

Preaqueça a grelha e forre um tabuleiro com papel-alumínio. Delicadamente, misture o peru moído, ¼ de colher (chá) de sal, a pimenta e a pimenta-malagueta numa tigela média até estar tudo bem misturado e divida em quatro partes iguais. Coloque no tabuleiro e pincele com molho barbecue. Coloque na parte de baixo da grelha para assar entre 5 e 7 minutos de cada lado ou até o cozimento estar completo. Enquanto isso, descasque o

O plano de refeição da Dieta da Beleza 257

abacate, retire o caroço e amasse com o iogurte e o ¼ restante de colher (chá) de sal. Toste levemente os pães, coloque o alface e a cebola, por cima o hambúrguer, depois a pasta de abacate e o outro pão.

RENDIMENTO: 4 porções (1 hambúrguer cada)

VALORES NUTRICIONAIS POR PORÇÃO: 398 calorias; 27g de proteína; 30g de carboidratos; 7g de fibra; 7g de açúcares; 19g de gordura; 4g de gordura saturada; O gordura trans; 82mg de colesterol; 632mg de sódio; 93mg de cálcio; 0,3g de ácido graxo ômega-3; 715 UI de vitamina A; 7mg de vitamina C; 2mg de vitamina E; 3mg de ferro; 3,6mg de zinco

HAMBÚRGUER DE SALMÃO COM GENGIBRE E MOLHO TERIYAKI

680g de salmão selvagem, sem pele
1 pedaço de gengibre fresco de 2,5cm, ralado
2 dentes de alho, ralado
2 ramos de cebolinha, picada
1 colher (sopa) de molho teriyaki
1 colher (sopa) de molho hoisin
2 claras de ovo
1 ½ colher (sopa) de azeite de oliva extravirgem
4 pães de hambúrguer integrais, torrados
4 fatias de tomate
4 folhas de alface

Corte bastante o salmão até ficar uma pasta ou bata entre três a cinco vezes no processador e coloque numa tigela média. Acrescente o gengibre, o alho, a cebolinha, o molho teriyaki, o molho hoisin e as claras. Misture bem. Esquente o azeite numa frigideira grande em fogo médio. Faça quatro hambúrgueres e coloque no azeite quente. Deixe cozinhar, sem apertar, até ficar dourado, cerca de cinco minutos. Vire e deixe no fogo até os hambúrgueres ficarem completamente cozidos, por volta de 5 minutos. Em cada pão de hambúrguer, coloque uma fatia de tomate, 1 folha de alface e o salmão.

RENDIMENTO: 4 porções (1 hambúrguer cada)

VALORES NUTRICIONAIS POR PORÇÃO: 469 calorias; 45g de proteína; 27g de carboidratos; 4g de fibra; 6g de açúcares; 19g de gordura; 3g de gordura saturada; 0 gordura trans; 107mg de colesterol; 560mg de sódio; 86mg de cálcio; 3,5g de ácido graxo ômega-3; 1.048 UI de vitamina A; 6mg de vitamina C; 3mg de vitamina E; 3mg de ferro; 2,2mg de zinco

PANINI DE RICOTA, ESPINAFRE, CEBOLA-ROXA, ABOBRINHA E PRESUNTO

Óleo em spray
1 abobrinha, cortada ao meio e fatiada longitudinalmente
8 fatias de pão integral
¾ de xícara de ricota magra
1 xícara de cebola-roxa, bem picadinha
220g de presunto magro, fatiado bem fininho
1 ½ xícara de miniespinafre

Aqueça uma frigideira não aderente em fogo médio untada com óleo em spray. Acrescente a abobrinha e deixe cozinhar até estar levemente dourada e murcha, em torno de 5 minutos. Transfira para um prato com papel-toalha para esfriar. Sobre 4 fatias de pão, coloque a ricota, a cebola, o presunto, o miniespinafre e a abobrinha. Por cima, coloque mais uma fatia de pão. Unte a frigideira com o óleo em spray mais uma vez, coloque em fogo

O plano de refeição da Dieta da Beleza

médio e deixe cada sanduíche, pressionando levemente, até o pão ficar dourado e torrado, em torno de três minutos.

RENDIMENTO: 4 porções (1 panini cada)

VALORES NUTRICIONAIS POR PORÇÃO: 312 calorias; 25g de proteína; 37g de carboidratos; 6g de fibra; 5g de açúcares; 7,6g de gordura; 3g de gordura saturada; 0 gordura trans; 27mg de colesterol; 870mg de sódio; 219mg de cálcio; 0,1g de ácido graxo ômega-3; 1.232 UI de vitamina A; 9,4mg de vitamina C; 1mg de vitamina E; 2,5mg de ferro; 2,4mg de zinco

PIZZA DE PÃO ÁRABE COM LEGUMES ASSADOS E MEDALHÕES DE QUEIJO DE CABRA COM ERVAS

110g de queijo de cabra com ervas
4 unidades de cogumelo Portobello, limpos
1 cebola-roxa pequena, cortada em rodelas (1cm)
2 tomates médios, fatiados (1cm)
1 colher (sopa) de azeite de oliva extravirgem
¼ de colher (chá) de sal kosher
¼ de colher (chá) de pimenta-do-reino, moída na hora
4 pães árabes integrais

Preaqueça o fogo em 200°C. Coloque o queijo de cabra no freezer enquanto prepara os legumes, em torno de vinte minutos, para cortá-lo com mais facilidade. Forme uma única camada com os chapéus de cogumelo, as rodelas de cebola e as fatias de tomate numa assadeira. Acrescente o azeite e tempere com o sal e a pimenta. Deixe assar até ficarem macios, em torno de 15 minutos. Retire do forno, mas deixe-o ligado. Tire o queijo de cabra do freezer e corte em fatias finas. Por cima de cada pão árabe, coloque legumes e queijo de cabra, e leve ao forno até o queijo estar aquecido e macio, em torno de 3 minutos.

RENDIMENTO: 4 porções (uma pizza cada)

VALORES NUTRICIONAIS POR PORÇÃO: 325 calorias; 14g de proteína; 44g de carboidratos; 7,2g de fibra; 5g de açúcares; 11g de gordura; 5g de gordura saturada; 0 gordura trans; 13mg de colesterol; 575mg de sódio; 68mg de cálcio; 0,1g de ácido graxo ômega-3; 914 UI de vitamina A; 12mg de vitamina C; 1,3mg de vitamina E; 3,2mg de ferro; 2mg de zinco

SALADA DE AÇÃO DE GRAÇAS DO ANO TODO

Vinagrete de sálvia

¼ de xícara de vinagre de vinho branco
¼ de colher (chá) de sal kosher
¼ de colher (chá) de pimenta-do-reino, moída na hora
1 colher (sopa) de salvia fresca picada
2 colheres (sopa) de azeite de oliva extravirgem

Salada

340g de peito de peru assado, em cubos
¼ de xícara de oxicoco seco
¼ de xícara de noz-pecã, torrada e triturada
8 xícaras de miniespinafre

Para o vinagrete, misture bem todos os ingredientes, menos o azeite. Adicione-o bem devagar, até misturar bem. Reserve.

Numa tigela grande, misture todos os ingredientes da salada. Depois jogue o molho e agite bem para misturar.

RENDIMENTO: 4 porções (em torno de 2 xícaras cada)

O plano de refeição da Dieta da Beleza

VALORES NUTRICIONAIS POR PORÇÃO: 268 calorias; 27g de proteína; 12g de carboidratos; 3,4g de fibra; 5g de açúcares; 12,6g de gordura; 1,6g de gordura saturada; 0 gordura trans; 70mg de colesterol; 242mg de sódio; 53mg de cálcio; 0,13g de ácido graxo ômega-3; 1.729 UI de vitamina A; 7mg de vitamina C; 1,1mg de vitamina E; 3,1mg de ferro; 2mg de zinco

SALADA DE BRUSCHETTA E ALCACHOFRA

3 fatias de pão integral
1 cabeça grande de alho, fatiado ao meio
1 pote de 170g de coração de alcachofra marinado, drenado
2 tomates médios, em cubos
300g de feijão-branco cozido
1 cebola-roxa pequena, fatiado fino
230g de peito de peru assado, em cubos
8 xícaras de salada de folhas
¼ de xícara de suco de limão fresco
¼ de colher (chá) de sal kosher
¼ de colher (chá) de pimenta-do-reino, moída na hora
2 colheres (sopa) de azeite de oliva extravirgem

Preaqueça o forno em 200°C. Coloque o pão numa assadeira e deixe torrar no forno até ficar levemente dourado e crocante, cerca de 10 minutos. Imediatamente depois, passe o alho sobre o pão quente e reserve, para esfriar e ficar mais crocante.

Numa tigela grande, misture o coração de alcachofra, o tomate em cubos, o feijão-branco, a cebola-roxa, o peru em cubos e as folhas. Acrescente o suco de limão, o sal e a pimenta e agite para misturar bem. Corte os croutons de alho em cubos de

262 A Dieta da Beleza

2 a 4cm e coloque na tigela. Jogue o azeite de oliva e agite pela última vez.

RENDIMENTO: 4 porções (2 xícaras generosas cada)

VALORES NUTRICIONAIS POR PORÇÃO: 338 calorias; 28g de proteína; 36g de carboidratos; 9g de fibra; 5g de açúcares; 10,5g de gordura; 1,4g de gordura saturada; 0 gordura trans; 47mg de colesterol; 713mg de sódio; 150mg de cálcio; 0,1g de ácido graxo ômega-3; 1.645 UI de vitamina A; 28mg de vitamina C; 2mg de vitamina E; 5mg de ferro; 3mg de zinco

SALADA DE CAMARÃO FRESCO FRUTADO COM MOLHO DE IOGURTE

1 limão
½ colher (chá) de sal kosher
450g de camarão cinza, descascado e sem cabeça (21-25 unidades)
1 xícara de manga, picada em cubos
1 xícara de morango, fatiado
1 xícara de pepino fatiado e sem sementes
8 xícaras de folhas verdes
¼ de xícara de iogurte natural de baixa gordura
1 colher (sopa) de vinagre de maçã
1 colher (sopa) de chalota (cebola miúda), bem picada
1 colher (chá) de semente de papoula

Ferva uma panela grande de água. Corte o limão ao meio, esprema o suco na água, depois acrescente as metades e ¼ de colher (chá) de sal. Acrescente o camarão e deixe cozinhar em fervura lenta até ficar completamente cozido, em cerca de 5 minutos. Escorra bem a água, deixe esfriar e reserve. Numa tigela grande, misture a manga, o morango, o pepino e as folhas verdes. Acrescente o camarão. Numa tigela pequena, misture o iogurte, o vinagre, a chalota,

O plano de refeição da Dieta da Beleza 263

as sementes de papoula e o restante do sal — ¼ colher (chá).
Jogue por cima da salada e misture bem.

RENDIMENTO: 4 porções (em torno de 2 xícaras cada)

VALORES NUTRICIONAIS POR PORÇÃO: 166 calorias; 21g de proteína; 16g de
carboidratos; 3,3g de fibra; 10g de açúcares; 2,2g de gordura; 0,6g de
gordura saturada; 0 gordura trans; 169mg de colesterol; 220mg de sódio;
142mg de cálcio; 0, 3g de ácido graxo ômega-3; 1.599 UI de vitamina A;
46mg de vitamina C; 2mg de vitamina E; 4mg de ferro; 2mg de zinco

SALADA DE FRANGO AO CURRY SOBRE ESPINAFRE BABY

680g de peito de frango, desossado, sem pele e fatiado fino
½ xícara e mais 2 colheres (sopa) de iogurte natural desnatado
1 ¼ de colher (chá) de curry, em pó
1 colher (chá) de sal
¼ de colher (chá) de pimenta-de-caiena
¼ de xícara de vinagre de vinho branco
⅔ de xícara de maçã, em cubos pequenos
⅔ de xícara de aipo, cortado em cubos
½ xícara de cebola doce, cortada em cubos pequenos
8 xícaras de espinafre baby

Coloque a grelha do forno a 15cm da chama e preaqueça o forno.
Forre a assadeira com papel-alumínio. Numa tigela pequena,
misture o frango, 2 colheres (sopa) de iogurte, ½ colher (chá) de
curry em pó, ½ colher (chá) de sal, a pimenta-de-caiena e
2 colheres (sopa) de vinagre de vinho branco. Deixe marinar em
temperatura ambiente por 10 minutos. Coloque na assadeira e leve
ao forno por 4 minutos de cada lado ou até estar completamente

cozido. Deixe esfriar um pouco e depois corte em quadrados. Misture o frango pronto com a maçã, o aipo e a cebola. Numa tigela pequena, misture o restante do iogurte (½ xícara), ¾ de colher (chá) de curry em pó, ½ colher (chá) de sal e 2 colheres (sopa) do vinagre. Jogue o molho sobre a mistura de frango, sacuda bem e sirva sobre o espinafre baby.

RENDIMENTO: 4 porções (1 xícara de salada de frango e
2 xícaras de espinafre cada)

VALORES NUTRICIONAIS POR PORÇÃO: 230 calorias; 38g de proteína; 10g de carboidratos; 2g de fibra; 5g de açúcares; 4g de gordura; 1g de gordura saturada; 0 gordura trans; 95mg de colesterol; 740mg de sódio; 127mg de cálcio; 0,1g de ácido graxo ômega-3; 4.880 UI de vitamina A; 18mg de vitamina C; 2mg de vitamina E; 3mg de ferro; 1,5mg de zinco

SALADA DE FRANGO GRELHADO COM MIRTILO SOBRE ESPINAFRE COM MOLHO BALSÂMICO DE MEL

Molho

1 colher (sopa) de mel
1 colher (sopa) de mostarda Dijon
¼ de colher (chá) de sal kosher
1 colher (sopa) de vinagre balsâmico
1 colher (sopa) de azeite de oliva extravirgem

Salada

450g de peito de frango, desossado, sem pele e fatiado fino
¼ de colher (chá) de sal kosher
1 colher (sopa) de suco de limão fresco
8 xícaras de espinafre baby

O plano de refeição da Dieta da Beleza

1 xícara de mirtilo

1 xícara de pepino, cortado em rodelas

2 colheres (sopa) de cebolinha fresca, picada

Preaqueça uma grelha para assar com calor direto ou esquente uma frigideira em fogo médio. Para o molho, misture bem o mel, a mostarda Dijon, o sal e o vinagre balsâmico numa tigela pequena. Continue mexendo enquanto acrescenta o azeite até misturar bem. Reserve. Tempere o frango com sal e suco de limão, coloque na frigideira e leve ao fogo até cozinhar por completo, entre 3 e 5 minutos de cada lado. Deixe esfriar um pouco e fatie. Por cima do espinafre, coloque o mirtilo, o pepino, o frango fatiado, a cebolinha picada e o molho. Mexa bem.

RENDIMENTO: 4 porções (em torno de 2 ½ xícaras cada)

VALORES NUTRICIONAIS POR PORÇÃO: 214 calorias; 25g de proteína; 14g de carboidratos; 2g de fibra; 9g de açúcares; 6,5g de gordura; 1g de gordura saturada; 0 gordura trans; 62mg de colesterol; 429mg de sódio; 68mg de cálcio; 0,2g de ácido graxo ômega-3; 4.629 UI de vitamina A; 21mg de vitamina C; 2mg de vitamina E; 2,3mg de ferro; 1,1mg de zinco

SALADA DE MACARRÃO COM MOZARELA, TOMATE-CEREJA, ALCACHOFRA E FRANGO

230g de massa ou macarrão penne

Óleo em spray

450g de peito de frango, desossado e sem pele

½ colher (chá) de sal kosher

¼ de colher (chá) de pimenta-do-reino, moída na hora

¼ de colher (chá) de pimenta vermelha, em flocos

266 A Dieta da Beleza

1 xícara de tomate-cereja, cortado ao meio

1 pote de 170g de coração de alcachofra marinado, drenado

110g de mozarela fresca, em cubos

1 colher (sopa) de vinagre de vinho branco

2 colheres de cebolinha fresca, picada

Preaqueça a grelha. Encha uma panela grande de água e deixe ferver. Cozinhe o macarrão segundo as instruções na embalagem, escorra e mantenha aquecido. Enquanto isso, unte o papel-alumínio com óleo em spray e coloque o frango. Tempere com ¼ de colher (chá) de sal, a pimenta-do-reino e a pimenta vermelha em flocos. Deixe na grelha até o cozimento estar completo, de oito a dez minutos. Deixe esfriar um pouco, pique em cubos e misture numa tigela grande com o macarrão, o tomate, a alcachofra, a mozarela, o ¼ restante de colher (chá) de sal, vinagre e cebolinha.

RENDIMENTO: 4 porções (em torno de 2 xícaras cada)

VALORES NUTRICIONAIS POR PORÇÃO: 441 calorias; 36,5g de proteína; 48g de carboidratos; 4g de fibra; 3g de açúcares; 12g de gordura; 4,6g de gordura saturada; 0 gordura trans; 85mg de colesterol; 402mg de sódio; 143mg de cálcio; 0,1g de ácido graxo ômega-3; 640 UI de vitamina A; 9mg de vitamina C; 0,5mg de vitamina E; 3,2mg de ferro; 2mg de zinco

SALADA DE TOMATE, FEIJÃO-PRETO E MILHO ASSADO

2 espigas de milho

½ cebola doce grande em fatias (1 xícara mais ou menos)

2 colheres (sopa) de azeite de oliva extravirgem

1 colher (chá) de sal kosher

¼ de colher (chá) de pimenta-do-reino, moída na hora

300g de feijão-preto cozido

1 tomate grande (340g), em cubos

1 limão-galego, suco — 3 colheres (sopa)

2 colheres (chá) de molho de adobo proveniente de chipotle
enlatado com adobo

2 colheres (chá) de coentro fresco, picado

Preaqueça o fogo em 230°C. Retire os grãos da espiga de milho e misture com a cebola, ½ colher (chá) de sal e a pimenta. Asse no forno até ficar macio e levemente dourado, em torno de 15 minutos. Enquanto isso, numa tigela grande, misture o feijão, o tomate, as 2 colheres de suco de limão, o molho adobo e o restante do sal — ½ colher (chá). Quando o milho estiver assado, jogue o restante do suco de limão — 1 colher (sopa), assim que retirá-lo do forno e acrescente-o à mistura de feijão e tomate. Adicione o coentro.

RENDIMENTO: 4 porções (1 ¼ de xícara cada)

VALORES NUTRICIONAIS POR PORÇÃO: 157 calorias; 7g de proteína; 28g de carboidratos; 8g de fibra; 6g de açúcares; 3,4g de gordura; 0,5g de gordura saturada; 0 gordura trans; 0mg de colesterol; 665mg de sódio; 47mg de cálcio; 0,1g de ácido graxo ômega-3; 874 UI de vitamina A; 21mg de vitamina C; 1mg de vitamina E; 2mg de ferro; 1mg de zinco

SALADA GREGA DE ATUM E ESPINAFRE COM MOLHO DE IOGURTE COM ENDRO

Molho de Iogurte com Endro

¼ de xícara de iogurte natural de baixa gordura

1 colher (sopa) de vinagre de maçã

¼ de colher (chá) de sal kosher

268   A Dieta da Beleza

¼ de colher (chá) de pimenta-do-reino, moída na hora

2 colheres (sopa) de endro fresco, picado

Salada

1 lata de 170g de atum sólido em azeite de oliva, drenado

300g de ervilha em conserva, drenada

¼ de xícara de azeitona recheada com alho, cortada

210g de pimentão vermelho em conserva, drenado e em fatias

1 xícara de pepino, fatiado e sem sementes

⅓ de xícara de queijo feta, esmigalhado

6 xícaras de miniespinafre

Coloque todos os ingredientes do molho numa tigela pequena e misture bem. Reserve. Numa tigela grande, junte todos os ingredientes da salada, acrescente o molho e mexa bem.

RENDIMENTO: 4 porções (2 xícaras de salada com molho cada)

VALORES NUTRICIONAIS POR PORÇÃO: 224 calorias; 16g de proteína; 22g de carboidratos; 5g de fibra; 3,5g de açúcares; 8g de gordura; 3g de gordura saturada; 0 gordura trans; 32mg de colesterol; 899mg de sódio; 169mg de cálcio; 0,2g de ácido graxo ômega-3; 3.596 UI de vitamina A; 41mg de vitamina C; 1,1mg de vitamina E; 3mg de ferro; 2mg de zinco

SANDUÍCHE DE FRANGO GRELHADO COM PESTO DE MANJERICÃO E NOZES E MOZARELA

Pesto

1 ½ xícara bem cheia de manjericão fresco

1 dente de alho pequeno

½ colher (chá) de sal kosher

½ colher (chá) de pimenta-do-reino, moída na hora
1 colher (sopa) de azeite de oliva extravirgem
2 colheres (sopa) de nozes, picadas

Sanduíche

Óleo em spray
450g de peito de frango desossado, sem pele e fatiado fino
8 fatias de pão integral
100g gramas de mozarela light em fatias

No recipiente pequeno do processador, coloque o manjericão, o alho, metade do sal e da pimenta e o azeite, e pulse até ficarem triturados e misturados. Acrescente as nozes e pulse de três a cinco vezes, até as nozes ficarem incorporadas, mas a mistura deve permanecer grossa. Reserve.

Preaqueça uma grelha para assar com calor direto ou esquente uma frigideira untada com óleo em spray. Tempere o frango com o restante do sal e da pimenta e deixe entre 4 e 6 minutos de cada lado ou até que o cozimento esteja completo. Torre o pão e monte os sanduíches; uma fatia, o frango, o pesto, a mozarela e mais uma fatia de pão. Repita para fazer quatro sanduíches.

RENDIMENTO: 4 porções (1 sanduíche cada)

VALORES NUTRICIONAIS POR PORÇÃO: 423 calorias; 40g de proteína; 29g de carboidratos; 6g de fibra; 3g de açúcares; 16g de gordura; 5,5g de gordura saturada; 0 gordura trans; 78mg de colesterol; 738mg de sódio; 322mg de cálcio; 0,5g de ácido graxo ômega-3; 1.283 UI de vitamina A; 4mg de vitamina C; 1mg de vitamina E; 3,2mg de ferro; 3mg de zinco

SANDUÍCHE DE PÃO ÁRABE COM TORTINHA DE SIRI E MOLHO PICANTE DE IOGURTE

Bolo de Siri

220g de carne de siri
1 ovo
1 colher (sopa) de mostarda Dijon
½ colher (chá) de molho de pimenta
2 colheres (chá) de suco de limão fresco
2 colheres (sopa) salsinha fresca, picada
2 colheres (sopa) de cebolinha, picada
½ xícara de farinha crocante para empanar (panko), mais ⅓ xícara
   para polvilhar
¼ colher (chá) de sal kosher
½ colher (chá) de pimenta-do-reino, moída na hora

Molho Picante de Iogurte

¼ de xícara de iogurte natural de baixa gordura
1 colher (chá) de suco de limão fresco
½ colher (chá) de molho de pimenta
1 colher (sopa) salsinha fresca, picada

Sanduíche

4 folhas de alface-romana, cortadas
2 tomates médios cortados, fatiados (1 cm)
4 pães árabes integrais

Preaqueça o forno em 230°C e forre uma assadeira com papel-alumínio. Numa tigela média, misture o siri, o ovo, a mostarda, o molho picante, o suco de limão, a salsinha, a cebolinha, ½ xícara de farinha crocante, ¼ de colher (chá) de sal e ½ colher (chá) de pimenta-do-reino. Forme 4 tortinhas do mesmo tamanho e polvilhe

O plano de refeição da Dieta da Beleza

com ⅓ de xícara de panko. Coloque o pão árabe numa assadeira entre 15 e 20 minutos ou até ficar aquecido ou levemente dourado. Deixe esfriar um pouco.

Enquanto isso, numa tigela pequena, misture todos os ingredientes do molho de iogurte picante. Recheie os quatro pães árabes com a alface e o tomate. Por cima, coloque uma tortinha de siri e 1 colher (sopa) generosa de molho de iogurte.

RENDIMENTO: 4 porções (1 sanduíche cada)

VALORES NUTRICIONAIS POR PORÇÃO: 324 calorias; 23g de proteína; 50g de carboidratos; 7g de fibra; 4g de açúcares; 5g de gordura; 1g de gordura saturada; 0 gordura trans; 110mg de colesterol; 836mg de sódio; 126mg de cálcio; 0,3g de ácido graxo ômega-3; 1. 568 UI de vitamina A; 20mg de vitamina C; 2mg de vitamina E; 3,5mg de ferro; 4mg de zinco

SANDUÍCHE DE SALADA DE LAGOSTA COM MOLHO CREMOSO DE IOGURTE

Molho

⅓ de xícara de iogurte natural de baixa gordura
2 colheres (chá) de suco de limão fresco
¼ de colher (chá) de pimenta-de-caiena ou a gosto
1 colher (sopa) de salsinha fresca, picada
1 colher (sopa) de cebolinha fresca, picada

Sanduíche de Salada de Lagosta

450g de carne de lagosta, cozida e desfiada
½ de xícara de aipo, fatiado
½ xícara de cebola doce, em cubos pequenos
¼ de xícara de pimentão vermelho doce, em cubos pequenos
¼ de colher (chá) de sal kosher

4 pães integrais de cachorro-quente, cortados ao meio e levemente
   torrados
2 xícaras de folhas verdes

Numa tigela média, misture o iogurte, o suco de limão, a pimenta-
de-caiena, a salsinha e a cebolinha. Acrescente a lagosta, o aipo, a
cebola, o pimentão e o sal, e misture. Em cima do pão, coloque as
folhas verdes e a salada de lagosta.

RENDIMENTO: 4 porções (1 sanduíche cada)

VALORES NUTRICIONAIS POR PORÇÃO: 255 calorias; 29g de proteína; 28g de
carboidratos; 4g de fibra; 7g de açúcares; 3g de gordura; 0,7g de gordura
saturada; 0 gordura trans; 83mg de colesterol; 789mg de sódio; 175mg
de cálcio; 0,2g de ácido graxo ômega-3; 882 UI de vitamina A; 18mg de
vitamina C; 2mg de vitamina E; 2mg de ferro; 4,5mg de zinco

SANDUÍCHE PRENSADO DE CEBOLA CARAMELIZADA, ESPINAFRE, MAÇÃ E PERU

1 colher (chá) de azeite de oliva extravirgem
1 cebola doce grande, fatiado fino
¼ de colher (chá) de sal kosher
4 xícaras de espinafre baby
8 fatias de pão integral
450g de peito de peru, fatiado
1 maçã, fatiado fino
Óleo em spray

Aqueça o azeite de oliva numa frigideira média não aderente em
fogo médio. Acrescente a cebola e o sal, mexa bem e tampe. Deixe
cozinhar por 5 minutos, descubra, mexa e continue cozinhando

O plano de refeição da Dieta da Beleza   273

até ficar caramelizada, em torno de dez minutos. Retire do fogo, junte o espinafre, deixe até que murche levemente e coloque numa vasilha pequena. Limpe a frigideira e reserve. Monte os sanduíches: 4 fatias de pão com cebola caramelizada e espinafre, peito de peru e maçã; por cima, mais 4 fatias de pão. Unte a frigideira com óleo em spray em fogo médio e coloque os sanduíches, prensando até ficarem dourados de cada lado, entre 3 e 4 minutos.

RENDIMENTO: 4 porções (1 sanduíche cada)

VALORES NUTRICIONAIS POR PORÇÃO: 368 calorias; 44g de proteína; 37g de carboidratos; 7g de fibra; 11g de açúcares; 4,5g de gordura; 0,9g de gordura saturada; 0 gordura trans; 94mg de colesterol; 497mg de sódio; 121mg de cálcio; 0,1g de ácido graxo ômega-3; 2.272 UI de vitamina A; 12mg de vitamina C; 1mg de vitamina E; 4mg de ferro; 3,3mg de zinco

SIRI DOCE E PICANTE E SALADA DE KIWI

220g de carne de siri pura
2 colheres (chá) de suco de limão-galego fresco
¼ de xícara de molho de pimenta adocicado
¼ de colher (chá) de sal kosher
¼ de colher (chá) de pimenta-do-reino, moída na hora
1 ½ xícara de kiwi, descascado e picado
½ xícara de aipo, bem picado
⅓ de xícara de pimentão vermelho, bem picado
8 xícaras de folhas verdes
1 avocado ou ½ abacate pequeno, descascado, sem caroço e fatiado
⅓ de xícara de amêndoa, torrada e fatiada

274 A Dieta da Beleza

Misture a carne de siri e 1 colher (sopa) de suco de limão numa
vasilha pequena; reserve. Numa tigela grande, junte o restante do
suco de limão — 1 colher (sopa), o molho de pimenta adocicado, o sal
e a pimenta. Acrescente o kiwi, o aipo, o pimentão e as folhas. Mexa
bem, divida entre quatro pratos e, por cima, coloque o siri, o abacate
e a amêndoa.

RENDIMENTO: 4 porções (2 ½ xícaras de
salada com molho cada)

VALORES NUTRICIONAIS POR PORÇÃO: 278 calorias; 16g de proteína; 29g de
carboidratos; 8g de fibra; 13g de açúcares; 12g de gordura; 1,4g de
gordura saturada; 0 gordura trans; 57mg de colesterol; 540mg de sódio;
156mg de cálcio; 0,4g de ácido graxo ômega-3; 1.601 UI de vitamina A;
91mg de vitamina C; 5mg de vitamina E; 2mg de ferro; 3,5mg de zinco

SOPA DE BATATA-DOCE E ALHO-PORÓ

1 colher (sopa) de azeite de oliva extravirgem
2 maços de alho-poró, limpos e em fatias (2 ½ xícaras)
680g de batata-doce, descascada e em cubos
1 colher (chá) de tomilho fresco, picado
400mL de caldo de galinha com baixo teor de sódio
1L de água
¾ de colher (chá) de sal kosher
½ colher (chá) de pimenta-do-reino, moída na hora
2 colheres (sopa) de cebolinha fresca, picada para decorar
¼ de xícara de iogurte natural de baixa gordura, para decorar

Aqueça bem o azeite de oliva numa panela grande, mas sem levantar
fumaça. Acrescente o alho-poró e deixe cozinhar até amaciar, cerca
de 5 minutos. Junte a batata-doce e o tomilho e deixe cozinhar até a

O plano de refeição da Dieta da Beleza

batata-doce adquirir a coloração laranja forte e começar a amaciar, entre 8 e 10 minutos. Adicione o caldo de galinha e a água, e deixe cozinhar em fervura lenta. Cozinhe por 20 minutos ou até as batatas ficarem bem macias. Retire do fogo e bata com uma batedeira de mão. Leve ao fogo outra vez, tempere com sal e pimenta, e deixe cozinhar até engrossar levemente, por volta de 5 minutos. Decore com a cebolinha e um pouco de iogurte.

RENDIMENTO: 4 porções (1 ½ xícara cada)

VALORES NUTRICIONAIS POR PORÇÃO: 190 calorias; 6g de proteína; 34g de carboidratos; 4,5g de fibra; 11g de açúcares; 4g de gordura; 0,7g de gordura saturada; 0 gordura trans; 1mg de colesterol; 582mg de sódio; 109mg de cálcio; 0,1g de ácido graxo ômega-3; 21.893 UI de vitamina A; 25mg de vitamina C; 2,2mg de vitamina E; 2,4 mg de ferro; 0,5mg de zinco

SOPA DE ERVILHA E ESPINAFRE COM SIRI

1 colher (sopa) de azeite de oliva extravirgem
1 cebola picada
2 dentes de alho, picado
3 xícaras de ervilha fresca ou congelada
400mL de caldo de galinha com baixo teor de sódio
1 ½ xícara de água
3 xícaras de espinafre baby
½ colher (chá) de sal kosher
¼ colher (chá) de pimenta-do-reino, moída na hora
1 xícara de carne de siri pura
2 colheres (chá) de suco de limão fresco
1 colher (sopa) de cebolinha fresca, bem picada

Numa panela média, aqueça o azeite em fogo médio. Acrescente a cebola e o alho, e deixe refogar até a cebola ficar macia e translúcida, em torno de 5 minutos. Junte a ervilha e deixe refogar por mais 2 minutos. Coloque o caldo de galinha e a água, deixe levantar fervura e cozinhe até a ervilha ficar macia, entre 8 e 10 minutos. Adicione o espinafre baby e deixe cozinhar até murchar, cerca de 2 minutos. Retire do fogo, amasse como purê e tempere com ¼ de colher (chá) de sal e a pimenta. Numa tigela pequena, mistura o siri com o restante do sal — ¼ colher (chá), o suco de limão e a cebolinha. Divida a sopa em 4 pratos e, por cima, coloque a carne de siri.

RENDIMENTO: 4 porções
(em torno de 1 ½ xícara de sopa e ¼ xícara de siri cada)

VALORES NUTRICIONAIS POR PORÇÃO: 188 calorias; 15g de proteína; 22g de carboidratos; 7g de fibra; 8g de açúcares; 5g de gordura; 0,8g de gordura saturada; 0 gordura trans; 29mg de colesterol; 373mg de sódio; 93mg de cálcio; 0,2g de ácido graxo ômega-3; 2.505 UI de vitamina A; 26mg de vitamina C; 1,5mg de vitamina E; 2,7mg de ferro; 3mg de zinco

SOPA DE TOMATE GRELHADO

680g de tomate para molho
1 cebola pequena, descascada e cortada em 6 pedaços
2 dentes de alho
1 colher (sopa) de azeite de oliva extravirgem
¼ de colher (chá) de sal kosher
¼ de colher (chá) de pimenta-do-reino, moída na hora
2 colheres (chá) de tomilho
500mL de caldo de legumes

O plano de refeição da Dieta da Beleza

Preaqueça o forno. Corte os tomates ao meio, tire as sementes e os coloque numa tigela com a cebola e o alho. Acrescente o azeite, o sal e a pimenta. Ponha numa assadeira e deixe assar até ficar macio e sapecar, entre 12 e 15 minutos. Deixe esfriar um pouco. Depois, no liquidificador junte o tomilho e os tomates, bata até ficar grosso. Transfira para a panela, adicione o caldo e deixe levantar fervura. Deixe cozinhar em fogo baixo até engrossar, em torno de 25 minutos.

RENDIMENTO: 4 porções (1 ¼ de xícara cada)

VALORES NUTRICIONAIS POR PORÇÃO: 80 calorias; 2g de proteína; 11g de carboidratos; 3g de fibra; 6g de açúcares; 4g de gordura; 0,5g de gordura saturada; 0 gordura trans; 0mg de colesterol; 190mg de sódio; 35mg de cálcio; 0,03g de ácido graxo ômega-3; 1.309 UI de vitamina A; 23mg de vitamina C; 1,3mg de vitamina E; 1mg de ferro; 0,3mg de zinco

SOPA DE TORTILHA DE FRANGO COM ESPINAFRE

1 colher (sopa) de azeite extravirgem
1 xícara de cebola, picada
1 pimenta-jalapeño, com semente e em pedaços
1 colher (chá) de semente de cominho
400mL de caldo de galinha com baixo teor de sódio
1 xícara de água
500g de peito de frango, desossado e sem pele
500g de canjica branca cozida e drenada
2 xícaras de espinafre baby
1 a 2 colheres (sopa) de suco de limão-galego fresco, a gosto
2 colheres (sopa) de coentro fresco, picado
2 xícaras de tortilha assada, picada para enfeitar

278 A Dieta da Beleza

Aqueça o azeite numa panela grande em fogo médio. Acrescente a cebola, o jalapeño e o cominho. Deixe refogar até a cebola ficar macia, de 3 a 5 minutos. Junte o caldo de galinha e a água e deixe ferver lentamente. Adicione o frango e deixe na fervura até cozinhar, em torno de 10 minutos. Remova o frango e deixe esfriar um pouco; desfie. Enquanto isso, acrescente a canjica e o espinafre baby e deixe cozinhar até a canjica ficar aquecida e o espinafre, murcho. Coloque o frango desfiado novamente na panela e tempere com o suco de limão e o coentro. Enfeite cada tigela com ½ xícara de tortilha chips (tipo Doritos).

RENDIMENTO: 4 porções (1 ¼ de xícara (sopa) e ½ xícara de tortilha cada)

VALORES NUTRICIONAIS POR PORÇÃO: 387 calorias; 33g de proteína; 38g de carboidratos; 4,5g de fibra; 3g de açúcares; 11g de gordura; 2g de gordura saturada; 0 gordura trans; 66mg de colesterol; 563mg de sódio; 101mg de cálcio; 0,1g de ácido graxo ômega-3; 1.295 UI de vitamina A; 12mg de vitamina C; 2mg de vitamina E; 3mg de ferro; 2,2mg de zinco

SOPA PICANTE DE CENOURA E BATATA-DOCE

1 colher (sopa) de azeite de oliva extravirgem
2 xícaras de cebola, picada
2 colheres (sopa) de alho, picado
2 colheres (sopa) de gengibre fresco, picado
2 pedaços de canela
2 colheres (chá) de semente de cominho, moída
2 colheres (chá) de semente de coentro, moída
¼ de colher (chá) de pimenta vermelha em flocos
450g de cenoura, descascada e picada
900g de batata-doce, descascada e picada

800g de caldo de galinha em lata sem gordura
3 xícaras de água
3 colheres (sopa) de manteiga de amendoim
¼ de colher (chá) de sal kosher
⅓ de xícara de coentro fresco, picado para decorar

Numa panela média, aqueça o azeite em fogo médio e acrescente a cebola, o alho, o gengibre, a canela, as sementes de coentro e a pimenta vermelha em flocos. Deixe refogar até amaciar, em torno de 5 minutos, e junte a cenoura e a batata-doce. Deixe cozinhar por 5 minutos e acrescente o caldo de galinha e a água. Deixe levantar fervura e cozinhar até os legumes ficarem macios, em torno de 25 minutos. Retire do fogo, remova os pedaços de canela e, usando uma batedeira de mão, bata até engrossar. Adicione a manteiga de amendoim e tempere com sal. Decore cada prato com coentro.

RENDIMENTO: 4 porções (2 xícaras cada)

VALORES NUTRICIONAIS POR PORÇÃO: 331 calorias; 9g de proteína; 54g de carboidratos; 10g de fibra; 19,5g de açúcares; 10,5g de gordura; 1,9g de gordura saturada; 0 gordura trans; 0mg de colesterol; 750mg de sódio; 130mg de cálcio; 0,04g de ácido graxo ômega-3; 44.855 UI de vitamina A; 37mg de vitamina C; 4mg de vitamina E; 3mg de ferro; 1,2mg de zinco

WRAP DE HOMUS E LEGUMES GRELHADOS

1 pimentão vermelho, em quatro
1 pimentão amarelo, em quatro
1 cebola doce grande, cortada em anéis (1cm)
1 abobrinha pequena, cortada em rodelas (0,5cm)

280   A Dieta da Beleza

1 berinjela pequena, cortada em rodelas (1cm)

1 colher (sopa) de azeite de oliva extravirgem

¼ de colher (chá) de sal kosher

½ colher (chá) de pimenta vermelha em flocos

4 tortilhas (20cm)

1 receita de Homus de Feijão-branco (consulte o Índice)

2 xícaras de espinafre baby

Aqueça uma frigideira não aderente em fogo médio. Misture numa vasilha grande os pimentões, a cebola, a abobrinha e a berinjela com azeite, sal e pimenta vermelha em flocos. Coloque na frigideira, se necessário, em porções, e deixe dourar até ficarem macios, entre 5 e 10 minutos. Quando estiverem prontos, transfira os legumes para um prato grande. Fatie os pedaços de pimentão e monte os wraps: passe homus na tortilha, coloque o espinafre por cima e os legumes grelhados. Enrole cada wrap com cuidado e corte ao meio, num ângulo de 45°.

RENDIMENTO: 4 porções (1 wrap cada)

VALORES NUTRICIONAIS POR PORÇÃO: 422 calorias; 15g de proteína; 67g de carboidratos; 13g de fibra; 14g de açúcares; 10g de gordura; 0,8g de gordura saturada; 0 gordura trans; 0mg de colesterol; 714mg de sódio; 121mg de cálcio; 0,2g de ácido graxo ômega-3; 2.384 UI de vitamina A; 112mg de vitamina C; 2mg de vitamina E; 4mg de ferro; 1,2mg de zinco

WRAP DE MANGA, CEBOLA-ROXA, ABACATE, ESPINAFRE E SIRI

230g de carne de siri, limpa, cozida e desfiada

½ xícara de manga, em cubos

¼ xícara de cebola-roxa, bem picada

½ avocado médio, em cubos

1 colher (sopa) de salsinha, picada

2 colheres (sopa) de vinagre de vinho branco

2 colheres (sopa) de suco de limão fresco

½ colher (chá) de azeite extravirgem

½ de colher (chá) de sal kosher

⅛ de colher (chá) de pimenta-do-reino, moída na hora

2 xícaras de espinafre baby

4 tortilhas integrais (20cm)

Numa tigela média, misture o siri, a manga, a cebola-roxa, o abacate e a salsinha. Numa tigela pequena, coloque o vinagre, o suco de limão, o azeite, o sal e a pimenta. Acrescente à mistura de siri e mexa bem. No centro de cada tortilha, ponha o espinafre e a mistura de siri, feche um dos lados por cima do recheio e depois dobre cada lado.

RENDIMENTO: 4 porções (1 wrap com ½ xícara de espinafre e ½ xícara generosa da mistura de siri cada)

VALORES NUTRICIONAIS POR PORÇÃO: 274 calorias; 18g de proteína; 30g de carboidratos; 5g de fibra; 5g de açúcares; 7,7g de gordura; 0,5g de gordura saturada; 0 gordura trans; 64mg de colesterol; 656mg de sódio; 85mg de cálcio; 0,04g de ácido graxo ômega-3; 699 UI de vitamina A; 16mg de vitamina C; 1mg de vitamina E; 2,2mg de ferro; 0,2mg de zinco

WRAP DE ROSBIFE, RÚCULA E TOMATE

4 tortilhas integrais (20cm)

¼ de xícara de mostarda escura

2 xícaras de rúcula baby

1 tomate médio, cortado em 8 fatias

⅓ de xícara de cebola doce bem picadinha

240g de rosbife, fatiado fino

Em cada tortilha, passe 1 colher (sopa) de mostarda e depois
½ xícara de rúcula, 2 fatias de tomate, 1 colher (sopa) farta de
cebola e 60g de rosbife. Enrole e fatie ao meio.

RENDIMENTO: 4 porções (1 wrap cada)

VALORES NUTRICIONAIS POR PORÇÃO: 276 calorias; 22g de proteína; 26g de
carboidratos; 3,5g de fibra; 3g de açúcares; 8,5g de gordura; 1,4g de
gordura saturada; 0 gordura trans; 32mg de colesterol; 362mg de sódio;
42mg de cálcio; 0,03g de ácido graxo ômega-3; 495 UI de vitamina A;
8mg de vitamina C; 0,3mg de vitamina E; 3mg de ferro; 3mg de zinco

A Dieta da Beleza Jantar

POSTA DE ATUM SOBRE SALADA DE MACARRÃO CONFETE

110g de macarrão de arroz

1 colher (sopa) de azeite de oliva extravirgem

½ xícara de pimentão vermelho, bem picado

1 xícara de abobrinha, bem picada

1 cenoura pequena, fatiada

1 cebola pequena, cortada ao meio e fatiada longitudinalmente

2 xícaras de espinafre baby, refogado

¾ de colher (chá) de sal kosher

1 colher (chá) de óleo de gergelim

Óleo em spray

4 postas de atum (230g) com 4cm de grossura

¼ de colher (chá) de pimenta-do-reino, moída na hora

2 colheres (chá) de semente de gergelim

O plano de refeição da Dieta da Beleza

Coloque o macarrão de arroz numa panela grande e encha até cobrir de água fervente. Deixe descansar até amaciar, de 3 a 5 minutos, escorra a água e corte em pedaços de 15cm com uma tesoura de cozinha; reserve. Em fogo médio, aqueça o azeite numa frigideira média, mas não deixe chegar ao ponto de produzir fumaça. Acrescente o pimentão, a abobrinha, a cenoura e a cebola, e deixe refogar até ficarem macios e crocantes, entre 3 e 5 minutos. Junte o macarrão, misture bem e desligue o fogo. Adicione o espinafre, ¼ de colher (chá) de sal e o óleo de gergelim e agite até o espinafre estar murcho e os legumes, bem misturados; reserve. Aqueça uma frigideira grande não aderente untada com óleo em spray. Tempere as postas de atum dos dois lados com o restante do sal — ½ colher (chá), a pimenta e a semente de gergelim e coloque na panela. Deixe grelhar por 3 minutos de cada lado e sirva sobre o macarrão.

RENDIMENTO: 4 porções (uma posta de atum e cerca de 1 ¼ de xícara da mistura de macarrão cada)

VALORES NUTRICIONAIS POR PORÇÃO: 420 calorias; 54g de proteína; 30g de carboidratos; 2g de fibra; 2,5g de açúcares; 8g de gordura; 1g de gordura saturada; 0 gordura trans; 102mg de colesterol; 469mg de sódio; 85mg de cálcio; 0,6g de ácido graxo ômega-3; 4.074 UI de vitamina A; 34mg de vitamina C; 2,3mg de vitamina E; 3mg de ferro; 2mg de zinco

BRÓCOLIS ASSADO

2 cabeças grandes de brócolis, cortadas em floretes pequenos (6 xícaras, cerca de 450g)
3 cabeças de alho, fatiadas
1 colher (sopa) de azeite de oliva extravirgem

½ colher (chá) de sal kosher
½ colher (chá) de pimenta-do-reino, moída na hora
½ colher (chá) de casca de limão, ralada

Preaqueça o fogo em 200°C. Numa vasilha média, misture o brócolis, o alho, o azeite, o sal e a pimenta. Coloque a mistura numa camada única sobre uma assadeira e leve ao forno por 15 minutos ou até ficar macio e levemente dourado. Retire do fogo e acrescente a casca de limão enquanto ainda estiver quente.

RENDIMENTO: 4 porções (1 xícara cada)

VALORES NUTRICIONAIS POR PORÇÃO: 65 calorias; 3,4g de proteína; 6,5g de carboidratos; 3,2g de fibra; 0 açúcares; 4g de gordura; 0,5g de gordura saturada; 0 gordura trans; 0 colesterol; 270mg de sódio; 57mg de cálcio; 0,2g de ácido graxo ômega-3; 3.196 UI de vitamina A; 100mg de vitamina C; 1mg de vitamina E; 1mg de ferro; 0,5mg de zinco

CALDO DE OSTRA COM SALADA VERDE E BAGUETE INTEGRAL

2 colheres (chá) de azeite de oliva extravirgem
2 colheres (sopa) de alho picado
800g de caldo de galinha
½ xícara cheia de salsinha, picada
2 colheres (chá) tomilho, picado
½ colher (chá) de pimenta-do-reino, moída na hora
24 ostras grandes, sem concha
6 xícaras de folhas verdes
2 colheres (sopa) de vinagre balsâmico
¼ de colher (chá) de sal kosher
1 baguete integral de 340g

O *plano de refeição da Dieta da Beleza*

Aqueça 1 colher (chá) de azeite numa panela média sobre fogo médio. Acrescente o alho e deixe refogar até ficar dourado, em 1 minuto. Junte o caldo e deixe cozinhar até reduzir pela metade, entre 8 e 10 minutos. Abaixe o fogo para ferver lentamente. Adicione as ervas, a pimenta e as ostras, e deixe cozinhar por 1 minuto. Retire do fogo.

Coloque as folhas verdes numa vasilha média e misture o vinagre, o restante do azeite e o sal. Sirva o caldo com as ostras e a baguete integral.

RENDIMENTO: 4 porções
(6 ostras, 1 ½ xícara de salada verde e 85g de baguete cada)

VALORES NUTRICIONAIS POR PORÇÃO: 325 calorias; 16g de proteína; 50g de carboidratos; 7g de fibra; 10g de açúcares; 7,3g de gordura; 1,5g de gordura saturada; 0 gordura trans; 26mg de colesterol; 964mg de sódio; 178mg de cálcio; 0,5g de ácido graxo ômega-3; 1.443 UI de vitamina A; 22,5mg de vitamina C; 1,4mg de vitamina E; 10mg de ferro; 41mg de zinco

CAMARÃO, BATATA-DOCE E LEGUMES AO CURRY
SOBRE ARROZ JASMIM DE COCO E LIMÃO

1 colher (sopa) de óleo de canola
2 dentes de alho, fatiados
1 pedaço de gengibre de 2cm, descascado e fatiado
1 colher (sopa) de pasta de curry vermelho
1 cebola doce pequena, fatiada
1 batata-doce média, descascada e em cubos (2 xícaras)
1 pimentão vermelho, fatiado
120ml de leite de coco light

1 ½ xícara de vagens aparadas e cortadas em pedaços de 5cm

450g de camarão cinza, limpo (21-25 unidades)

1 colher (sopa) de molho shoyo com baixo teor de sódio

3 colheres (sopa) de suco de limão-galego fresco e 1 limão, fatiado grosso

½ colher (chá) de sal kosher

½ xícara de manjericão fresco, cortado

½ xícara de coentro fresco, cortado

1 xícara de arroz jasmim, cozido

½ colher (chá) de casca de limão, ralada

¼ de xícara de coco, ralado e torrado

Aqueça o óleo numa frigideira grande e funda ou numa panela em fogo médio; acrescente o alho e o gengibre, e deixe refogar até soltar aroma e começar a dourar, em 1 minuto. Junte a pasta de curry e refogue até ficar bem misturado e soltar o aroma, cerca de 1 minuto. Depois, rapidamente adicione a cebola, a batata-doce e o pimentão até estarem cobertos pela pasta de curry. Acrescente o leite de coco, deixe levantar fervura lenta e cozinhar até a batata-doce ficar macia, em torno de 10 minutos. Misture à fervura a vagem e o camarão, até a vagem tornar-se macia, e o cozimento do camarão, completo, cerca de 5 minutos. Tempere com molho shoyo, suco de limão e sal; retire do fogo e junte o manjericão e o coentro. Numa vasilha média, misture bem o arroz cozido quente, as raspas de casca de limão e o coco ralado. Sirva o curry sobre o arroz com fatias extras de limão ao lado.

RENDIMENTO: 4 porções (cerca de 1 ½ xícara de curry e ¾ de xícara de arroz cada)

VALORES NUTRICIONAIS POR PORÇÃO: 469 calorias; 25g de proteína; 59g de carboidratos; 6g de fibra; 11g de açúcares; 15g de gordura; 6,8g de

O plano de refeição da Dieta da Beleza 287

gordura saturada; 0 gordura trans; 168mg de colesterol; 640mg de sódio; 143mg de cálcio; 0,7g de ácido graxo ômega-3; 8.014 UI de vitamina A; 72mg de vitamina C; 3mg de vitamina E; 7,2mg de ferro; 2,4mg de zinco

CAMARÃO MEDITERRÂNEO, TOMATE E BRÓCOLIS
SOBRE ESPAGUETE INTEGRAL

450g de camarão cinza limpo (21-25 unidades)
¼ de xícara de suco de limão fresco
1 colher (sopa) de alho, picado
½ colher (chá) de sal kosher
½ colher (chá) de pimenta-do-reino, moída na hora
2 colheres (sopa) de orégano fresco, picado
1 colher (sopa) de tomilho fresco
1 colher (sopa) de azeite de oliva extravirgem
1 brócolis grande, em floretes pequenos (3 ½ xícaras)
¼ de xícara de água
½ cebola grande, fatiada (1 ½ xícara)
1 xícara de tomate-cereja cortado ao meio
450g de espaguete integral (preparado segundo as instruções
  na embalagem)

Misture o camarão, 2 colheres (sopa) de suco de limão, 1 colher (chá) de alho, ¼ de colher (chá) de sal, ¼ de colher (chá) de pimenta, 1 colher (sopa) de orégano, 1 colher (chá) de tomilho e 1 colher (chá) de azeite numa vasilha média. Reserve para marinar.

Coloque o brócolis e a água numa frigideira grande. Deixe levantar fervura, tampe e deixe no fogo por 5 minutos, até atingir uma coloração verde forte e começar a amaciar. Destampe e deixe cozinhar até que toda a água evapore. Acrescente a cebola, o restante do alho, do sal e da pimenta, e deixe refogar até ficarem macios, em torno de 5 minutos. Junte o tomate e o restante do orégano e do tomilho e deixe cozinhar até ficarem macios, cerca de 2 minutos. Retire da panela e reserve. Aqueça o restante do azeite — 2 colheres (chá), na mesma frigideira em fogo médio, adicione o camarão e o marinado, e deixe refogar até o cozimento estar completo, entre 3 e 5 minutos. Acrescente a mistura de legumes ao camarão, mexa bem, tempere com o restante do suco de limão — 2 colheres (sopa), e sirva sobre o espaguete.

RENDIMENTO: 4 porções (1 ½ xícara da mistura de camarão e 110g de macarrão cada)

VALORES NUTRICIONAIS POR PORÇÃO: 344 calorias; 32g de proteína; 42,5g de carboidratos; 8,3g de fibra; 4g de açúcares; 6,5g de gordura; 1g de gordura saturada; 0 gordura trans; 172mg de colesterol; 433mg de sódio; 138mg de cálcio; 0,7g de ácido graxo ômega-3; 2.455 UI de vitamina A; 78mg de vitamina C; 2,5mg de vitamina E; 5mg de ferro; 3mg de zinco

CAUDA DE LAGOSTA AO ALHO E ERVAS COM RISOTO DE ESPINAFRE E ERVILHA

140g de folhas de espinafre

1 xícara de ervilha congelada, em temperatura ambiente

1 colher (sopa) de manteiga

1 colher (chá) de sal kosher

½ colher (chá) de pimenta-do-reino, moída na hora

3 xícaras de água

2 colheres (sopa) de azeite extravirgem

1 cebola pequena, em cubos

2 dentes de alho grandes, picados

¾ de xícara de arroz Arbório

⅓ de xícara de vinho branco

800g de caldo de galinha em lata sem gordura

900g de cauda de lagosta, em temperatura ambiente

2 colheres (sopa) de ervas frescas, como alecrim, tomilho e salsinha

2 colheres (sopa) de suco de limão fresco

Encha uma panela grande de água, ferva e acrescente o espinafre. Deixe cozinhar por 1 minuto ou até adquirir um verde bem escuro e murchar. Escorra a água num escorredor de macarrão e jogue água fria sobre o espinafre até esfriar. Tire o máximo de líquido possível do espinafre e coloque no liquidificador. Acrescente a ervilha, a manteiga, ¼ de colher (chá) de sal, ¼ de colher (chá) de pimenta e a quantidade necessária de água para formar um purê grosso e liso, até 1 xícara. Em seguida, aqueça 1 colher (sopa) de azeite numa frigideira grande em fogo médio. Junte a cebola e metade do alho. Refogue até a cebola ficar translúcida e macia, em torno de 5 minutos. Adicione o arroz e deixe cozinhar até estar levemente torrado, em torno de 2 minutos. Com delicadeza, coloque o vinho e deixe cozinhar, retirando qualquer coisa que agarre no fundo da panela, até evaporar, entre 3 e 5 minutos. Misture o caldo de galinha e o restante da água (2 xícaras) numa panela pequena e aqueça. Vá adicionando o líquido ao arroz em intervalos de ½ xícara, certificando-se de que todo o líquido tenha evaporado antes de colocar mais ½ xícara, e mexa sem parar. Quando o arroz estiver macio, acrescente o purê de ervilha e tempere com ½ colher (chá) de sal e o restante da pimenta — ¼ de colher (chá). Reserve. Parta as caudas de lagosta e retire a carne inteira. Aqueça o restante do azeite — 1 colher (sopa), numa frigideira média em fogo médio e junte as ervas e o alho restante. Refogue até soltar o aroma, cerca de 1 minuto, e depois coloque a lagosta. Refogue por 3 minutos, acrescente o suco de limão, o restante do sal — ¼ de colher (chá), e retire do fogo. Sirva a lagosta sobre o risoto.

RENDIMENTO: 4 porções
(225g de lagosta e 1 xícara de risoto cada)

VALORES NUTRICIONAIS POR PORÇÃO: 424 calorias; 35g de proteína; 43g de carboidratos; 3,4g de fibra; 3,5g de açúcares; 12g de gordura; 3g de gordura saturada; 0 gordura trans; 140mg de colesterol; 1.226mg de sódio; 135mg de cálcio; 0,13g de ácido graxo ômega-3; 4.333 UI de vitamina A; 24mg de vitamina C; 4mg de vitamina E; 3mg de ferro; 5mg de zinco

COZIDO DE SOJA VERDE

1 colher (sopa) de óleo vegetal
½ xícara de cebola doce, cortada em cubos
⅓ de xícara de pimentão vermelho, cortado em cubos pequenos
1 pimenta-jalapeño, sem semente e em cubos
1 xícara de milho fresco ou congelado
1 ½ xícara de soja verde sem casca, na temperatura ambiente
¼ de xícara de água
½ colher (chá) de sal kosher
¼ de colher (chá) de pimenta-do-reino moída na hora
1 colher de (chá) de tomilho fresco, picado

Aqueça o óleo numa frigideira média em fogo médio; acrescente a cebola e refogue até começar a ficar macia, cerca de 3 minutos. Junte o pimentão, a pimenta, o milho e a soja verde. Deixe cozinhar, mexendo com frequência até o pimentão ficar macio e o milho e a soja verde tornarem-se macios, mas ainda firmes, em torno de 10 minutos. Adicione a água (mexendo até o fundo da panela), o sal, a pimenta e o tomilho. Cozinhe até o milho e a soja ficarem macios e o líquido evaporar, cerca de 5 minutos.

RENDIMENTO: 4 porções (½ xícara cada)

VALORES NUTRICIONAIS POR PORÇÃO: 218 calorias; 14g de proteína; 22g de carboidratos; 6g de fibra; 4g de açúcares; 10g de gordura; 1g de gordura saturada; 0 gordura trans; 0mg de colesterol; 264mg de sódio; 152mg de cálcio; 0,7g de ácido graxo ômega-3; 654 UI de vitamina A; 39mg de vitamina C; 1mg de vitamina E; 3mg de ferro; 1,2mg de zinco

ESCALOPE DE PERU GRELHADO COM RELISH DOCE E PICANTE DE MIRTILO E OXICOCO

Óleo em spray
680g de escalope de peru
½ colher (chá) de sal kosher
¼ de colher (chá) de pimenta-do-reino, moída na hora
½ xícara de oxicoco
2 colheres (sopa) de açúcar
½ lata de pimenta chipotle em molho de adobo
1 cebolinha, picada
½ xícara de mirtilo

Preaqueça uma grelha ou uma frigideira média untada com óleo em spray em fogo médio. Tempere o peru com ¼ de colher (chá) de sal e a pimenta e coloque na grelha; deixe grelhar por 5 minutos de cada lado ou até o cozimento ficar completo e sem a coloração rosada. Enquanto isso, num processador de alimentos, pulse o restante do sal — ¼ de colher (chá), o oxicoco, o açúcar e a pimenta até ficarem bem triturados e bem misturados. Junte a cebolinha e o mirtilo, e pulse entre 3 e 5 vezes ou até ficar completamente misturado, mas ainda grosso. Sirva sobre o peru.

RENDIMENTO: 4 porções
(170g de peru e 2 colheres [sopa] de petisco cada)

VALORES NUTRICIONAIS POR PORÇÃO: 224 calorias; 41g de proteína; 11g de carboidratos; 1,2g de fibra; 8,7g de açúcares; 1,2g de gordura; 0,3g de gordura saturada; 0 gordura trans; 111mg de colesterol; 316mg de sódio; 23mg de cálcio; 0,03g de ácido graxo ômega-3; 77 UI de vitamina A; 4,2mg de vitamina C; 0,4mg de vitamina E; 2,3mg de ferro; 2,4mg de zinco

ESPETINHO DE FRANGO COM MOLHO DE PEPINO E IOGURTE E CUSCUZ DE TOMATE-CEREJA

680g de filé de frango, desossado e sem pele
2 dentes de alho grandes, picados
1 colher (sopa) de azeite extravirgem
½ colher (chá) de sal kosher
½ colher (chá) de pimenta-do-reino, moída na hora
½ xícara de iogurte natural de baixa gordura
¼ de xícara de pepino, sem sementes e bem picado
1 ½ colher (sopa) de vinagre de vinho branco
1 colher (sopa) de salsinha fresca, picada
3 xícaras de cuscuz integral, cozido
1 xícara de tomate-cereja, cortado ao meio
12 espetos de madeira (deixe-os de molho na água por
    30 minutos)

Preaqueça uma grelha para assar com calor direto ou esquente uma frigideira em fogo médio. Misture o frango, o alho, o azeite, ¼ de colher (chá) de sal e ¼ de colher (chá) de pimenta, e deixe marinar por 30 minutos. Enquanto isso, numa vasilha pequena, misture o iogurte, o pepino, o vinagre, a salsinha e o restante do sal e da pimenta (¼ de colher (chá) de cada). Mexa o cuscuz com um garfo e acrescente o tomate-cereja. Coloque o frango no espetinho e deixe grelhar até o cozimento ficar completo, entre 4 e 6 minutos de cada lado. Sirva sobre o cuscuz com o molho de iogurte ao lado.

RENDIMENTO: 4 porções (3 espetinhos de frango, 1 xícara de cuscuz e em torno de 3 colheres (sopa) de molho cada)

VALORES NUTRICIONAIS POR PORÇÃO: 350 calorias; 40g de proteína; 27g de carboidratos; 4g de fibra; 3g de açúcares; 8,5g de gordura; 1,9g de gordura saturada; 0 gordura trans; 96mg de colesterol; 347mg de sódio; 93mg de cálcio; 0,1g de ácido graxo ômega-3; 434 UI de vitamina A; 7mg de vitamina C; 1mg de vitamina E; 2,4mg de ferro; 1,5mg de zinco

ESPETINHO DE HALIBUTE GRELHADO E LEGUMES

2 colheres (sopa) de azeite extravirgem
2 dentes de alho grandes, picados
½ colher (chá) de pimenta vermelha em flocos
12 cogumelos brancos, cortados ao meio
1 cebola pequena, cortada em 8 pedaços
1 pimentão verde, cortado em 12 pedaços
1 xícara de tomate-cereja
½ colher (chá) de sal kosher

294 A Dieta da Beleza

12 espetos de madeira (deixe-os de molho na água por 30 minutos)
680g de halibute, sem pele e cortado em pedaços (5 a 8cm)
Fatias grossas de limão, para decorar

Preaqueça uma grelha para assar com calor direto ou esquente
uma frigideira em fogo médio. Aqueça o azeite numa panela
pequena em fogo médio com o alho e a pimenta vermelha em
flocos até o alho ficar dourado, entre 1 e 2 minutos. Retire do
fogo e deixe esfriar. Coloque o cogumelo, a cebola, o pimentão
verde e o tomate-cereja numa vasilha média. Acrescente metade
do azeite aromatizado e ¼ de colher (chá) de sal. Arrume os
legumes em 8 espetinhos. Ponha o halibute na mesma vasilha e
adicione o azeite e o sal restantes. Prenda o peixe em
4 espetinhos. Ajeite os espetos na grelha até o cozimento do
peixe ficar completo e os legumes, tornarem-se macios e
crocantes, entre 4 a 5 minutos de cada lado.

RENDIMENTO: 4 porções
(170g de halibute e 2 espetinhos de legumes cada)

VALORES NUTRICIONAIS POR PORÇÃO: 340 calorias; 49g de proteína; 8g de
carboidratos; 2g de fibra; 4g de açúcares; 12g de gordura; 1,8g de
gordura saturada; 0 gordura trans; 70mg de colesterol; 366mg de sódio;
119mg de cálcio; 1g de ácido graxo ômega-3; 847 UI de vitamina A; 38mg
de vitamina C; 3mg de vitamina E; 2,5mg de ferro; 1,4mg de zinco

ESPINAFRE AO ALHO

2 ramos grande (570mg) de espinafre (450g limpo)
½ colher (sopa) de azeite extravirgem
2 dentes de alho, picados

⅛ colher (chá) de sal kosher

⅛ colher (chá) de pimenta-do-reino, moída na hora

Limpe o espinafre, lave e seque; Aqueça o azeite numa frigideira grande, em fogo médio. Acrescente o alho e deixe refogar até soltar aroma e começar a ficar dourado, em torno de 30 segundos. Junte o espinafre e deixe cozinhar, em porções se necessário, mexendo até murchar e adquirir uma coloração verde forte, em torno de 2 minutos. Escorra o líquido do espinafre, se houver, e tempere com sal e pimenta.

RENDIMENTO: 4 porções (½ xícara de cada)

VALORES NUTRICIONAIS POR PORÇÃO: 28 calorias; 3g de proteína; 4g de carboidratos; 2g de fibra; 0 de açúcares; 1g de gordura; 0,1g de gordura saturada; 0 gordura trans; 0 colesterol; 122mg de sódio; 122mg de cálcio; 0,1g de ácido graxo ômega-3; 9.151 UI de vitamina A; 9mg de vitamina C; 2mg de vitamina E; 3mg de ferro; 1mg de zinco

FAJITAS DE CAMARÃO DEFUMADO COM TORTILHAS INTEGRAIS

450g de camarão grande limpo (26-30 unidades)

2 dente de alho, fatiados

1 colher (sopa) de molho de adobo proveniente de chipotle enlatado com adobo

1 colher (chá) de mel

1 colher (sopa) de azeite de oliva extravirgem

¼ de colher (chá) de cominho, moído

1 cebola pequena, fatiada

1 pimentão vermelho, fatiado

1 pimentão amarelo, fatiado

½ colher (chá) de sal kosher

3 colheres (sopa) de coentro fresco, picado
1 colher (sopa) de suco de limão-galego fresco
¼ de xícara de iogurte natural de baixa gordura
¼ de xícara de tomate, picado
4 tortilhas integrais (20cm), aquecidas

Numa vasilha média, misture o camarão, o alho, o molho de adobo e o mel. Agite bem e deixe descansar por 10 minutos. Aqueça o azeite numa frigideira em fogo médio e acrescente o camarão. Refogue até ficar cozido, entre 3 e 5 minutos. Passe para uma tigela pequena e, na frigideira, junte o cominho, a cebola, os pimentões e o sal. Refogue até ficarem macios e crocantes, cerca de 5 minutos. Coloque o camarão de volta na panela, junto aos legumes, e adicione 2 colheres (sopa) de coentro e o suco de limão; mexa bem. Enquanto isso, numa vasilha pequena, misture o iogurte, o tomate e o restante do coentro — 1 colher (sopa). Por cima de cada tortilha aquecida, coloque a mistura de camarão e o molho de iogurte.

RENDIMENTO: 4 porções (1 *fajita* cada)

VALORES NUTRICIONAIS POR PORÇÃO: 342 calorias; 29g de proteína; 33g de carboidratos; 3,4g de fibra; 7g de açúcares; 9g de gordura; 1g de gordura saturada; 0 gordura trans; 173mg de colesterol; 602mg de sódio; 107mg de cálcio; 0,6g de ácido graxo ômega-3; 2.444 UI de vitamina A; 137mg de vitamina C; 2,6mg de vitamina E; 4,4mg de ferro; 1,6mg de zinco

"FRITAS" DE BATATA-DOCE GRELHADA

Óleo em spray
680g de batata-doce, lavada
1 colher (chá) de azeite de oliva extravirgem

¾ de colher (chá) de sal kosher
¼ de colher (chá) de pimenta vermelha em flocos

Preaqueça uma frigideira não aderente untada com óleo em spray em fogo médio. Corte as batatas em fatias grossas (cerca de 24 unidades de 30g) e as misture numa tigela com o azeite, o sal e pimenta vermelha em flocos. Coloque na frigideira e cubra com a tampa ou papel-alumínio. Deixe grelhar entre 8 e 10 minutos de cada lado ou até adquirir consistência macia.

RENDIMENTO: 4 porções (cerca de 6 fatias de batata cada)

VALORES NUTRICIONAIS POR PORÇÃO: 143 calorias; 3g de proteína; 30g de carboidratos; 5,3g de fibra; 9g de açúcares; 1g de gordura; 0 gordura saturada; 0 gordura trans; 0 colesterol; 453mg de sódio; 27mg de cálcio; 0,01g de ácido graxo ômega-3; 7.897 UI de vitamina A; 24mg de vitamina C; 0,2mg de vitamina E; 1mg de ferro; 0mg de zinco

FRANGO ASSADO AO LIMÃO E ALCACHOFRA

1 limão
4 alcachofras aparadas e cortadas ao meio
4 dentes de alho amassados
2 ramos de alecrim fresco e 1 colher (sopa) de alecrim, picado
1 colher (sopa) de azeite de oliva extravirgem
½ colher (chá) de sal kosher
½ colher (chá) de pimenta-do-reino, moída na hora
680g de peito de frango, desossado e sem pele

Preaqueça o forno em 230°C. Forre um tabuleiro com papel-laminado e reserve. Encha uma panela grande de água.

Esprema o limão na água. Acrescente a alcachofra e os ramos de alecrim e deixe ferver. Cozinhe as alcachofras até ficarem macias (espetar com uma faca), em torno de 10 minutos. Drene e coloque no tabuleiro. Acrescente 2 colheres (chá) de azeite, ¼ de colher (chá) de sal e ¼ de colher [chá] de pimenta. Leve para uma das extremidades do tabuleiro. Na outra extremidade, coloque o peito de frango e tempere com o restante de sal, de pimenta e de alecrim. Junte o restante do azeite (¼ de colher [chá]) e leve ao forno. Deixe assar por 15 minutos ou até o cozimento do frango estar completo e a alcachofra tornar-se dourada e macia.

RENDIMENTO: 4 porções (170g de frango e duas metades de alcachofra cada)

VALORES NUTRICIONAIS POR PORÇÃO: 244 calorias; 36g de proteína; 7g de carboidratos; 3,2g de fibra; 0,6g de açúcares; 7,5g de gordura; 1,7g de gordura saturada; 0 gordura trans; 94mg de colesterol; 377mg de sódio; 45mg de cálcio; 0,1g de ácido graxo ômega-3; 139 UI de vitamina A; 6mg de vitamina C; 1mg de vitamina E; 2mg de ferro; 1,4mg de zinco

FRANGO ASSADO COM ALECRIM E ALHO-PORÓ COM TOMATES AO FORNO

4 tomates, sem sementes e fatiado grosso
2 colheres (sopa) de azeite de oliva extravirgem
1 colher (chá) de tomilho fresco
¾ de colher (chá) de sal kosher
½ colher (chá) de pimenta-do-reino, moída na hora
1 ramo de alho-poró, (cortado ao meio longitudinalmente, em fatias e bem lavado)
1 colher (chá) de alecrim fresco e 1 ramo de alecrim inteiro
680g de peito de frango, desossado e sem pele

Preaqueça o forno em 150°C. Forre uma assadeira pequena com papel-manteiga e abra uma camada única de fatias de tomate. Tempere com 1 colher (sopa) de azeite, o tominho, ¼ de colher (chá) de sal e ¼ de colher (chá) de pimenta. Deixe assar por 30 minutos ou até o tomate ficar bem macio e soltar o suco. Ainda no forno, eleve a temperatura para 220°C. Aqueça o restante do azeite numa frigideira refratária grande e acrescente o alho-poró. Tempere com ¼ de colher (chá) de sal e coloque o ramo de alecrim inteiro. Refogue até o alho-poró ficar reduzido pela metade em volume e estar levemente macio. Retire do fogo e coloque o peito de frango sobre o alho-poró. Tempere o frango com o restante do sal e da pimenta (¼ de colher [chá] de cada) e com o alecrim picado. Leve ao forno e asse até o cozimento completo do frango, entre 12 e 15 minutos. Retire o tomate e o frango do forno e deixe descansar por 5 minutos. Remova o ramo de alecrim do alho-poró. Fatie o frango e sirva com o alho-poró e o tomate.

RENDIMENTO: 4 porções (170g de frango, cerca de ½ xícara de alho-poró e 3-4 fatias de tomate cada)

VALORES NUTRICIONAIS POR PORÇÃO: 301 calorias; 41g de proteína; 12g de carboidratos; 2g de fibra; 3g de açúcares; 9,5g de gordura; 1,6g de gordura saturada; 0 gordura trans; 98mg de colesterol; 488mg de sódio; 65mg de cálcio; 0,2g de ácido graxo ômega-3; 625 UI de vitamina A; 16mg de vitamina C; 2,2mg de vitamina E; 3mg de ferro; 1,6mg de zinco

FRANGO GUISADO COM FRUTAS SECAS SOBRE CUSCUZ DE NOZES TORRADAS

680g de peito de frango desossado e sem pele

½ colher (chá) de sal kosher

½ de colher (chá) de pimenta-do-reino, moída na hora

1 colher (sopa) de azeite de oliva extravirgem

¼ de xícara de ameixa seca, sem caroço, cortada ao meio

¼ de xícara de damasco seco, cortado ao meio

¼ de xícara de suco de laranja fresco

1 cebola-roxa média, cortada em 8 pedaços

1 cabeça grande de alho, fatiada

800g de caldo de galinha em lata sem gordura

¼ de xícara de nozes, torradas e picadas

3 xícaras de cuscuz de trigo integral, cozido

¼ de xícara de salsinha fresca, picada

Tempere o frango com metade do sal e da pimenta. Aqueça o azeite numa frigideira funda em fogo médio e coloque o frango. Deixe grelhar até estar levemente dourado, entre 3 e 5 minutos, vire e deixe o outro lado dourar, mais 3 a 5 minutos. Enquanto isso, misture a ameixa seca, o damasco e o suco de laranja numa vasilha pequena e leve ao forno micro-ondas por 1 minuto e meio, até as frutas ficarem macias e quase metade do líquido ter sido absorvida. Transfira o frango pronto para um prato. Coloque a cebola e o alho na frigideira, e refogue até dourar e amaciar, em torno de 5 minutos. Acrescente a mistura de frutas e líquido e misture para não haver nada grudado no fundo da frigideira. Junte o caldo de galinha, deixe levantar fervura lenta e cozinhar até reduzir em um terço. Coloque o frango de volta e deixe cozinhar até o líquido tornar-se a um molho grosso, cerca de 15 minutos. Enquanto isso, ponha as nozes tostadas no cuscuz. Quando o frango estiver pronto e o molho, reduzido, desligue o fogo, coloque a salsinha e sirva sobre o cuscuz de nozes.

RENDIMENTO: 4 porções
(170g de frango e ¾ de xícara de cuscuz cada)

VALORES NUTRICIONAIS POR PORÇÃO: 442 calorias; 46g de proteína; 40g de carboidratos; 6g de fibra; 10g de açúcares; 11g de gordura; 1,5g de gordura saturada; 0 gordura trans; 99mg de colesterol; 582mg de sódio; 56mg de cálcio; 0,7g de ácido graxo ômega-3; 803 UI de vitamina A; 18mg de vitamina C; 1,1mg de vitamina E; 3mg de ferro; 2mg de zinco

FRANGO MARINADO GRELHADO COM ABACAXI E RUM SOBRE SALADA DE BATATA-DOCE GRELHADA

680g de filé de frango
¼ de xícara de rum branco
¼ de xícara de suco de abacaxi
¼ de xícara de coentro fresco e 2 colheres (sopa)
    de coentro picado
¾ de colher (chá) de sal kosher
½ colher (chá) de pimenta-do-reino, moída na hora
680g de batata-doce, cortada em rodelas (0,5cm)
2 colheres (sopa) de azeite de oliva extravirgem
2 colheres (sopa) de vinagre de vinho branco

Preaqueça uma grelha para assar com calor direto ou esquente uma frigideira em fogo médio. Num saco plástico com vedação, coloque o frango e acrescente o rum, o suco de abacaxi, ¼ de xícara de coentro, ¼ de colher (chá) de sal e ¼ de colher (chá) de pimenta. Deixe marinar na geladeira por uma hora. Enquanto isso mistura a batata-doce com 1 colher (sopa) de azeite, ¼ de colher (chá) de sal e ¼ de colher (chá) de pimenta. Coloque na grelha e cubra. Deixe entre 8 e 10 minutos de cada lado ou até o cozimento ficar completo. Arrume em uma vasilha média e adicione o restante do azeite — 1 colher (sopa), o vinagre e o coentro. Reserve. Remova o frango do plástico, seque um pouco, tempere com o restante do sal — ¼ colher (chá), e coloque na grelha. Deixe grelhar até o cozimento ficar completo, cerca de 5 minutos de cada lado. Sirva sobre a salada de batata-doce.

RENDIMENTO: 4 porções
(3 ou 4 filés e ¾ de xícara de salada de batata cada)

VALORES NUTRICIONAIS POR PORÇÃO: 340 calorias; 36g de proteína; 22g de carboidratos; 3,4g de fibra; 7g de açúcares; 11g de gordura; 2g de gordura saturada; 0 gordura trans; 94mg de colesterol; 420mg de sódio; 57mg de cálcio; 0,1g de ácido graxo ômega-3; 19. 960 UI de vitamina A; 21mg de vitamina C; 2mg de vitamina E; 2mg de ferro; 1,4mg de zinco

HALIBUTE CÍTRICO ASIÁTICO COM ARROZ INTEGRAL

Óleo em spray
4 filés de 170g cada de filé de halibute, sem pele
½ colher (chá) de casca de laranja, ralada
½ colher (chá) de casca de limão, ralada
½ colher (chá) de casca de limão-galego, ralada
½ colher (chá) de sal kosher
¼ de colher (chá) de pimenta-do-reino, moída na hora
2 colheres (chá) de azeite de oliva extravirgem
1 dente de alho, fatiado

O plano de refeição da Dieta da Beleza

1 colher (sopa) de gengibre fresco, picado

1 colher (sopa) de molho shoyo com baixo teor de sódio

3 colheres (sopa) de suco de laranja fresco

2 colheres (sopa) de água

1 ramo de cebolinha, picada

1 xícara de arroz integral, cozido

Preaqueça o forno em 220°C e forre uma assadeira com papel-alumínio untado com óleo em spray. Coloque o halibute, com o lado em que havia pele para baixo. Num prato pequeno, misture bem os três tipos de casca com o sal e a pimenta. Jogue sobre os filés de peixe, regue com o azeite de oliva e leve ao forno. Deixe assar até o cozimento estar completo, entre 10 e 12 minutos. Enquanto isso, misture o alho, o gengibre, o molho shoyo, o suco de laranja e a água numa frigideira pequena e deixe cozinhar em fervura lenta. Deixe ferver até soltar o aroma e ficar levemente reduzido, cerca de 3 minutos. Retire do fogo e acrescente a cebolinha. Sirva o halibute sobre o arroz integral e, por cima, jogue o molho de soja e laranja.

> **RENDIMENTO:** 4 porções (170g de halibute, ¾ de xícara de arroz e em torno de 2 colheres (sopa) de molho cada)

VALORES NUTRICIONAIS POR PORÇÃO: 395 calorias; 42g de proteína; 37g de carboidratos; 3g de fibra; 1,5g de açúcares; 7,8g de gordura; 1,2g de gordura saturada; 0 gordura trans; 58mg de colesterol; 439mg de sódio; 107mg de cálcio; 0,8g de ácido graxo ômega-3; 316 UI de vitamina A; 8mg de vitamina C; 2mg de vitamina E; 2,4mg de ferro; 2mg de zinco

MACARRÃO CABELO DE ANJO COM CAMARÃO E SALADA DE ESPINAFRE BABY E COGUMELO FATIADO

Macarrão

230g de macarrão cabelo de anjo
450g de camarão cinza, limpo (21-25 unidades)
4 dentes de alho, fatiados
½ colher (chá) de sal kosher
½ colher (chá) de pimenta-do-reino, moída na hora
1 colher (sopa) de azeite de oliva extravirgem
450g de tomate maduro em cubos
¼ de xícara de manjericão fresco, picado
1 colher (sopa) de vinagre de vinho branco

Salada

6 xícaras de espinafre baby
1 ½ xícara de cogumelo branco, fatiado
2 colheres (sopa) de suco de limão fresco
1 colher (sopa) de azeite de oliva extravirgem
¼ de colher (chá) de sal kosher
¼ de colher (chá) de pimenta-do-reino, moída na hora

Ferva uma panela grande cheia de água, acrescente o macarrão e deixe cozinhar segundo as instruções na embalagem. Escorra a água e mantenha aquecido. Numa vasilha média, misture o camarão, metade do alho, ¼ de colher (chá) de sal e ¼ de colher (chá) de pimenta, e agite bem. Aqueça o azeite numa frigideira média, mas não deixe chegar ao ponto de produzir fumaça, e acrescente a mistura de camarão. Deixe cozinhar, mexendo, até o cozimento do camarão ficar completo, cerca de 3 minutos; transfira para a vasilha. Acrescente o tomate e o restante do alho à frigideira e deixe cozinhar até o tomate ficar macio e soltar seu suco, em torno de 5 minutos. Volte com o camarão para a panela; acrescente o manjericão, o vinagre e o restante do sal e da pimenta (¼ de colher [chá] de cada); desligue o fogo. Misture bem com o macarrão pronto.

Misture o espinafre e o cogumelo numa vasilha grande e agite bem com o suco de limão. Acrescente o azeite, o sal e a pimenta e agite mais uma vez para misturar mais.

RENDIMENTO: 4 porções (1 ½ xícara generosa de macarrão e 1 ½ xícara de salada cada)

VALORES NUTRICIONAIS POR PORÇÃO: 427 calorias; 34g de proteína; 50g de carboidratos; 4,4g de fibra; 5g de açúcares; 9,5g de gordura; 1,5g de gordura saturada; 0 gordura trans; 221mg de colesterol; 656mg de sódio; 117mg de cálcio; 0,5g de ácido graxo ômega-3; 4.774 UI de vitamina A; 32mg de vitamina C; 4mg de vitamina E; 7mg de ferro; 3,2mg de zinco

MISTURA DE BATATA-DOCE

3 xícaras de batata-doce (entre 340 e 400g), cortada em cubos (1,5cm)
1 xícara de cebola-roxa média, cortada em pedaços grandes
¾ de xícara de pimentão vermelho, cortado em pedaços (3 cm)
2 dentes de alho, fatiado
1 ½ colher (sopa) de azeite de oliva extravirgem
1 colher (chá) de sal kosher
½ colher (chá) de pimentão vermelho, em pó

Preaqueça o forno em 220°C. Coloque uma assadeira vazia no forno por 5 minutos. Misture bem todos os ingredientes numa

306 A Dieta da Beleza

vasilha. Retire a assadeira do forno e coloque a mistura de batata-doce, formando uma única camada. Volte para o forno e deixe as batatas assarem até ficarem macias, cerca de 30 minutos.

RENDIMENTO: 4 porções (cerca de ¾ de xícara cada)

VALORES NUTRICIONAIS POR PORÇÃO: 127 calorias; 2g de proteína; 18g de carboidratos; 3g de fibra; 7g de açúcares; 5,5g de gordura; 0,8g de gordura saturada; 0 gordura trans; 0 colesterol; 505mg de sódio; 33mg de cálcio; 0,1g de ácido graxo ômega-3; 13.150 UI de vitamina A; 48mg de vitamina C; 2mg de vitamina E; 1mg de ferro; 0,3mg de zinco

OSTRA NA CONCHA COM MIGNONETTE DE TOMATE FRESCO, SALADA VERDE E BAGUETE INTEGRAL

1 tomate médio, descascado e em cubos
2 colheres (sopa) de vinagre de vinho tinto
1 colher (sopa) de chalota, picadinha
½ colher (chá) de pimenta-do-reino, moída na hora
6 xícaras de espinafre baby
1 endívia-belga, fatiado fino
1 radicchio, cortado ao meio e fatiado
1 colher (sopa) de mel
3 colheres (sopa) de vinagre balsâmico
¼ colher (chá) de sal kosher
2 colheres (sopa) de azeite de oliva extravirgem
24 ostras abertas
1 baguete integral (340g)

Numa tigela média, misture o tomate, o vinagre de vinho tinto, a chalota e ¼ de colher (chá) de pimenta-do-reino. Deixe descansar em temperatura ambiente por cerca de 15 minutos para pegar sabor enquanto prepara a salada. Numa vasilha grande, misture o espinafre baby, a endívia e o radicchio. Acrescente o mel, o vinagre balsâmico, o restante da pimenta — ¼ colher (chá), e o sal, depois jogue o azeite até incorporar. Mexa bem a salada. Divida o mignonette de tomate entre as ostras e sirva com a salada e a baguete.

RENDIMENTO: 4 porções (6 ostras, 2 xícaras de salada com molho e 85g de baguete cada)

VALORES NUTRICIONAIS POR PORÇÃO: 374 calorias; 15g de proteína; 55g de carboidratos; 7,4g de fibra; 16g de açúcares; 12g de gordura; 2g de gordura saturada; 0 gordura trans; 21mg de colesterol; 723mg de sódio; 166mg de cálcio; 0,5g de ácido graxo ômega-3; 3.770 UI de vitamina A; 21mg de vitamina C; 3mg de vitamina E; 9,3mg de ferro; 33mg de zinco

OSTRA PRIMAVERA

1 brócolis, cortado em floretes pequenos (3 xícaras)
½ xícara de água
1 cebola-roxa pequena, picada
1 pimentão vermelho, fatiado
1 abóbora amarela pequena, fatiada
⅓ de xícara de vinho branco seco
2 cabeças de alho, picadas
16 ostras, sem a concha
¼ de colher (chá) de sal kosher
¼ de colher (chá) de pimenta-do-reino, moída na hora
½ colher (chá) de casca de limão, ralada
¼ de xícara de salsinha fresca, picada
3 xícaras de arroz integral, cozido

Coloque a água e o brócolis numa frigideira grande. Deixe levantar fervura e cozinhar até o brócolis adquirir uma coloração verde forte e estar levemente macio, cerca de 5 minutos. Acrescente a cebola, o pimentão e a abóbora e deixe refogar até o legumes ficarem crocantes e macios. Adicione o vinho, o alho e as ostras e deixe cozinhar entre 3 e 5 minutos ou até o cozimento das ostras ficar completo. Retire do fogo e tempere com sal, pimenta e casca de limão. Acrescente a salsinha no arroz integral cozido e o sirva sobre as ostras primaveras.

RENDIMENTO: 4 porções (cerca de 1 ½ xícara de ostra primavera e ¾ de xícara de arroz cada)

VALORES NUTRICIONAIS POR PORÇÃO: 245 calorias; 9g de proteína; 47g de carboidratos; 6g de fibra; 4g de açúcares; 2,5g de gordura; 0,5g de gordura saturada; 0 gordura trans; 14mg de colesterol; 243mg de sódio; 88mg de cálcio; 0,4g de ácido graxo ômega-3; 3.154 UI de vitamina A; 113mg de vitamina C; 1,6mg de vitamina E; 5mg de ferro; 22,6mg de zinco

OSTRA ASSADA FLORENTINE COM SALADA VERDE

24 ostras grandes, na concha
1 ½ xícara de espinafre, picado, refogado e bem drenado
¼ de xícara de cebolinha, picada
¾ de xícara de pedaços de pão fresco
¼ de xícara de queijo parmesão ralado
¼ de colher (chá) de sal kosher
1 ½ colher (sopa) de azeite de oliva extravirgem

Salada

8 xícaras de folhas verdes
1 ½ xícara de bulbo de erva-doce, fatiado fino

O plano de refeição da Dieta da Beleza

1 xícara de cogumelos, fatiados
¼ de colher (chá) de sal kosher
¼ de colher (chá) de pimenta-do-reino, moída na hora
3 colheres (sopa) de suco de limão
1 colher (sopa) de azeite de oliva extravirgem
1 colher (sopa) de azeite de oliva extravirgem

Preaqueça o forno. Abra as ostras e as coloque, sobre a concha de baixo, numa assadeira coberta com papel-alumínio. Numa tigela média, misture o espinafre, a cebolinha, o pão, o queijo parmesão e o sal, e divida entre as ostras. Regue com azeite de oliva e ponha na grelha. Deixe entre 3 e 5 minutos ou até as ostras ficarem cozidas e a mistura de espinafre tornar-se levemente dourada.

À parte, numa tigela grande, misture as folhas verdes, a erva-doce, o cogumelo, o suco de limão, o sal e a pimenta. Regue com azeite e mexa mais.

RENDIMENTO: 4 porções (6 ostras e em torno de 2 xícaras de salada cada)

VALORES NUTRICIONAIS POR PORÇÃO: 234 calorias; 12g de proteína; 20g de carboidratos; 5g de fibra; 2g de açúcares; 12g de gordura; 2,7g de gordura saturada; 0 gordura trans; 30mg de colesterol; 642mg de sódio; 270mg de cálcio; 0,6g de ácido graxo ômega-3; 8.252 UI de vitamina A; 29mg de vitamina C; 3,3mg de vitamina E; 10mg de ferro; 41mg de zinco

PERCA GRELHADA COM FRITADA DE ERVILHA E ESPINAFRE AO LIMÃO

4 filés de perca ou tilápia (170g cada)
½ colher (chá) de sal kosher
½ colher (chá) de pimenta-do-reino, moída na hora

1 colher (chá) de casca de limão, ralada

1 colher (sopa) de azeite de oliva extravirgem

450g de vagem ou ervilha torta

4 xícaras de espinafre baby

1 colher (sopa) de suco de limão fresco, e algumas fatias grossas
para decorar

Preaqueça uma grelha para assar com calor direto ou esquente uma frigideira média em fogo médio. Tempere os filés de perca com ¼ de colher (chá) de sal, ¼ de colher (chá) de pimenta e a casca de limão. Deixe grelhar até que o cozimento esteja completo e macio, de 4 a 5 minutos de cada lado. Enquanto isso, aqueça o azeite de oliva numa frigideira média em fogo médio e acrescente a ervilha. Deixe refogar até ficar crocante, porém macia, cerca de 5 minutos. Adicione o espinafre e deixe cozinhar até murchar, entre 2 e 3 minutos. Tempere com o restante do sal e da pimenta (¼ de colher [chá] de cada) e o suco de limão. Sirva o peixe sobre a ervilha e o espinafre com o limão para decorar.

RENDIMENTO: 4 porções (170g de perca e ¾ de xícara de ervilha e espinafre cada)

VALORES NUTRICIONAIS POR PORÇÃO: 261 calorias; 34g de proteína; 11g de carboidratos; 3,3g de fibra; 4g de açúcares; 7,7g de gordura; 1g de gordura saturada; 0 gordura trans; 140mg de colesterol; 393mg de sódio; 132mg de cálcio; 1,4g de ácido graxo ômega-3; 3.394 UI de vitamina A; 29mg de vitamina C; 2mg de vitamina E; 3,6mg de ferro; 1mg de zinco

PURÊ DE BATATA-DOCE COM LEITELHO E CEBOLINHA

450g de batata-doce, descascadas e cortadas em pedaços (5cm)
1 dente de alho, descascado
½ xícara de leitelho
2 cebolinhas bem picada (¼ de xícara)
¾ colher (chá) de sal kosher
¼ colher (chá) de pimenta-do-reino, moída na hora
1 colher (sopa) de manteiga

Coloque a batata e o alho numa panela média e cubra com água fria salgada. Deixe levantar fervura e reduza a chama para cozinhar lentamente, até as batatas ficarem prontas, cerca de 15 minutos. Escorra a água e acrescente o leitelho, a cebolinha, o sal, a pimenta e a manteiga. Amasse com o garfo até dar consistência.

RENDIMENTO: 4 porções (½ xícara cada)

VALORES NUTRICIONAIS POR PORÇÃO: 108 calorias; 2,4g de proteína; 18g de carboidratos; 2,4g de fibra; 6,7g de açúcares; 3,3g de gordura; 2g de gordura saturada; 0 gordura trans; 9mg de colesterol; 586mg de sódio; 66mg de cálcio; 0,02g de ácido graxo ômega-3; 14.080 UI de vitamina A; 13mg de vitamina C; 1mg de vitamina E; 1mg de ferro; 0,34mg de zinco

SALADA DOCE E CROCANTE DE CAMARÃO E ESPINAFRE

450g de camarão cinza, limpo (21-25 unidades)
1 clara de ovo, levemente batida
¼ de colher (chá) de sal kosher
¼ de colher (chá) de pimenta-do-reino, moída na hora
½ xícara de farinha crocante para empanar
2 colheres (sopa) de azeite de oliva extravirgem

312 A Dieta da Beleza

2 colheres (sopa) de xarope de bordo

8 xícaras de espinafre baby

⅓ de xícara de cebola-roxa, fatiado fino

¼ de xícara de nozes, torradas e picadas

1 colher (sopa) de vinagre de vinho branco

Numa vasilha média, misture o camarão, a clara, o sal e a pimenta. Acrescente a farinha de rosca e reserve. Aqueça 1 colher (sopa) de azeite numa frigideira grande em fogo médio e junte o camarão. Deixe cozinhar até o camarão ficar opaco e a farinha de rosca dourar, cerca de 5 minutos. Adicione o xarope de bordo, agite e deixe cozinhar até o camarão adquirir brilho. Reserve para esfriar um pouco. Numa vasilha grande, misture o espinafre baby com a cebola-roxa, as nozes, o vinagre de vinho branco e o restante do azeite — 1 colher (sopa). Divida entre os 4 pratos e coloque o camarão por cima.

RENDIMENTO: 4 porções (cerca de 1 ¾ xícara de salada e 6 camarões cada)

VALORES NUTRICIONAIS POR PORÇÃO: 304 calorias; 27g de proteína; 16g de carboidratos; 2g de fibra; 7g de açúcares; 14g de gordura; 2g de gordura saturada; 0 gordura trans; 172mg de colesterol; 361mg de sódio; 124mg de cálcio; 1,3g de ácido graxo ômega-3; 4.520 UI de vitamina A; 16mg de vitamina C; 3mg de vitamina E; 4,5mg de ferro; 2,2mg de zinco

SALMÃO ASSADO COM ERVAS COM SALADA QUENTE DE TOMATE-CEREJA E CUSCUZ INTEGRAL

Salmão

4 filés de salmão selvagem (170g cada)

2 dentes de alho, picado

3 colheres (sopa) de ervas frescas (alecrim, tomilho e manjericão), picadas

1 colher (chá) de azeite de oliva extravirgem

1 colher (chá) de sal kosher

½ colher (chá) de pimenta-do-reino, moída na hora

Salada de Tomate e Cuscuz

1 colher (chá) de azeite de oliva extravirgem

1 dente de alho, fatiado

¼ de xícara de cebolinhas, cortadas em pedaços (2,5cm)

2 xícaras de tomate-cereja, cortado ao meio

¼ de colher (chá) de sal kosher

¼ de colher (chá) de pimenta-do-reino, moída ha hora

1 colher (chá) de vinagre de maçã

3 xícaras de cuscuz integral, cozido

Preaqueça o forno em 200°C. Coloque o salmão, com a pele para baixo, num tabuleiro forrado com papel-laminado. Com uma faca afiada, faça um corte longitudinal de 7 cm na parte mais gorda dos filés. Misture o alho, as ervas e o azeite numa tigela pequena e recheie cada filé com cerca de 1 colher (chá) dessa mistura. Tempere o peixe com sal e pimenta e deixe assar até que o cozimento esteja completo, entre 8 e 10 minutos.

Enquanto isso, para a salada de tomate, aqueça o azeite numa frigideira média em fogo médio. Acrescente o alho e a cebolinha e deixe refogar até que fiquem macias e adquiram um tom dourado, cerca de 2 minutos. Acrescente o tomate, o sal e a pimenta e deixe refogar por 1 minuto, até o tomate estar aquecido. Misture o vinagre e reserve.

Para servir, divida o cuscuz cozido entre os quatro pratos e, por cima, coloque a salada de tomate e um filé de salmão.

314 A Dieta da Beleza

Observação: Quando retirar o salmão do papel-alumínio, coloque a espátula entre a pele e a carne e deslize com ela para dentro. Isso permitirá que você retire o salmão sem a pele.

RENDIMENTO: 4 porções (¾ de xícara de cuscuz, ½ xícara de salada de tomate e um filé de salmão de 170g cada)

VALORES NUTRICIONAIS POR PORÇÃO: 423 calorias; 44g de proteína; 27g de carboidratos; 5g de fibra; 2g de açúcares; 15g de gordura; 2g de gordura saturada; 0 gordura trans; 107mg de colesterol; 693mg de sódio; 56mg de cálcio; 3,4g de ácido graxo ômega-3; 829 UI de vitamina A; 13mg de vitamina C; 3mg de vitamina E; 3mg de ferro; 1,5mg de zinco

SALMÃO ASSADO COM MOSTARDA ACOMPANHADO DE VAGEM ASSADA E CHALOTA

Óleo em spray
450g de vagem limpa e aparada
2 chalotas, em fatias
2 colheres (chá) de azeite de oliva extravirgem
½ colher (chá) de sal kosher
½ colher (chá) de pimenta-do-reino, moída na hora
4 filés de salmão selvagem (170g cada)
2 colheres (sopa) de mostarda Dijon
2 colheres (chá) de mel

Preaqueça o forno em 220°C. Forre uma assadeira com papel-alumínio e unte com óleo em spray; reserve. Ferva uma panela grande de água, acrescente a vagem e deixe ferver entre 3 e 5 minutos ou até adquirir uma coloração verde forte e ficar levemente macia. Escorra a água e lave com água fria até esfriar. Deixe secar bem. Misture a chalota, o óleo, o sal e ¼ de colher

O plano de refeição da Dieta da Beleza   315

(chá) de pimenta; coloque em uma metade da assadeira. Na outra metade, ponha o salmão, com a pele para baixo. Numa tigela pequena, misture a mostarda e o mel, e passe sobre os filés por inteiro. Tempere com o restante da pimenta — ¼ de colher (chá), e deixe assar no formo até o cozimento do salmão estar completo e a vagem, levemente dourada, entre 12 e 14 minutos.

RENDIMENTO: 4 porções
(170g de salmão e 110g de vagem cada)

VALORES NUTRICIONAIS POR PORÇÃO: 365 calorias; 41g de proteína; 16g de carboidratos; 4g de fibra; 5g de açúcares; 15g de gordura; 2g de gordura saturada; 0 gordura trans; 107mg de colesterol; 516mg de sódio; 79mg de cálcio; 3,5g de ácido graxo ômega-3; 1.024 UI de vitamina A; 12mg de vitamina C; 3mg de vitamina E; 2,6mg de ferro; 1,6mg de zinco

SALMÃO ASSADO COM NOZES

4 filés de salmão selvagem (170g cada)
½ colher (chá) de sal kosher
½ colher (chá) de pimenta-do-reino, moída na hora
½ xícara de nozes, bem triturada
2 colheres (chá) de tomilho, picado
2 colheres (chá) de azeite de oliva extravirgem

Preaqueça o forno em 220°C e forre uma assadeira com papel-alumínio. Coloque o salmão com a pele para baixo e tempere com sal e pimenta. Misture as nozes e o tomilho e jogue por cima dos filés de salmão. Acrescente o azeite e leve ao forno por 7 e 9 minutos.

RENDIMENTO: 4 porções (1 filé de salmão cada)

VALORES NUTRICIONAIS POR PORÇÃO: 393 calorias; 41g de proteína; 2,3g de carboidratos; 1,1g de fibra; 0,4g de açúcares; 24g de gordura; 3g de gordura saturada; 0 gordura trans; 107mg de colesterol; 326mg de sódio; 40mg de cálcio; 5g de ácido graxo ômega-3; 89 UI de vitamina A; 1mg de vitamina C; 2,3mg de vitamina E; 2mg de ferro; 2mg de zinco

SALMÃO GRELHADO COM MOLHO DE MANGA E KIWI

Óleo em spray
4 filés de salmão selvagem (170g cada)
½ colher (chá) de semente de cominho, moída
¼ para ½ de colher (chá) de chipotle, em pó
1 colher (chá) de sal kosher
1 manga madura, descascada e cortada em cubos pequenos
4 kiwis, descascados e cortados em cubos pequenos
1 cebola-roxa pequena, fatiada fino
Suco de 1 limão-galego
½ colher (chá) de pimenta-do-reino, moída na hora
¼ de xícara de coentro bem picadinho

Preaqueça uma grelha para assar com calor direto ou esquente uma frigideira não aderente untada com óleo em spray em fogo médio. Tempere os filés de salmão com cominho, chipotle e metade do sal. Coloque com a pele para cima na frigideira e deixe grelhar bem, entre 5 e 7 minutos. Vire e continue a grelhar até o cozimento total. Enquanto isso, misture bem numa tigela a manga, o kiwi, a cebola-roxa, o suco de limão, a pimenta, o coentro e o restante do sal. Quando o salmão estiver pronto, sirva com o molho por cima.

RENDIMENTO: 4 porções
(170g de salmão e em torno de ½ xícara de molho cada)

O plano de refeição da Dieta da Beleza

VALORES NUTRICIONAIS POR PORÇÃO: 369 calorias; 40g de proteína; 23g de carboidratos; 4g de fibra; 15g de açúcares; 13g de gordura; 2g de gordura saturada; 0 gordura trans; 107mg de colesterol; 572mg de sódio; 65mg de cálcio; 3,4g de ácido graxo ômega-3; 656 UI de vitamina A; 90mg de vitamina C; 4mg de vitamina E; 2,2mg de ferro; 1,4mg de zinco

SALMÃO NO VINHO BRANCO COM ASPARGOS ASSADOS EM VINAGRE BALSÂMICO

680g de aspargos, limpos
1 colher (chá) de azeite de oliva extravirgem
½ colher (chá) de sal kosher
½ colher (chá) de pimenta-do-reino, moída na hora
1 xícara de cebola doce, fatiada fino
½ xícara de vinho branco seco
½ xícara de água
1 limão, fatiado
4 ramos de tomilho fresco
4 filés de salmão selvagem (170g cada)
2 colheres (chá) vinagre balsâmico

Preaqueça o forno em 220°C. Coloque os aspargos no meio de um pedaço grande de papel-alumínio. Regue com azeite, coloque metade do sal e da pimenta e ¼ de xícara de cebola fatiada. Feche o papel e reserve. Numa panela rasa, misture o vinho, a água, as fatias de limão, o tomilho e o restante da cebola. Deixe levantar fervura lenta. Tempere o salmão com o restante do sal e da pimenta (¼ de colher [chá] de cada) e acrescente ao caldo. Desligue o fogo e coloque o salmão e o embrulho de aspargos no forno. Deixe assar até os aspargos ficarem macios e o cozimento

318 A Dieta da Beleza

do salmão estar completo, cerca de 10 minutos. Com cuidado, abra o embrulho, acrescente vinagre balsâmico e sirva com os filés de salmão.

RENDIMENTO: 4 porções
(1 filé de salmão e 170g de aspargos cada)

VALORES NUTRICIONAIS POR PORÇÃO: 341 calorias; 48g de proteína; 3,5g de carboidratos; 1,3g de fibra; 1,5g de açúcares; 14g de gordura; 2,9g de gordura saturada; 0 gordura trans; 97mg de colesterol; 340mg de sódio; 95mg de cálcio; 2,7g de ácido graxo ômega-3; 747 UI de vitamina A; 6,4mg de vitamina C; 2,4mg de vitamina E; 2mg de ferro; 1,2mg de zinco

SALMÃO PICANTE

1 colher (chá) de tempero Jerk
½ colher (chá) de sal kosher
⅛ de colher (chá) de chiplote em pó
4 filés de salmão selvagem (170g cada)
1 ½ colher (sopa) de azeite de oliva extravirgem

Preaqueça o forno em 220°C e forre uma assadeira com papel-alumínio; reserve. Numa vasilha pequena, misture o Jerk, o sal e o chipotle. Tempere o lado da carne (e não da pele) com a mistura. Aqueça uma frigideira grande em fogo médio, mas não deixe chegar ao ponto de produzir fumaça. Coloque os filés com cuidado, com o tempero para baixo, no azeite quente. Deixe cozinhar, sem mexer, até dourar bem, em torno de 3 minutos. Retire os filés da frigideira e coloque numa assadeira, com a pele para baixo. Leve ao forno para assar até o cozimento total, entre 6 e 8 minutos.

RENDIMENTO: 4 porções (1filé cada)

VALORES NUTRICIONAIS POR PORÇÃO: 291 calorias; 38,5g de proteína; 0 carboidrato; 0 fibra; 0 açúcares; 14g de gordura; 2g de gordura saturada; 0 gordura trans; 107mg de colesterol; 396mg de sódio; 23mg de cálcio; 3,4g de ácido graxo ômega-3; 67 UI de vitamina A; 0 vitamina C; 2mg de vitamina E; 1,6mg de ferro; 1,2mg de zinco

TÊNDER DE FRANGO COM NOZES CROCANTES

Óleo em spray
680g de filé de frango
2 colheres (sopa) de leitelho
½ colher (chá) de sal kosher
1 xícara de farinha crocante para empanar
¼ de xícara de nozes bem picadinhas

Preaqueça o forno em 230°C. Forre uma assadeira com papel-alumínio e unte com óleo em spray. Numa tigela média, misture o frango com o leitelho e o sal. Reserve por 10 minutos. Acrescente a farinha crocante e as nozes diretamente na tigela e sacuda bem, para que os filés estejam todos cobertos. Coloque na assadeira e leve ao forno por 15 minutos ou até o cozimento total do frango e a cobertura ficar dourada.

RENDIMENTO: 4 porções (170g de frango cada)

VALORES NUTRICIONAIS POR PORÇÃO: 290 calorias; 37g de proteína; 12g de carboidratos; 1,1g de fibra; 1g de açúcares; 9,5g de gordura; 1,8g de gordura saturada; 0 gordura trans; 94mg de colesterol; 42?mg de sódio; 37mg de cálcio; 0,73g de ácido graxo ômega-3; 26 UI de vitamina A; 0,3mg de vitamina C; 0,4mg de vitamina E; 1,5mg de ferro; 1,4mg de zinco

A Dieta da Beleza Lanches

ARROZ-DOCE CREMOSO COM CEREJA E CHOCOLATE

¼ de xícara de arroz basmati, bem lavado

2 ½ xícaras de leite semidesnatado

¼ de xícara de açúcar

⅛ de colher (chá) de sal kosher

¼ de xícara de cereja seca

1 colher (chá) de extrato de baunilha

1 gema

30g de chocolate amargo (60 por cento de cacau), ralado

Em uma panela média, misture o arroz, o leite, o açúcar, o sal e a cereja e leve ao fogo médio. Cozinhe em fervura lenta até o arroz ficar macio, mas não empapado, em torno de 15 minutos. Bata a baunilha e a gema com delicadeza em uma vasilha pequena e, quando o arroz estiver macio, acrescente ½ xícara da mistura de arroz quente, mexendo sem parar. Volte para a panela, mexendo até engrossar em fogo médio. Retire do fogo. Coloque em 4 tigelinhas e ponha na geladeira. Sirva com chocolate ralado por cima.

RENDIMENTO: 4 porções (½ xícara generosa cada)

VALORES NUTRICIONAIS POR PORÇÃO: 235 calorias; 7g de proteína; 40g de carboidratos; 3g de fibra; 27g de açúcares; 5g de gordura; 1,4g de gordura saturada; 0 gordura trans; 59mg de colesterol; 130mg de sódio; 196mg de cálcio; 0,02g de ácido graxo ômega-3; 643 UI de vitamina A; 0 vitamina C; 0,2mg de vitamina E; 1mg de ferro; 1mg de zinco

BANANA CONGELADA COM COBERTURA DE CHOCOLATE AMARGO

4 bananas médias
110g de chocolate amargo (60 por cento de cacau)
⅛ de colher (chá) de sal kosher
2 colheres (sopa) de nozes, bem picadas

Descasque as bananas e corte-as ao meio longitudinalmente. Coloque sobre o papel-manteiga. Derreta o chocolate num prato para micro-ondas em intervalos de 30 segundos até amolecer; misture até ficar uniforme. Passe um dos lados da banana no chocolate derretido e ponha sobre o papel-manteiga com o chocolate para cima, jogue as nozes e leve ao freezer entre uma e duas horas ou até o chocolate endurecer e a banana estar meio congelada.

RENDIMENTO: 4 porções (duas metades de banana cada)

VALORES NUTRICIONAIS POR PORÇÃO: 285 calorias; 4g de proteína; 36g de carboidratos; 5g de fibra; 22g de açúcares; 15g de gordura; 7g de gordura saturada; 0 gordura trans; 0 colesterol; 76mg de sódio; 10mg de cálcio; 0,4g de ácido graxo ômega-3; 76 UI de vitamina A; 10mg de vitamina C; 0,1mg de vitamina E; 0,4mg de ferro; 0,3mg de zinco

BROWNIE DE CHOCOLATE AMARGO

⅓ de xícara de açúcar
2 colheres (sopa) de cacau, em pó sem açúcar
⅛ de colher (chá) de sal kosher
¼ de xícara de iogurte natural semidesnatado
½ colher (chá) de café instantâneo
1 colher (chá) de água quente
1 ovo

30g de chocolate amargo (60 por cento de cacau), derretido e frio
2 colheres (sopa) de farinha
Óleo em spray

Preaqueça o fogo em 180°C. Misture o açúcar, o cacau em pó, o sal e o iogurte numa tigela média e mexa até ficar uniforme. Dissolva o café instantâneo em água quente e acrescente à mistura de iogurte. Adicione o ovo e depois o chocolate, mexendo. Junte a farinha e misture bem. Divida em 4 formas de muffin untadas com óleo em spray. Asse até as bordas estiverem prontas e o meio, macio, mas não molhado, entre 18 e 20 minutos. Deixe esfriar completamente.

RENDIMENTO: 4 porções (1 brownie cada)

VALORES NUTRICIONAIS POR PORÇÃO: 148 calorias; 4g de proteína; 26g de carboidratos; 2g de fibra; 20g de açúcares; 4g de gordura; 2g de gordura saturada; 0 gordura trans; 54g de colesterol; 90mg de sódio; 40mg de cálcio; 0,01g de ácido graxo ômega-3; 69 UI de vitamina A; 0,1mg de vitamina C; 0,1mg de vitamina E; 1mg de ferro; 0,5mg de zinco

CHOCOLATE AMARGO MEXICANO QUENTE E RÁPIDO

1L de leite semidesnatado
60g de chocolate amargo (60 por cento de cacau)
½ colher (chá) de canela, em pó
1 colher (sopa) de cacau, em pó sem açúcar
⅛-¼ colher (chá) de pimenta-de-caiena, para dar gosto

Misture todos os ingredientes numa panela pequena em fogo médio e deixe cozinhar, mexendo, até o chocolate estar derretido e o leite, prestes a ferver. Sirva quente.

RENDIMENTO: 4 porções (1 xícara cada)

VALORES NUTRICIONAIS POR PORÇÃO: 185 calorias; 9,6g de proteína; 18g de carboidratos; 1,3g de fibra; 16g de açúcares; 8,6g de gordura; 5g de gordura saturada; 0 gordura trans; 12mg de colesterol; 115mg de sódio; 296mg de cálcio; 0,01g de ácido graxo ômega-3; 526 UI de vitamina A; 0,2mg de vitamina C; 0,1mg de vitamina E; 0,4mg de ferro; 1,1mg de zinco

CHOCOLATE QUENTE COM LARANJA E CHOCOLATE

1L de leite semidesnatado
60g de chocolate amargo (60% de cacau)
1 colher (sopa) de cacau, em pó sem açúcar
½ colher (chá) de casca de laranja, raspada

Leve ao fogo e deixe cozinhar em fervura lenta o leite, o chocolate e o cacau em pó, misturando até ficar uniforme. Retire do fogo e misture a casca de laranja.

RENDIMENTO: 4 porções (cerca de 1 xícara cada)

VALORES NUTRICIONAIS POR PORÇÃO: 178 calorias; 10g de proteína; 20g de carboidratos; 2g de fibra; 17g de açúcares; 7,5g de gordura; 4,7g de gordura saturada; 0 gordura trans; 13mg de colesterol; 108mg de sódio; 293mg de cálcio; 0,01g de ácido graxo ômega-3; 479 UI de vitamina A; 0,3mg de vitamina C; 0,03mg de vitamina E; 1mg de ferro; 1mg de zinco

324 A Dieta da Beleza

DELÍCIA DE MIRTILO, GENGIBRE E PÊSSEGO

450g de pêssego, sem caroço e picado (em torno de 3 xícaras)
1 xícara de mirtilo
2 colheres (sopa) de açúcar
2 colheres (sopa) de farinha
1 colher (chá) de gengibre fresco, ralado
½ xícara de biscoito de gengibre, triturado
1 colher (sopa) de manteiga, cortada em 6 pedaços pequenos

Preaqueça o forno a 180°C. Numa vasilha grande, misture bem o pêssego, o mirtilo, o açúcar, a farinha e o gengibre, até a farinha ser absorvida. Coloque numa assadeira pequena, por cima jogue o biscoito e depois a manteiga. Cubra com papel-alumínio e deixe assar por 15 minutos ou até as frutas estarem borbulhando. Retire o papel-alumínio e deixe assar por mais 5-10 minutos ou até o biscoito estar dourado e levemente crocante. Deixe esfriar por pelo menos 30 minutos. Sirva quente ou em temperatura ambiente.

RENDIMENTO: 4 porções (cerca de 1 xícara cada)

VALORES NUTRICIONAIS POR PORÇÃO: 163 calorias; 2g de proteína; 31g de carboidratos; 3g de fibra; 20g de açúcares; 4g de gordura; 2g de gordura saturada; 0 gordura trans; 7,5mg de colesterol; 86mg de sódio; 17mg de cálcio; 0,04g de ácido graxo ômega-3; 429 UI de vitamina A; 10mg de vitamina C; 1,1mg de vitamina E; 1,2mg de ferro; 0,3mg de zinco

DELÍCIA DE IOGURTE DE BORDO

3 xícaras de iogurte natural desnatado
¼ de xícara de xarope de bordo ou mel
1 xícara de Nozes Picantes (consulte o Índice), picadas

O plano de refeição da Dieta da Beleza 325

Misture o iogurte e a calda. Coloque ¾ de xícara do iogurte numa tigela pequena e salpique com ¼ de xícara de nozes.

RENDIMENTO: 4 porções (em torno de 1 xícara cada)

VALORES NUTRICIONAIS POR PORÇÃO: 304 calorias; 12g de proteína; 34g de carboidratos; 3g de fibra; 22g de açúcares; 16,5g de gordura; 1,5g de gordura saturada; 0 gordura trans; 3,8mg de colesterol; 256mg de sódio; 275mg de cálcio; 2,3g de ácido graxo ômega-3; 755 UI de vitamina A; 10mg de vitamina C; 3,3mg de vitamina E; 2mg de ferro; 2mg de zinco

FIGOS PICADOS COM CALDA DE IOGURTE DE MEL E AMÊNDOAS TOSTADAS

¼ de xícara de amêndoas, picadas
¼ de colher (chá) de pimenta-ancho, moída
16 figos maduros, cortados em 4 pedaços
½ xícara de iogurte natural de baixa gordura
1 colher (sopa) de mel

Preaqueça o forno em 180°C e forre um tabuleiro com papel-manteiga. Misture a amêndoa com a pimenta e arrume no tabuleiro formando uma camada única. Deixe assar até torrar e dourar levemente, entre 6 e 8 minutos. Coloque os pedaços de figo num prato grande, misture o iogurte e o mel numa vasilha pequena, jogue por cima dos figos e salpique com a amêndoa torrada.

RENDIMENTO: 4 porções (4 figos, 2 colheres (sopa) de iogurte e 1 colher (sopa) de amêndoas cada)

VALORES NUTRICIONAIS POR PORÇÃO: 218 calorias; 4,4g de proteína; 46g de carboidratos; 7g de fibra; 39g de açúcares; 4g de gordura; 0,7g

326 — A Dieta da Beleza

de gordura saturada; 0 gordura trans; 1,8mg de colesterol; 25mg de sódio; 142mg de cálcio; 0,01g de ácido graxo ômega-3; 348 UI de vitamina A; 4,4mg de vitamina C; 2mg de vitamina E; 1mg de ferro; 1mg de zinco

FONDUE DE CHOCOLATE AMARGO COM MORANGO

60g de chocolate amargo (60 por cento de cacau)
½ colher (chá) de extrato de baunilha
2 xícaras de morango

Esquente o chocolate numa vasilha para micro-ondas em intervalos de 20 segundos até derreter. Misture até ficar uniforme e depois acrescente o extrato de baunilha. Se o chocolate ficar empelotado, continue a mexer e leve ao micro-ondas por 5 a 10 segundos, até ficar lisinho outra vez. Sirva com os morangos.

RENDIMENTO: 4 porções
(½ xícara de morango e 15g de chocolate cada)

VALORES NUTRICIONAIS POR PORÇÃO: 106 calorias; 2g de proteína; 11g de carboidratos; 2,4g de fibra; 8g de açúcares; 6g de gordura; 3,5g de gordura saturada; 0 gordura trans; 0 colesterol; 8mg de sódio; 13mg de cálcio; 0,1g de ácido graxo ômega-3; 10 UI de vitamina A; 49mg de vitamina C; 0,2mg de vitamina E; 0,3mg de ferro; 0,1mg de zinco

FROZEN YOGURT DE CHÁ VERDE

¾ de creme de leite desnatado
4 saquinhos (chá)

2 xícaras de iogurte grego desnatado ou coalhada seca
¾ de xícara de açúcar

Esquente o leite numa panela pequena em fogo médio, mas não deixe levantar fervura. Retire do fogo, acrescente os saquinhos (chá) e deixe fazer a infusão por 6 a 8 minutos. Remova os saquinho (chá) e acrescente o iogurte e o açúcar. Refrigere para que fique bem gelado por, no mínimo, uma hora e, no máximo, 24 horas. Prepare o sorvete em pó seguindo as instruções na embalagem e adicione a mistura de iogurte e chá verde. Bata até ficar grosso e firme, coloque numa vasilha de plástico própria para freezer e deixe endurecer.

RENDIMENTO: 4 porções (1 xícara cada)

VALORES NUTRICIONAIS POR PORÇÃO: 250 calorias; 16g de proteína; 48g de carboidratos; 0 fibra; 48g de açúcares; 0,1g de gordura; 0,1g de gordura saturada; 0 gordura trans; 8mg de colesterol; 94mg de sódio; 230mg de cálcio; 0 ácido graxo ômega-3; 189 UI de vitamina A; 0,6mg de vitamina C; 0 vitamina E; 0,4mg de ferro; 2,1mg de zinco

GRANITA DE LARANJA E OXICOCO COM RASPAS DE CHOCOLATE AMARGO

½ xícara de açúcar
½ xícara de água
4 tiras de casca de laranja (2,5cm)
suco de 2 laranjas médias (170g cada)
3 xícaras de suco de oxicoco
30g de chocolate amargo (60 por cento de cacau), ralado

Numa panela pequena, misture o açúcar, a água e a casca de laranja. Deixe cozinhar em fogo médio e mexa, até o açúcar dissolver. Deixe esfriar. Remova a casca de laranja e acrescente os demais ingredientes. Coloque no congelador até adquirir uma consistência firme, em torno de 6 horas ou da noite para o dia. Mexa com um garfo para ficar em pedaços grandes. Decore com o chocolate ralado.

RENDIMENTO: 4 porções (1 xícara cheia cada)

VALORES NUTRICIONAIS POR PORÇÃO: 220 calorias; 1g de proteína; 50g de carboidratos; 0,5g de fibra; 46g de açúcares; 3g de gordura; 1,8g de gordura saturada; 0 gordura trans; 0 colesterol; 8mg de sódio; 10mg de cálcio; 0,1g de ácido graxo ômega-3; 98 UI de vitamina A; 101mg de vitamina C; 0,5mg de vitamina E; 0,3mg de ferro; 0,1mg de zinco

GRANOLA COM NOZES E CEREJA COM IOGURTE

¾ de xícara de flocos de aveia
2 colheres (sopa) de germe de trigo
¼ de xícara de nozes, picadas
2 colheres (sopa) de coco, ralado
1 colher (sopa) de mel
½ colher (chá) de extrato de baunilha
1 colher (chá) de óleo vegetal
1 colher (sopa) de água
¼ de xícara de cereja seca
1l de iogurte natural de baixa gordura

Preaqueça o forno em 180°C e forre um tabuleiro com papel-alumínio. Numa tigela pequena, misture a aveia, o germe de trigo, as nozes e o coco. Em outra vasilha, misture o mel, a baunilha, o óleo e a água, e depois acrescente aos ingredientes secos. Arrume na assadeira numa camada única e deixe assar por 15 minutos — mexendo na metade do cozimento — até estar seco e torrado. Retire do forno, junte a cereja seca e deixe esfriar. Misture o iogurte.

RENDIMENTO: 4 porções
(1 xícara de iogurte e ⅓ de xícara de granola cada)

VALORES NUTRICIONAIS POR PORÇÃO: 336 calorias; 17g de proteína; 42g de carboidratos; 5g de fibra; 25g de açúcares; 12g de gordura; 3,8g de gordura saturada; 0 gordura trans; 15mg de colesterol; 173mg de sódio; 469mg de cálcio; 1g de ácido graxo ômega-3; 414 UI de vitamina A; 2,3mg de vitamina C; 1mg de vitamina E; 2mg de ferro; 3,5mg de zinco

HOMUS DE FEIJÃO-BRANCO

440g de feijão-branco cozido
1 colher (chá) de azeite de oliva extravirgem
¼ de xícara de iogurte natural desnatado
1 colher (sopa) de suco de limão fresco
¼ de colher (chá) de casca de limão, ralada
2 colheres (sopa) de cebolinha fresca, picada
¼ de colher (sopa) de sal kosher
¼ de colher (sopa) de pimenta-do-reino, moída na hora

Misture todos os ingredientes num processador ou liquidificador. Misture até ficar uniforme.

RENDIMENTO: 4 porções (⅓ de xícara cada)

VALORES NUTRICIONAIS POR PORÇÃO: 113 calorias; 7g de proteína; 18g de carboidratos; 5g de fibra; 3g de açúcares; 2g de gordura; 0 gordura saturada; 0 gordura trans; 0 colesterol; 327mg de sódio; 70mg de cálcio; 0,12g de ácido graxo ômega-3; 68 UI de vitamina A; 4,3mg de vitamina C; 0,2mg de vitamina E; 1,4mg de ferro; 0,7mg de zinco

IOGURTE DE AMORA

1 xícara de iogurte natural de baixa gordura
⅓ de xícara de amora
1 colher (sopa) de germe de trigo

Misture o iogurte com a amora numa tigela pequena. Salpique com o germe de trigo.

RENDIMENTO: 1 porção

VALORES NUTRICIONAIS POR PORÇÃO: 202 calorias; 16g de proteína; 25g de carboidratos; 3,5g de fibra; 20g de açúcares; 4,8g de gordura; 2,6g de gordura saturada; 0 gordura trans; 15mg de colesterol; 172mg de sódio; 465mg de cálcio; 0,13g de ácido graxo ômega-3; 234 UI de vitamina A; 12mg de vitamina C; 2mg de vitamina E; 1,1mg de ferro; 3,6mg de zinco

IOGURTE DE FRAMBOESA E AMÊNDOAS

1 xícara de iogurte natural de baixa gordura
2 colheres (sopa) de framboesa, em compota sem semente
2 colheres (sopa) de amêndoas, torradas e picadas

Bata o iogurte e a framboesa numa tigela. Salpique com a amêndoa.

RENDIMENTO: 1 porção

VALORES NUTRICIONAIS POR PORÇÃO: 302 calorias; 15g de proteína; 40g de carboidratos; 1,4g de fibra; 34g de açúcares; 10g de gordura; 3g de gordura saturada; 0 gordura trans; 15mg de colesterol; 172mg de sódio; 478mg de cálcio; 0,03g de ácido graxo ômega-3; 126 UI de vitamina A; 2mg de vitamina C; 3,2mg de vitamina E; 1mg de ferro; 2,6mg de zinco

IOGURTE DE FRAMBOESA E LIMÃO

1 xícara de iogurte natural de baixa gordura
½ xícara de framboesa
½ colher (chá) de casca de limão, ralado

Misture o iogurte e a framboesa numa tigela média. Salpique com as raspas de limão

RENDIMENTO: 1 porção

VALORES NUTRICIONAIS POR PORÇÃO: 187 calorias; 14g de proteína; 25g de carboidratos; 4g de fibra; 20g de açúcares; 4g de gordura; 2g de gordura saturada; 0 gordura trans; 15mg de colesterol; 172mg de sódio; 465mg de cálcio; 0,11g de ácido graxo ômega-3; 146 UI de vitamina A; 19mg de vitamina C; 1mg de vitamina E; 1mg de ferro; 2,4mg de zinco

IOGURTE DE MEL

240g de iogurte natural de baixa gordura
1 colher (sopa) de mel
2 colheres (sopa) de germe de trigo

Numa tigela, misture o iogurte e o mel. Salpique com o germe de trigo.

RENDIMENTO: 1 porção

VALORES NUTRICIONAIS POR PORÇÃO: 261 calorias; 16g de proteína; 40g de carboidratos; 2,2g de fibra; 34g de açúcares; 5g de gordura; 2,5g de gordura saturada; 0 gordura trans; 13mg de colesterol; 160mg de sódio; 423mg de cálcio; 0,14g de ácido graxo ômega-3; 130 UI de vitamina A; 3mg de vitamina C; 2,3mg de vitamina E; 1,6mg de ferro; 4,4mg de zinco

IOGURTE DOCE E PICANTE

1 xícara de iogurte natural de baixa gordura
1 colher (sopa) de calda de bordo ou mel
⅛ de colher (chá) de chiplote, em pó
2 colheres (sopa) de amêndoas, picadas

Junte todos os ingredientes numa vasilha pequena. Mexa até misturar bem.

RENDIMENTO: 1 porção

VALORES NUTRICIONAIS POR PORÇÃO: 276 calorias; 15g de proteína; 33g de carboidratos; 1,5g de fibra; 30g de açúcares; 10g de gordura; 2,9g de gordura saturada; 0 gordura trans; 15mg de colesterol; 177mg de sódio; 492mg de cálcio; 0,03g de ácido graxo ômega-3; 222 UI de vitamina A; 2,2mg de vitamina C; 3,2mg de vitamina E; 1mg de ferro; 3,4mg de zinco

KIWI CROCANTE COM COBERTURA DE CHOCOLATE AMARGO

60g de chocolate amargo (60 por cento de cacau)
8 kiwis, descascados e fatiados grosso
¼ de amêndoa torrada e salgada, em pedaços

Esquente o chocolate num prato para micro-ondas em intervalos de 30 segundos até amolecer; misture até ficar uniforme. Passe o kiwi no chocolate derretido. Coloque sobre papel-manteiga e jogue as amêndoas. Deixe esfriar até o chocolate endurecer.

RENDIMENTO: 4 porções (4 fatias cada)

VALORES NUTRICIONAIS POR PORÇÃO: 217 calorias; 5g de proteína; 31g de carboidratos; 7g de fibra; 19g de açúcares; 10g de gordura; 3g de gordura saturada; 0 gordura trans; 0 colesterol; 35mg de sódio; 75mg de cálcio; 0,1g de ácido graxo ômega-3; 132 UI de vitamina A; 141mg de vitamina C; 4,5mg de vitamina E; 1,4mg de ferro; 0,4mg de zinco

MAÇÃ COM COBERTURA DE CHOCOLATE AMARGO E PISTACHE

110g de chocolate amargo (60 por cento de cacau)
4 maçãs, cortadas em 6 pedaços cada
¼ de xícara de pistache, picado

Esquente o chocolate num prato para micro-ondas em intervalos de 30 segundos até amolecer; misture até ficar uniforme. Passe a maçã no chocolate derretido. Coloque sobre papel-manteiga e jogue o pistache. Deixe esfriar até o chocolate endurecer.

RENDIMENTO: 4 porções
(6 fatias de maçã cada)

VALORES NUTRICIONAIS POR PORÇÃO: 300 calorias; 4,5g de proteína; 46g de carboidratos; 9g de fibra; 33g de açúcares; 13g de gordura; 6g de gordura saturada; 0 gordura trans; 1,5mg de colesterol; 4mg de sódio; 23mg de cálcio; 0,04g de ácido graxo ômega-3; 159 UI de vitamina A; 10mg de vitamina C; 0,6mg de vitamina E; 1,7mg de ferro; 0,3mg de zinco

MILK-SHAKE DE BAIXA GORDURA DE CHOCOLATE DUPLO

2 xícaras de frozen yogurt de baunilha
1 xícara de leite semidesnatado
2 colheres (sopa) de cacau, em pó sem açúcar
45g de chocolate amargo (60 por cento de cacau) derretido

Coloque o frozen yogurt, o leite e o cacau em pó no liquidificador e bata até ficar uniforme e grosso. Ainda ligado, acrescente o chocolate derretido e bata até estar bem misturado.

RENDIMENTO: 4 porções (em torno de ¾ de xícara cada)

VALORES NUTRICIONAIS POR PORÇÃO: 286 calorias; 12g de proteína; 40g de carboidratos; 2g de fibra; 28g de açúcares; 9g de gordura; 5g de gordura saturada; 0 gordura trans; 68mg de colesterol; 83mg de sódio; 326mg de cálcio; 0 ácido graxo ômega-3; 319 UI de vitamina A; 0 vitamina C; 0 vitamina E; 1mg de ferro; 0,4mg de zinco

MONTINHO DE TOMATE, MOZARELA E MANJERICÃO

½ tomate médio, em fatias
60g de mozarela light em fatias
1 colher (chá) de vinagre balsâmico
¼ de xícara de folhas de manjericão fresco

Coloque as fatias de tomate sobre as de mozarela. Acrescente o vinagre balsâmico e depois o manjericão.

RENDIMENTO: 1 porção

VALORES NUTRICIONAIS POR PORÇÃO: 180 calorias; 15g de proteína; 6g de carboidratos; 1,3g de fibra; 3g de açúcares; 12g de gordura; 7g de gordura saturada; 0 gordura trans; 30mg de colesterol; 425mg de sódio; 425mg de cálcio; 0,04g de ácido graxo ômega-3; 1,580 UI de vitamina A; 11,4mg de vitamina C; 0,4mg de vitamina E; 1mg de ferro; 0,2mg de zinco

O plano de refeição da Dieta da Beleza

MORANGO COM COBERTURA DE CHOCOLATE AMARGO

110g de chocolate amargo (60 por cento de cacau)
16 morangos

Esquente o chocolate num prato para micro-ondas em intervalos de 30 segundos até amolecer; misture até ficar uniforme. Passe o morango no chocolate derretido. Coloque sobre papel-manteiga e deixe esfriar até o chocolate endurecer.

RENDIMENTO: 4 porções (4 morangos cada)

VALORES NUTRICIONAIS POR PORÇÃO: 168 calorias; 3g de proteína; 20g de carboidratos; 4,5g de fibra; 14g de açúcares; 10g de gordura; 6g de gordura saturada; 0 gordura trans; 1,5mg de colesterol; 2mg de sódio; 13mg de cálcio; 0,05g de ácido graxo ômega-3; 9 UI de vitamina A; 42mg de vitamina C; 0,2mg de vitamina E; 1,4mg de ferro; 0,1mg de zinco

NOZES PICANTES

1 clara de ovo
½ colher (chá) de sal
¼ de colher (chá) de pimenta-branca, moída
½ colher (chá) de canela em pó
½ colher de gengibre em pó
2 xícaras de nozes em metades

Preaqueça o forno em 200°C. Bata a clara em neve com as especiarias. Acrescente as nozes e agite para misturar. Coloque numa assadeira, formando uma camada única e deixe assar até torrar e secar, em torno de 10 minutos. Deixe esfriar na assadeira;

as nozes ficarão crocantes ao esfriarem. Após, podem ser guardadas numa vasilha de plástico por até duas semanas.

RENDIMENTO: 8 porções (¼ de xícara cada)

VALORES NUTRICIONAIS POR PORÇÃO: 177 calorias; 5g de proteína; 6g de carboidratos; 3g de fibra; 0,7g de açúcares; 16g de gordura; 1,5g de gordura saturada; 0 gordura trans; 0mg de colesterol; 153mg de sódio; 36mg de cálcio; 2,3g de ácido graxo ômega-3; 5,4 UI de vitamina A; 1,1mg de vitamina C; 0,3mg de vitamina E; 1,3mg de ferro; 1mg de zinco

PANNA COTTA DE IOGURTE DE MIRTILO

1 colher (sopa) de gelatina
¼ de xícara de água
2 xícaras de leitelho
2 xícaras de mirtilo
½ colher (chá) de casca de laranja, raspada
1 xícara de iogurte grego desnatado ou coalhada seca
¼ de xícara de açúcar

Numa vasilha pequena, salpique a gelatina sobre 2 colheres (sopa) de água; reserve. Misture no liquidificar o leitelho, o mirtilo, a casca de laranja e o iogurte até ficar uniforme. Acrescente o restante da água, o açúcar e a gelatina numa panela pequena em fogo médio e mexa até dissolver. Com o liquidificador ligado, adicione a mistura de gelatina e açúcar e bata até estar uniforme. Passe no coador (para remover a casca do mirtilo e pequenas pelotas de gelatina) diretamente em 4 copos e deixe na geladeira até ficar firme, em torno de 4 horas.

RENDIMENTO: 4 porções (1 xícara cheia cada)

VALORES NUTRICIONAIS POR PORÇÃO: 161 calorias; 12g de proteína; 28g de carboidratos; 2g de fibra; 25g de açúcares; 1g de gordura; 0,7g de gordura saturada; 0 gordura trans; 8mg de colesterol; 152mg de sódio; 193mg de cálcio; 0,1g de ácido graxo ômega-3; 73 UI de vitamina A; 9mg de vitamina C; 0,5mg de vitamina E; 0,4mg de ferro; 1,5mg de zinco

PARFAIT DE IOGURTE PRETO E AZUL

2 xícaras de iogurte natural desnatado
1 colher (chá) de extrato de baunilha
1 xícara de amora
1 xícara de mirtilo
¼ de xícara de nozes tostadas e picadas

Misture bem o iogurte e o extrato de baunilha. Para montar cada parfait, coloque no fundo da taça ¼ de xícara de amora. Por cima, ¼ de xícara de iogurte, ¼ de xícara de mirtilo e mais ¼ de xícara de iogurte. Salpique com as nozes. Repita o processo para mais 3 taças.

RENDIMENTO: 4 porções (1 *parfait* cada)

VALORES NUTRICIONAIS POR PORÇÃO: 138 calorias; 7g de proteína; 19g de carboidratos; 3g de fibra; 12g de açúcares; 5g de gordura; 0,5g de gordura saturada, 0 gordura trans; 2,5 colesterol; 68mg de sódio; 170mg de cálcio; 0,7g de ácido graxo ômega-3; 598 UI de vitamina A; 17mg de vitamina C; 0,3mg de vitamina E; 0,5mg de ferro; 0,5mg de zinco

338 A Dieta da Beleza

PÊSSEGO ASSADO COM RECHEIO DE MIGALHAS DE NOZES

4 pêssegos maduros (570g)

⅓ xícara de nozes, bem picadas

2 colheres (chá) de gengibre cristalizado

2 colheres (chá) de açúcar mascavo light

1 ½ colher (sopa) de manteiga cortada em pequenos pedaços

Preaqueça o forno em 180°C e forre um tabuleiro com papel-alumínio; reserve. Corte os pêssegos ao meio, remova o caroço e coloque sobre o tabuleiro com a parte cortada para cima. Numa tigela pequena, misture as nozes, o gengibre e o açúcar; depois salpique sobre os pêssegos. Acrescente a manteiga e leve ao forno até os pêssegos estarem macios e as nozes, torradas, entre 12 e 15 minutos.

RENDIMENTO: 4 porções
(duas metades de pêssego recheada cada)

VALORES NUTRICIONAIS POR PORÇÃO: 163 calorias; 3g de proteína; 17g de carboidratos; 2,5g de fibra; 13g de açúcares; 11g de gordura; 3g de gordura saturada; 0 gordura trans; 11mg de colesterol; 32mg de sódio; 22mg de cálcio; 1g de ácido graxo ômega-3; 565 UI de vitamina A; 8mg de vitamina C; 1,1mg de vitamina E; 1mg de ferro; 0,5mg de zinco

PRETZEL COM COBERTURA DE CHOCOLATE AMARGO

60g de chocolate amargo (60 por cento de cacau)

16 pretzels

Esquente o chocolate num prato para micro-ondas em intervalos de 30 segundos até amolecer; misture até ficar uniforme. Passe o pretzel no chocolate. Coloque sobre papel-manteiga e deixe esfriar até o chocolate endurecer.

RENDIMENTO: 4 porções (4 *pretzels* cada)

VALORES NUTRICIONAIS POR PORÇÃO: 217 calorias; 5g de proteína; 36g de carboidratos; 3g de fibra; 7g de açúcares; 6g de gordura; 3g de gordura saturada; 0 gordura trans; 1mg de colesterol; 488mg de sódio; 9mg de cálcio; 0 ácido graxo ômega-3; 2,5 UI de vitamina A; 0 vitamina C; 0 vitamina E; 2mg de ferro; 0,3mg de zinco

SALADA DE FRUTA DE KIWI E MELÃO COM CALDA DE GENGIBRE E MIRTILO

4 kiwis, descascados e picados (cerca de 2 xícaras)
1 xícara de melão, cortados em cubos
1 xícara de melão-cantalupo, cortados em cubos
3 colheres (sopa) de açúcar
3 colheres (sopa) de água
1 colher (chá) de gengibre fresco, ralado
¼ de xícara de mirtilo
1 colher (chá) de casca de limão, ralado

Numa vasilha grande, misture o kiwi e os melões; agite bem. Numa panela pequena, ferva o açúcar, a água e o gengibre, mexendo até o açúcar dissolver, cerca de 1 minuto. Acrescente o mirtilo e a casca de limão e cozinhe até o mirtilo amaciar, em torno de 2 minutos. Retire do fogo e deixe esfriar. Derrame em cima das frutas e agite bem.

RENDIMENTO: 4 porções (em torno de 1 xícara cada)

VALORES NUTRICIONAIS POR PORÇÃO: 117 calorias; 1,5g de proteína; 29g de carboidratos; 3g de fibra; 23g de açúcares; 0,5g de gordura; 0 gordura saturada; 0 gordura trans; 0 colesterol; 16mg de sódio; 33mg de cálcio; 0,1g de ácido graxo ômega-3; 1.412 UI de vitamina A; 94mg de vitamina C; 1,2mg de vitamina E; 0,4mg de ferro; 0,2mg de zinco

SALADA DE FRUTA TROPICAL DE KIWI COM CALDA DE BAUNILHA E LIMÃO

3 kiwis, descascados e picados (1 ½ xícara)

1 manga madura, descascada, sem caroço e cortado em cubos
    (1 ½ xícara)

½ abacaxi descascado, sem miolo e cortado em cubos
    (em torno de 1 ½ xícara)

2 colheres (sopa) de água

2 colheres (sopa) de açúcar

½ fava de baunilha

½ colher (chá) de casca de limão-galego, ralada

¼ de xícara de coco ralado, adoçado

Numa tigela média, misture o kiwi, a manga e o abacaxi. Reserve.
Coloque a água e o açúcar numa panela pequena, depois abra a
baunilha longitudinalmente, raspe as sementes na panela e depois
adicione a fava. Depois de levantar fervura, cozinhe até o açúcar
dissolver, em torno de 1 minuto. Após esfriar, remova a fava de
baunilha, acrescente as raspas de limão e jogue sobre as frutas.
Agite bem e deixe esfriar entre uma e duas horas para os sabores
se misturarem. Adicione o coco antes de servir.

RENDIMENTO: 4 porções (1 xícara cada)

VALORES NUTRICIONAIS POR PORÇÃO: 149 calorias; 1,4g de proteína;
34g de carboidratos; 4g de fibra; 26g de açúcares; 2g de gordura; 1g de
gordura saturada; 0 gordura trans; 0 colesterol; 5mg de sódio; 34mg de
cálcio; 0,01g de ácido graxo ômega-3; 556 UI de vitamina A; 91mg de
vitamina C; 0,1,6mg de vitamina E; 0,5mg de ferro; 0,3mg de zinco

SHAKE DE BANANA E NOZES

3 bananas grandes (520g)
2 xícaras de leite desnatado
2 colheres (sopa) de manteiga de amendoim
2 colheres (sopa) de nozes, torradas e picadas
1 colher (chá) de extrato de baunilha

Bata todos os ingredientes juntos no liquidificador até ficar uniforme. Sirva sobre gelo se desejar.

RENDIMENTO: 4 porções (1 xícara cada)

VALORES NUTRICIONAIS POR PORÇÃO: 210 calorias; 8g de proteína; 32g de carboidratos; 3,5g de fibra; 19g de açúcares; 7g de gordura; 1g de gordura saturada; 0 gordura trans; 1,5mg de colesterol; 103mg de sódio; 137mg de cálcio; 0,4g de ácido graxo ômega-3; 316 UI de vitamina A; 10mg de vitamina C; 1mg de vitamina E; 0,5mg de ferro; 0,5mg de zinco

SHAKE DE KIWI

2 kiwis, descascados
½ banana
180g de iogurte natural semidesnatado

Bata no liquidificador o kiwi, a banana e o iogurte. Coloque num copo e sirva sobre gelo se desejar.

RENDIMENTO: 1 porção

VALORES NUTRICIONAIS POR PORÇÃO: 298 calorias; 11g de proteína; 61g de carboidratos; 6,3g de fibra; 45g de açúcares; 3g de gordura; 1,5g de

342 A Dieta da Beleza

gordura saturada; 0 gordura trans; 8,5mg de colesterol; 118mg de sódio; 346mg de cálcio; 0,1g de ácido graxo ômega-3; 249 UI de vitamina A; 148mg de vitamina C; 2,3mg de vitamina E; 1mg de ferro; 2mg de zinco

SMOOTHIE DE AMORA, KIWI E MANGA

4 kiwis, descascados e picados
1 manga, descascada, sem caroço e cortada em cubos
½ xícara de amora
120g de tofu macio
2 xícaras de leite semidesnatado
¼ de xícara de açúcar

Coloque todos os ingredientes no liquidificador e bata até ficar uniforme. Coe se desejar. Sirva frio ou sobre gelo.

RENDIMENTO: 4 porções (cerca de 1 xícara cada)

VALORES NUTRICIONAIS POR PORÇÃO: 205 calorias; 7,5g de proteína; 41g de carboidratos; 4g de fibra; 34g de açúcares; 2,5g de gordura; 1g de gordura saturada; 0 gordura trans; 6mg de colesterol; 67mg de sódio; 191mg de cálcio; 0,1g de ácido graxo ômega-3; 740 UI de vitamina A; 89mg de vitamina C; 2mg de vitamina E; 1mg de ferro; 1mg de zinco

SMOOTHIE DE BAUNILHA E LARANJA

2 ½ xícaras de iogurte natural de baixa gordura
1 colher (chá) de extrato de baunilha
1 ½ de suco de laranja fresco
¼ de xícara de açúcar

Misture todos os ingredientes no liquidificador e bata até ficar uniforme. Sirva bem gelado.

RENDIMENTO: 4 porções (1 xícara cada)

VALORES NUTRICIONAIS POR PORÇÃO: 190 calorias; 9g de proteína; 33g de carboidratos; 0,2g de fibra; 31g de açúcares; 2,5g de gordura; 1,5g de gordura saturada; 0 gordura trans; 9mg de colesterol; 108mg de sódio; 291mg de cálcio; 0,03g de ácido graxo ômega-3; 264 UI de vitamina A; 48mg de vitamina C; 0,1mg de vitamina E; 0,3mg de ferro; 1,4mg de zinco

SMOOTHIE DE GENGIBRE E MIRTILO

1 xícara de mirtilo
¼ de xícara de suco de limão fresco
2 xícaras de iogurte natural de baixa gordura
¼ de xícara de mel
2 colheres (chá) de gengibre, bem picado

Misture todos os ingredientes no liquidificador e bata até ficar uniforme. Leve à geladeira ou sirva com gelo.

RENDIMENTO: 4 porções (200g cada)

VALORES NUTRICIONAIS POR PORÇÃO: 167 calorias; 7g de proteína; 33g de carboidratos; 1g de fibra; 30g de açúcares; 2g de gordura; 1g de gordura saturada; 0 gordura trans; 7mg de colesterol; 87mg de sódio; 229mg de cálcio; 0,04g de ácido graxo ômega-3; 85 UI de vitamina A; 12mg de vitamina C; 0,3mg de vitamina E; 0,3mg de ferro; 1,2mg de zinco

SMOOTHIE DE ROMÃ E MIRTILO

1 xícara de suco de romã
½ xícara de mirtilo congelado
¼ de colher de extrato de baunilha.

Bata no liquidificador o suco de romã com o mirtilo congelado e o extrato de baunilha. Sirva com gelo se desejar.

RENDIMENTO: 1 porção

VALORES NUTRICIONAIS POR PORÇÃO: 178 calorias; 1,5g de proteína; 44g de carboidratos; 2g de fibra; 41g de açúcares; 0,5g de gordura; 0 de gordura saturada; 0 gordura trans; 0 colesterol; 30mg de sódio; 40mg de cálcio; 0 ácido graxo ômega-3; 50 UI de vitamina A; 2mg de vitamina C; 0 vitamina E; 0,5mg de ferro; 0mg de zinco

SOPA DE FRUTA DE MELÃO E KIWI

3 kiwis (240g), descascados e picados (1 ½ xícara)
2 xícaras de melão, cortados em cubos
2 colheres (sopa) de açúcar
¼ de colher (chá) de extrato de baunilha
¼ de xícara de iogurte de baixa gordura, para decorar
2 colheres (chá) de hortelã fresca, picada para decorar

Misture o kiwi, o melão, o açúcar e a baunilha no liquidificador e bata até ficar uniforme. Divida em 4 tigelas e decore cada uma com 1 colher de iogurte e 1 ½ colher (chá) de hortelã.

RENDIMENTO: 4 porções (½ xícara generosa cada)

VALORES NUTRICIONAIS POR PORÇÃO: 87 calorias; 2g de proteína; 20g de carboidratos; 2,3g de fibra; 17g de açúcares; 0,6g de gordura; 0 gordura saturada; 0 gordura trans; 1mg de colesterol; 28mg de sódio; 55mg de cálcio; 0,1g de ácido graxo ômega-3; 208 UI de vitamina A; 61mg de vitamina C; 1mg de vitamina E; 1mg de ferro; 0,3mg de zinco

SORBET DE LIMÃO COM CALDA DE MIRTILO FRESCO

¼ de xícara de mirtilo
1 colher (chá) de açúcar
½ xícara de sorbet de limão

Bata no liquidificador o mirtilo e o açúcar. Sirva sobre o sorbet de limão.

RENDIMENTO: 1 porção

VALORES NUTRICIONAIS POR PORÇÃO: 147 calorias; 0,3g de proteína; 37g de carboidratos; 1,4g de fibra; 35g de açúcares; 0,1g de gordura; 0 gordura saturada; 0 gordura trans; 0 colesterol; 25mg de sódio; 22mg de cálcio; 0,02g de ácido graxo ômega-3; 20 UI de vitamina A; 6mg de vitamina C; 0,2mg de vitamina E; 0,1mg de ferro; 0,1mg de zinco

Este livro foi composto na tipologia Dante MT,
em corpo 12,5/17, e impresso em papel off-white 80g/m²
pelo Sistema Cameron da Distribuidora Record
de Serviços de Imprensa S.A.